ENDOCRINOLOGIA

CASOS CLÍNICOS COMENTADOS

ENDOCRINOLOGIA
CASOS CLÍNICOS COMENTADOS

Lucio Vilar

Professor Adjunto e Coordenador da Disciplina de Endocrinologia do Departamento de Medicina Clínica, Universidade Federal de Pernambuco (UFPE), Recife – PE.

Chefe do Serviço de Endocrinologia do Hospital das Clínicas – UFPE, Recife – PE.

Doutor em Ciências da Saúde pela Universidade de Brasília (UnB), Brasília – DF.

Fellowship em Diabetes e Endocrinologia no Hospital Radcliffe Infirmary, Oxford, Inglaterra.

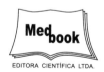

EDITORA CIENTÍFICA LTDA.

Endocrinologia – Casos Clínicos Comentados
Direitos exclusivos para a língua portuguesa
Copyright © 2011 by
MEDBOOK – Editora Científica Ltda.

NOTA DA EDITORA: O autor desta obra verificou cuidadosamente os nomes genéricos e comerciais dos medicamentos mencionados; também conferiu os dados referentes à posologia, objetivando informações acuradas e de acordo com os padrões atualmente aceitos. Entretanto, em função do dinamismo da área de saúde, os leitores devem prestar atenção às informações fornecidas pelos fabricantes, a fim de se certificarem de que as doses preconizadas ou as contraindicações não sofreram modificações, principalmente em relação à substâncias novas ou prescritas com pouca frequência. O autor e a editora não podem ser responsabilizados pelo uso impróprio nem pela aplicação incorreta de produto apresentado nesta obra.

Apesar de terem envidado o máximo de esforço para localizar os detentores dos direitos autorais de qualquer material utilizado, o autor e editor desta obra estão dispostos a acertos posteriores caso, inadvertidamente, a identificação de algum deles tenha sido omitida.

CIP-BRASIL. CATALOGAÇÃO-NA-FONTE
SINDICATO NACIONAL DOS EDITORES DE LIVROS, RJ

V747d

Vilar, Lucio
  Endocrinologia : casos clínicos e comentados / Lucio Vilar. - Rio de Janeiro : MedBook, 2011.
  336p.

  Inclui bibliografia e índice
  ISBN 978-85-99977-67-5

  1. Endocrinologia. 2. Glândulas endócrinas - Doenças - Estudo de casos. I. Título.

11-2154.   CDD: 616.4
                        CDU: 616.4

18.04.11   19.04.11   025827

Primeira reimpressão – 2012

Editoração Eletrônica: REDB STYLE – Produções Gráficas e Editorial Ltda.

Reservados todos os direitos. É proibida a duplicação ou reprodução deste volume, no todo ou em parte, sob quaisquer formas ou por quaisquer meios (eletrônico, mecânico, gravação, fotocópia, distribuição na Web, ou outros), sem permissão expressa da Editora.

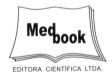

Rua Mariz e Barros, 711 – Maracanã
20.270-004 – Rio de Janeiro – RJ
medbook@superig.com.br – contato@medbookeditora.com.br
Tels.: (21) 2502-4438 • 2569-2524
www.medbookeditora.com.br

Prefácio

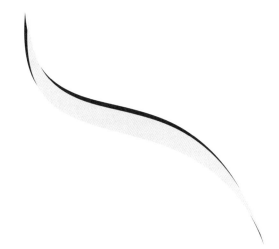

A Endocrinologia, inquestionavelmente, é uma das especialidades médicas mais fascinantes, em função, principalmente, das inúmeras dificuldades diagnósticas e terapêuticas com que deparamos no dia a dia. *Endocrinologia – Casos Clínicos Comentados* tem como objetivo maior oferecer aos leitores situações clínicas que suscitem dúvidas quanto ao diagnóstico e/ou tratamento dos pacientes. Para isso, selecionamos 235 casos clínicos que abrangessem os distúrbios endócrinos mais importantes.

Este livro tem como público-alvo jovens endocrinologistas, pós-graduandos e estudantes de graduação da área médica. Para sua elaboração contamos com a competente e inestimável colaboração de 60 especialistas das principais instituições acadêmicas brasileiras e de 12 eminentes endocrinologistas de outros países, que nos enviaram casos clínicos comentados, abordando temas sobre os quais têm larga experiência. A todos, nossos sinceros agradecimentos. Somos também muito gratos à Medbook Editora, pelo fundamental apoio, bem como a todas as pessoas que, direta ou indiretamente, contribuíram para este trabalho.

Esperamos que *Endocrinologia – Casos Clínicos Comentados* alcance plenamente seus objetivos e possa ser de grande utilidade àqueles que o adquirirem.

Lucio Vilar

Colaboradores

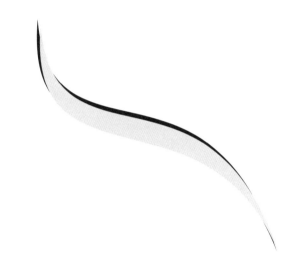

INTERNACIONAIS

- **Alessia Cozzolino**
  Fellow em Endocrinologia, Departamento de Endocrinologia Clínica e Molecular, Universidade Federico II de Nápoles, Nápoles, Itália.

- **Annamaria Colao**
  Professora de Endocrinologia, Departamento de Endocrinologia Clínica e Molecular, Universidade Federico II de Nápoles, Nápoles, Itália.

- **Ashley B. Grossman**
  Professor de Endocrinologia, Centro de Oxford para Diabetes, Endocrinologia e Metabolismo, Hospital Churchill, Universidade de Oxford, Oxford, Inglaterra.

- **Daniel Baskar Kannappan**
  Pós-graduando do Departamento de Endocrinologia, The Christie NHS Foundation Trust, Manchester, Inglaterra.

- **Ernesto Sosa**
  Médico Assistente do Serviço de Endocrinologia, Unidade de Endocrinologia Experimental, Hospital de Especialidades, Centro Médico Nacional S. XXI, IMSS, Cidade do México, México.

- **Gilberto Paz-Filho**
  Professor e Pesquisador da Escola de Pesquisa Médica John Curtin, Universidade Nacional Australiana, Camberra, Austrália

- **José-Antonio Márquez**
  Médico Assistente do Serviço de Endocrinologia, Unidade de Endocrinologia Experimental, Hospital de Especialidades, Centro Médico Nacional S. XXI, IMSS, Cidade do México, México.

- **Márta Korbonits**

  Professora de Endocrinologia, Hospital Saint-Bartolomew, Londres, Inglaterra.

- **Moisés Mercado**

  Chefe do Serviço de Endocrinologia, Unidade de Endocrinologia Experimental, Hospital de Especialidades, Centro Médico Nacional S. XXI, IMSS, Cidade do México, México.

- **Oscar D. Bruno**

  Profesor Titular de Medicina e Consultor do Serviço de Endocrinologia, Hospital de Clínicas, Faculdade de Medicina, Universidade de Buenos Aires, Argentina.

- **Peter J. Trainer**

  Profesor de Endocrinologia, Christie Hospital, Universidade de Manchester, Inglaterra.

- **Piya Sen Gupta**

  Pós-graduando do Hospital Saint-Bartolomew, Londres, Inglaterra.

- **Rosario Pivonello**

  Professor de Endocrinologia, Departamento de Endocrinologia Clínica e Molecular, Universidade Federico II de Nápoles, Nápoles, Itália.

NACIONAIS

- **Airton Golbert**

  Professor da Disciplina de Endocrinologia da Universidade Federal de Ciências da Saúde de Porto Alegre. Mestre em Clínica Médica pela Universidade Federal do Rio Grande do Sul (UFRGS). Endocrinologista do Serviço de Endocrinologia do Hospital N. Sra. da Conceição, Porto Alegre-RS.

- **Alberto Ramos**

  Professor de Endocrinologia do Curso de Medicina da Universidade Federal de Campina Grande. Preceptor da Pós-graduação em Endocrinologia do Hospital Universitário Alcides Carneiro, Campina Grande-PB. Mestre em Medicina pela Universidade Federal da Bahia. Doutorando em Saúde Pública pelo CPqAM-Fiocruz.

- **Alfredo Halpern**

  Professor Livre-docente da Faculdade de Medicina da Universidade de São Paulo (USP). Chefe do Grupo de Obesidade e Síndrome Metabólica do Serviço de Endocrinologia do Hospital das Clínicas da Faculdade de Medicina da USP. Responsável pela disciplina "Obesidade" da Pós-graduação da USP, São Paulo-SP.

- **Amaro Gusmão**

  Médico Assistente do Serviço de Endocrinologia do Hospital das Clínicas da UFPE, Recife-PE.

- **Ana Lúcia Rabelo**

  Médica Pediatra da Secretaria da Saúde da Campinas, São Paulo-SP.

Colaboradores

Ana Paula Dias R. Montenegro

Endocrinologista-pediatra. Coordenadora do Serviço de Endocrinologia Pediátrica do Hospital Universitário Walter Cantídio, Universidade Federal do Ceará (UFC), Fortaleza-CE. Mestre em Pediatria pela USP/Ribeirão Preto-SP. Doutoranda em Ciências Médicas pela UFC.

Ana Rosa P. Quidute

Médica Assistente do Serviço de Endocrinologia e Diabetes do Hospital Universitário Walter Cantídio, UFC, Fortaleza-CE. Mestre em Ciências Médicas pela USP/Ribeirão Preto-SP. Doutoranda em Farmacologia pela UFC.

Antônio Ribeiro-Oliveira Jr.

Professor Associado-Doutor da Disciplina de Endocrinologia da Universidade Federal de Minas Gerais (UFMG), Belo Horizonte-MG. Pós-doutorado no Hospital Saint-Bartolomew, Londres, Inglaterra.

Ayrton C. Moreira

Professor Titular, Divisão de Endocrinologia e Metabologia, Departamento de Clínica Médica da Faculdade de Medicina de Ribeirão Preto-USP, Ribeirão Preto-SP.

Bárbara Gomes

Médica Assistente-Mestre do Serviço de Endocrinologia do Hospital das Clínicas-UFPE, Recife-PE.

Cesar Luiz Boguszewski

Professor Adjunto-Doutor e Coordenador da Disciplina de Endocrinologia e Metabologia da Universidade Federal do Paraná. Chefe da Unidade de Neuroendocrinologia do Serviço de Endocrinologia e Metabologia do Hospital de Clínicas da UFPR (SEMPR).

Clarissa Silva Martins

Pós-graduanda da Divisão de Endocrinologia e Metabologia, Departamento de Clínica Médica da Faculdade de Medicina de Ribeirão Preto-USP, Ribeirão Preto, SP.

Claudio E. Kater

Professor Associado de Medicina. Chefe da Unidade de Adrenal e Hipertensão e Corresponsável pelo Laboratório de Esteroides da Disciplina de Endocrinologia e Metabologia, Departamento de Medicina da UNIFESP – Universidade Federal de São Paulo, São Paulo-SP.

Cláudio H. F. Vidal

Neurocirurgião do Hospital Getúlio Vargas, SUS-PE, e Hospital Oscar Coutinho, Recife-PE.

Daniel Damiani

Biomédico. Aluno do 5º ano do Curso de Medicina da Universidade Cidade de São Paulo (UNICID), São Paulo-SP.

Daniele Fontan
Pós-graduanda da Unidade de Endocrinologia do Hospital Agamenon Magalhães, SUS-PE, Recife-PE.

Denise O. Falcão
Médica Assistente do Serviço de Endocrinologia do Hospital das Clínicas-UFPE, Recife, PE.

Durval Damiani
Professor Livre-docente. Chefe da Unidade de Endocrinologia Pediátrica do Instituto da Criança do Hospital das Clínicas da Faculdade de Medicina da Universidade de São Paulo, São Paulo-SP.

Eliane Moura
Professora Assistente da Disciplina de Endocrinologia da UFPE, Recife-PE.

Fabiano M. Serfaty
Médico Assistente do IEDE, Rio de Janeiro. Mestrando em Endocrinologia, UFRJ. Especialista em Clínica Médica e Endocrinologia.

Fábio Moura
Médico Assistente-Mestre do Serviço de Endocrinologia do Hospital das Clínicas-UFPE, Recife-PE.

Fernanda Vaisman
Mestre e Doutora em Endocrinologia pela UFRJ, Rio de Janeiro-RJ.

Flávia Regina P. Barbosa
Especialista em Endocrinologia. Mestre em Endocrinologia pela UFRJ. Doutoranda em Endocrinologia pela UFRJ, Rio de Janeiro-RJ.

Francisco A. Fonseca
Presidente do Departamento de Aterosclerose da Sociedade Brasileira de Cardiologia. Responsável pelo Setor de Lípides, Aterosclerose e Biologia Vascular da Disciplina de Cardiologia da Unifesp, São Paulo-SP.

George R. Ibiapina
Pós-graduando do Serviço de Endocrinologia do Hospital das Clínicas da UFPE, Recife-PE.

Giulliana Nóbrega Guimarães
Pós-graduanda do Serviço de Endocrinologia do Hospital das Clínicas da UFPE, Recife-PE.

Gustavo Caldas
Médico Assistente da Unidade de Endocrinologia do Hospital Agamenon Magalhães, SUS-PE, Recife-PE.

Hans Graf

Chefe da Unidade de Tireoide do Serviço de Endocrinologia e Metabologia da Universidade Federal do Paraná (SEMPR). Presidente da Sociedade Latino-americana de Tireoide (LATS).

Hermelinda Pedrosa

Endocrinologista titulada pela Sociedade Brasileira de Endocrinologia e Metabologia. *Fellowship* em Diabetes, Oxford, Inglaterra. Representante no Brasil do International Working Group on the Diabetic Foot (IWGDF) e Grupo de Estudo Latino-americano para Neuropatia (NeurALAD). Diretora do Departamento de Pé Diabético da Sociedade Brasileira de Diabetes.

Jacqueline Araújo

Médica Assistente-Doutora do Serviço de Endocrinologia do Hospital das Clínicas da UFPE, Recife-PE. Especialização em Diabetes e Endocrinologia no Children's Hospital, Boston (EUA).

José Luciano Albuquerque

Médico Colaborador do Serviço de Endocrinologia do Hospital das Clínicas da UFPE, Recife-PE.

Josivan G. Lima

Médico Colaborador-Mestre do Serviço de Endocrinologia do Hospital das Clínicas da UFPE, Recife-PE. Professor da Disciplina de Endocrinologia, Universidade Federal do Rio Grande do Norte (UFRN), Natal-RN. Especialização em Endocrinologia, City Hospital, Nottingham, Inglaterra.

Larissa Montenegro

Pós-graduanda do Serviço de Endocrinologia do Hospital das Clínicas da UFPE, Recife-PE.

Lisete Pontes

Pós-graduanda do Serviço de Endocrinologia do Hospital das Clínicas da UFPE, Recife-PE.

Lívia Mermejo

Doutoranda em Clínica Médica e Endocrinologia – Departamento de Clínica Médica da Faculdade de Medicina de Ribeirão Preto da Universidade de São Paulo, Ribeirão Preto-SP.

Lucia Helena C. Lima

Médica Assistente da Unidade de Endocrinologia do Hospital Getúlio Vargas, Secretaria de Saúde de PE, Recife-PE. Preceptora da Residência em Clínica Médica do Hospital Getúlio Vargas.

Lucia Helena C. Nóbrega

Médica Endocrinologista do Hospital Universitário Onofre Lopes, UFRN, Natal-RN. Especialização em Endocrinologia no City Hospital, Nottingham, Inglaterra.

Luciana A. Naves

Professora Adjunta-Doutora da Disciplina de Endocrinologia da Faculdade de Medicina da Universidade de Brasília (UnB). Chefe do Serviço de Endocrinologia do Hospital Universitário de Brasília, Brasília-DF.

Luciano Teixeira

Professor Adjunto-Mestre da Disciplina de Endocrinologia do Departamento de Medicina Clínica, UFPE, Recife-PE. Médico Assistente-Mestre do Serviço de Endocrinologia do Hospital das Clínicas-UFPE, Recife-PE.

Lucio Vilar

Professor Adjunto-Doutor e Coordenador da Disciplina de Endocrinologia do Departamento de Medicina Clínica, UFPE, Recife-PE. Chefe do Serviço de Endocrinologia do Hospital das Clínicas da UFPE. *Fellowship* em Diabetes e Endocrinologia no Hospital Radcliffe Infirmary, Oxford, Inglaterra.

Luiz Augusto Casulari

Professor Adjunto-Doutor da Disciplina de Endocrinologia da Faculdade de Medicina da Universidade de Brasília. Editor-Chefe da *Brasília Médica*.

Luiz Griz

Professor da Disciplina de Endocrinologia da Universidade Estadual de Pernambuco. Médico Assistente da Unidade de Endocrinologia do Hospital Agamenon Magalhães, SUS-PE, Recife-PE.

Manuel S. Faria

Professor Associado-Doutor da Disciplina de Endocrinologia da Universidade Federal do Maranhão, São Luiz-MA.

Marcela Lucena

Pós-graduanda do Serviço de Pediatria do Hospital das Clínicas da UFPE, Recife-PE.

Marcello D. Bronstein

Professor Livre-Docente da FMUSP. Chefe da Unidade de Neuroendocrinologia, Disciplina de Endocrinologia e Metabologia, Hospital das Clínicas da FMUSP, São Paulo-SP.

Margaret de Castro

Professora Titular do Departamento de Clínica Médica da Faculdade de Medicina de Ribeirão Preto da Universidade de São Paulo, Ribeirão Preto-SP.

Maria da Conceição Freitas

Médica Assistente da Unidade de Endocrinologia do Hospital Getúlio Vargas, Secretaria de Saúde de PE, Recife-PE. Preceptora da Residência em Clínica Médica do Hospital Getúlio Vargas.

Mario Vaisman

Professor Titular da Faculdade de Medicina e Chefe do Serviço de Endocrinologia, Hospital Universitário Clementino Fraga Filho (HUCFF) – UFRJ, Rio de Janeiro-RJ.

Milena C. Caldato

Coordenadora do Curso de Medicina do Centro Universitário do Pará. Professora Adjunta de Clínica Médica da UEPA, Belém-PA. Presidente do Departamento de Adrenal e Hipertensão da SBEM (2007-2009 e 2009-2011).

Monalisa F. Azevedo

Médica Assistente do Serviço de Endocrinologia do Hospital Universitário de Brasília (UnB). Doutora em Patologia Molecular pela UnB. Pós-doutorado em Bethesda, EUA.

Narriane Chaves Holanda

Pós-graduanda da Unidade de Endocrinologia do Hospital Agamenon Magalhães, SUS-PE, Recife-PE.

Pedro Weslley S. do Rosário

Doutor em Medicina pela Santa Casa de Belo Horizonte. Docente Permanente do Curso de Pós-graduação da Santa Casa de Belo Horizonte. Coordenador do Ambulatório de Câncer de Tireoide do Centro de Especialidades Médicas de Minas Gerais, Belo Horizonte-MG.

Priscilla Mattar

Médica Endocrinologista e Pós-graduanda da Disciplina de Endocrinologia da UNIFESP, São Paulo-SP.

Renan M. Montenegro

Professor da Faculdade de Medicina da Universidade Federal do Ceará (UFC). Presidente do Instituto Cearense de Endocrinologia/UFC. Fundador do Serviço de Endocrinologia e Diabetes do Hospital Universitário Walter Cantídio/UFC.

Renan M. Montenegro Jr.

Professor da Faculdade de Medicina da Universidade Federal do Ceará (UFC). Doutor em Ciências Médicas pela Faculdade de Medicina de Ribeirão Preto – USP. Pesquisador do CNPq (PQ2).

Renata de Oliveira Campos

Médica Assistente do Serviço de Endocrinologia do Hospital das Clínicas da UFPE, Recife-PE.

- **Ruy Lyra**

  Professor Colaborador-Doutor da Disciplina de Endocrinologia da Universidade de Pernambuco, Recife-PE. Médico Assistente do Instituto de Endocrinologia do Recife, Recife-PE.

- **Soraya P. Silva**

  Pós-graduanda do Serviço de Endocrinologia do Hospital das Clínicas da UFPE, Recife-PE.

- **Thereza Selma S. Lins**

  Médica Assistente-Mestre da Unidade de Endocrinologia do Instituto de Medicina Integrada de Pernambuco (IMIP), Recife-PE.

- **Vera Maria Santos Ferreira**

  Professora Assistente-Mestre da Disciplina de Endocrinologia do Departamento de Medicina Clínica, UFPE, Recife-PE. Médica Assistente do Serviço de Endocrinologia do Hospital das Clínicas-UFPE, Recife-PE.

- **Virgínia O. Fernandes**

  Médica Assistente Colaboradora do Serviço de Endocrinologia e Diabetes do Hospital Universitário Walter Cantídio, da Universidade Federal do Ceará (UFC), Fortaleza-CE. Mestre em Saúde Pública pela UFC. Doutoranda em Ciências Médicas pela UFC, Fortaleza-CE.

- **Viviane Canadas**

  Médica Assistente-Mestre do Serviço de Endocrinologia do Hospital das Clínicas-UFPE, Recife-PE.

Sumário

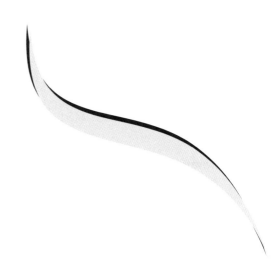

Capítulo 1 – Neuroendocrinologia, 1

Lucio Vilar, Ashley B. Grossman, Márta Korbonits, Moisés Mercado, José-Antonio Márquez, Peter J. Trainer, Daniel Baskar Kannappan, Piya Sen Gupta, Ayrton C. Moreira, Luciana A. Naves, Cesar Luiz Boguszewski, Antônio Ribeiro-Oliveira Jr., Flávia Regina P. Barbosa, Priscilla Mattar, Clarissa Silva Martins, Manuel S. Faria, Renan M. Montenegro & Marcello D. Bronstein

Capítulo 2 – Doenças da Tireoide, 39

Hans Graf, Mario Vaisman, Pedro W. Rosário, Gilberto Paz-Filho, Gustavo Caldas, José Luciano Albuquerque, Fábio Moura, Fernanda Vaisman, George R. Ibiapina & Lucio Vilar

Capítulo 3 – Distúrbios das Adrenais, 77

Claudio E. Kater, Lucio Vilar, Margaret de Castro, Lívia Mermejo, Maria da Conceição Freitas, Milena Caldato & Oscar D. Bruno

Capítulo 4 – Distúrbios do Sistema Reprodutivo, 115

Luiz Augusto Casulari, Lucio Vilar, Alberto Ramos, Luiz Griz, Fábio Moura, Fabiano Serfaty, Soraya Pontes, Lisete Pontes & Viviane Canadas

Capítulo 5 – Distúrbios Endócrinos em Crianças e Adolescentes, 145

Durval Damiani, Jacqueline Araújo, Lucio Vilar, Marcela Lucena, Ana Lúcia Rabelo, José Luciano Albuquerque, Daniel Damiani, Bárbara Gomes & Thereza Selma S. Lins

Capítulo 6 – Dislipidemia e Obesidade, 175

Francisco A. Fonseca, Alfredo Halpern, Lucio Vilar, Josivan G. Lima, Lucia Helena C. Nóbrega, Maria da Conceição Freitas, Vera Santos, Denise O. Falcão, Luciano Teixeira, Lucia Helena C. Lima & Fabiano Serfaty

Capítulo 7 – Doenças Osteometabólicas, 199

Lucio Vilar, Renata O. Campos, Gustavo Caldas, Viviane Canadas, Larissa Montenegro, Giulliana Nóbrega Guimarães, Narriane Chaves Holanda, Daniele Fontan & Luiz Griz

Capítulo 8 – Pâncreas Endócrino, 221

Lucio Vilar, Maria da Conceição Freitas, Alberto Ramos, Airton Golbert, Amaro Gusmão, Josivan G. Lima, Lucia Helena C. Nóbrega, Hermelinda Pedrosa, Renan M. Montenegro Jr., Fabiano Serfaty & Ruy Lyra

Capítulo 9 – Distúrbios Endócrinos e Metabólicos Variados, 249

Lucio Vilar, Annamaria Colao, Ashley Grossman, Rosario Pivonello, Moisés Mercado, Ernesto Sosa, Alessia Cozzolino, Josivan G. Lima, Lucia Helena C. Nóbrega, Viviane Canadas, Bárbara Gomes, Cláudio H. F. Vidal, Lucia Helena C. Lima, Monalisa F. Azevedo, Eliane Moura, Ana Paula Dias R. Montenegro, Ana Rosa P. Quidute, Virgínia O. Fernandes & Renan M. Montenegro Jr.

Referências, 291

Índice Remissivo, 309

ENDOCRINOLOGIA

CASOS CLÍNICOS COMENTADOS

Neuroendocrinologia

Capítulo 1

Lucio Vilar ■ Ashley B. Grossman ■ Márta Korbonits ■ Moisés Mercado
José-Antonio Márquez ■ Peter J. Trainer ■ Daniel Baskar Kannappan
Piya Sen Gupta ■ Ayrton C. Moreira ■ Luciana A. Naves ■ Cesar Luiz Boguszewski
Antônio Ribeiro-Oliveira Jr. ■ Flávia Regina P. Barbosa ■ Priscilla Mattar
Clarissa Silva Martins ■ Manuel S. Faria ■ Renan M. Montenegro
Marcello D. Bronstein

Paciente de 16 anos de idade, sexo feminino, procurou o endocrinologista com queixas de irregularidades menstruais e galactorreia. Quando questionada, referiu também poliúria e nictúria. A paciente encontrava-se em uso de risperidona e carbonato de lítio para tratamento de distúrbio bipolar. Ao *exame físico*: hirsutismo discreto facial e periareolar; galactorreia bilateral à expressão mamilar; IMC = 25,3 kg/m². A *avaliação hormonal* mostrou: LH = 0,1 UI/L; FSH = 0,2 UI/L; testosterona = 35,4 ng/dL (valor de referência [VR]: até 75); prolactina = 68,9 ng/mL (VR: 1,8-29,2); TSH = 7,5 mUI/L (VR: 0,3-5,0); T_4 livre = 0,8 ng/dL (VR: 0,7-1,8); anti-TPO = < 10 UI/mL (VR: < 35); densidade urinária = 1003 (VR: 1005-1030). A ressonância magnética (RM) de sela túrcica demonstrou aumento difuso da hipófise, com convexidade da porção superior (Fig. 1.1).

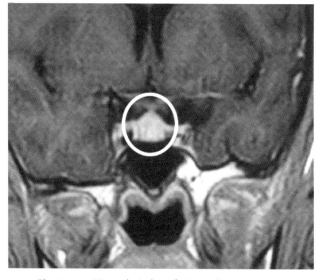

Fig. 1.1 ■ Hiperplasia hipofisária puberal (*círculo*).

Neuroendocrinologia

■ **Diante desses achados, pode-se afirmar que:**

I – Hipofisite linfocítica (HL) é a hipótese diagnóstica mais provável.
II – O uso do carbonato de lítio e risperidona justificaria as queixas da paciente.
III – As alterações à RM seriam provavelmente decorrentes de hiperplasia hipofisária puberal.
IV – A paciente certamente tem um adenoma clinicamente não funcionante.

   a) Somente o item IV está correto.
   b) Apenas os itens II e III estão corretos.
   c) Apenas o item I está correto.
   d) Somente o item III está correto.
   e) Somente os itens I e III estão corretos.

Comentários:

A HL é uma doença autoimune que pode se manifestar por hiperprolactinemia, diabetes insípido (DI), hipopituitarismo e/ou sintomas de efeito de massa. À RM, observam-se aumento simétrico da hipófise, espessamento da haste, imagem pseudotumoral ou uma sela parcial ou completamente vazia. Raramente, a RM pode ser normal. Portanto, seria uma hipótese diagnóstica a ser considerada para a paciente em questão. No entanto, a maioria dos casos de HL está associada à gestação, surgindo em seu final ou logo após o parto. Além disso, o aspecto da hipófise à RM é mais compatível com hiperplasia hipofisária, um achado comum na puberdade, sobretudo no sexo feminino.

Risperidona é um antipsicótico atípico que frequentemente causa hiperprolactinemia, enquanto a terapia com carbonato de lítio pode levar a DI nefrogênico (causa mais comum), hipotireoidismo primário e hiperparatireoidismo primário.

Após a suspensão da risperidona, normalizou-se a PRL e, depois da redução da dose do carbonato de lítio, os níveis de TSH retornaram aos patamares normais e o DI reverteu.

☑ **Resposta: B.**

Referências: 1 a 4.

Um homem de 36 anos de idade procurou o endocrinologista com queixas de ganho de peso e intensa fraqueza muscular nos membros inferiores. A avaliação laboratorial revelou os seguintes resultados: glicemia de jejum = 120 mg/dL (VR: 70-99); cortisol das 8 h = 37 µg/dL (VR: 5-25); cortisol das 8 h durante o teste de supressão com doses baixas de dexametasona (LDDST) [0,5 mg de dexametasona (DMS) de 6/6 h por 48 h, por via oral (VO)] = 13,8 µg/dL; cortisol das 8 h após supressão noturna com 8 mg de DMS = 29,2 µg/dL; ACTH plasmático (basal)= 343 pg/mL (basal; VR: < 46) e 402 pg/mL (pico pós-CRH); K$^+$ sérico = 3,2 mEq/L (VR: 3,5-5,1). À ressonância magnética (RM) da sela túrcica, observou-se uma imagem sugestiva de um microadenoma hipofisário (0,5 cm).

Neuroendocrinologia

■ **Qual a etiologia mais provável para o hipercortisolismo neste paciente?**

a) Síndrome do ACTH ectópico (SAE).
b) Doença de Cushing.
c) Adenoma adrenal.
d) Carcinoma adrenal.
e) Síndrome de Cushing exógena.

Comentários:

Neste paciente existem diversos achados indicativos da SAE: sexo masculino, níveis de ACTH > 300 pg/mL, redução < 50% no cortisol sérico ao teste de supressão noturna com 8 mg de DMS, resposta do ACTH < 35% no teste de estímulo com CRH e hipocalemia persistente. Entretanto, somente o cateterismo do seio petroso inferior poderia estabelecer definitivamente a etiologia do hipercortisolismo (SAE ou doença de Cushing).

O microadenoma visto na RM possivelmente representa um incidentaloma hipofisário, encontrado em 10% da população adulta.

☑ **Resposta: A.**

Referências: 5 e 6.

Um macroprolactinoma intrasselar, com 1,6 × 1,2 cm, foi diagnosticado em uma mulher de 30 anos de idade. O uso de cabergolina (0,5 mg, duas vezes por semana) por 1 ano resultou em normalização da prolactina, retorno das menstruações e redução de 70% nas dimensões tumorais. A paciente não pretende engravidar no momento.

■ **Diante desses fatos, pode-se afirmar que:**

I – O método anticoncepcional ideal para esta paciente seria o DIU ou o uso de preservativos.
II – Anticoncepcionais contendo estrogênio, mesmo em baixas doses, devem ser evitados, devido ao risco de crescimento tumoral.
III – Entre os agentes anticoncepcionais, aqueles contendo apenas progestágenos seriam a opção de escolha.
IV – A paciente deve evitar engravidar em uso de cabergolina.

    a) Todas as afirmativas estão corretas.
    b) Apenas os itens I e III estão corretos.
    c) Apenas o item I está correto.
    d) Somente o item III está correto.
    e) Existe apenas um item incorreto.

Comentários:

O uso de esteroides sexuais por pacientes portadoras de prolactinomas sempre foi visto como potencialmente deletério, uma vez que existem evidências, experimentais e clínicas (gravidez, por exemplo), de que os estrogênios induzem crescimento tumoral e elevação da prolactina. Por isso, a contracepção mecânica sempre foi advogada para pacientes portadoras tanto de micro- como de macroprolactinomas. Com o passar dos anos, a experiência adquirida com prolactinomas durante a gravidez mostrou que, em microprolactinomas, essa situação raramente leva a crescimento tumoral. Desse modo, o uso de esteroides anticoncepcionais passou a ser liberado para pacientes com microprolactinomas, ainda mais se os níveis de prolactina estiverem controlados. Adicionalmente, existem evidências de que os progestagênios poderiam ter efeito benéfico no controle do tumor e da hiperprolactinemia, tanto em associação com estrogênios como em uso isolado.

Como a paciente em questão apresenta um macroprolactinoma, mesmo controlado do ponto de vista hormonal e de massa, a precaução com o uso de anticoncepcionais contendo estrogênios é maior, já que na gestação o risco de crescimento dos macroprolactinomas é relevante. Embora possamos, com acompanhamento rigoroso, indicar anticoncepcionais combinados nessa situação, eles devem, se possível, ser evitados, sendo a contracepção por barreira ou o uso de progestagênios isolados a melhor opção. Finalmente, caso ocorra gravidez em vigência de cabergolina, isso não deve ser motivo de preocupação. De fato, embora o número de gestações induzidas por bromocriptina ainda seja muito superior, existem evidências crescentes, com um número substancial de casos, de que a cabergolina não é deletéria para o feto.

☑ **Resposta: E.**

Referências: 7 e 8.

Mulher de 28 anos de idade vinha evoluindo há vários anos com irregularidades menstruais, alternando períodos de menstruações mensais com oligomenorreia e amenorreia, o que foi atribuído à síndrome dos ovários policísticos (SOP). Como estava sem menstruar havia 3 meses, procurou o ginecologista, que solicitou uma avaliação hormonal: TSH = 2,2 mcUI/mL (VR: 0,35-5,5); prolactina (PRL) = 180 μg/L (VR: até 31); LH = 4.000 UI/L; FSH = 8,2 UI/L. Em função da hiperprolactinemia e da veemente negação da paciente sobre a possibilidade de estar grávida, foi solicitada uma tomografia computadorizada de crânio para estudo da sela túrcica, a qual se mostrou sem anormalidades.

■ *Diante desses achados, pode-se afirmar que:*

I – A paciente possivelmente está grávida, devendo ser solicitada a dosagem da β-hCG.
II – A ressonância magnética se impõe para melhor avaliação da sela túrcica.
III – Deve-se iniciar a terapia com cabergolina.
IV – A hiperprolactinemia e a amenorreia estão relacionadas com SOP.

Neuroendocrinologia

5

a) Todas as afirmativas estão incorretas.
b) Apenas os itens II e IV estão corretos.
c) Apenas o item I está correto.
d) Somente o item III está correto.

Comentários:

Os níveis de β-hCG foram de 145.000 UI/L (VR: indetectável), confirmando a gravidez. Os níveis muito elevados de LH (4.000 UI/L) já refletiam reação cruzada do LH com a gonadotrofina coriônica (hCG). Esse fato passou despercebido pelo ginecologista, que inadvertidamente submeteu o feto a uma carga de radiação potencialmente prejudicial a seu desenvolvimento. Portanto, gravidez deve ser obrigatoriamente descartada em toda mulher não histerectomizada em idade fértil que se apresente com amenorreia e hiperprolactinemia, mesmo que ela negue veementente tal possibilidade!

☑ *Resposta: C.*

Referências: 9 e 10.

Mulher de 43 anos de idade, submetida à histerectomia 2 anos atrás, teve microadenoma hipofisário (0,8 cm) detectado por meio de ressonância magnética na investigação de cefaleia. A avaliação hormonal constatou estarem normais a função tireoidiana e os níveis séricos de GH, cortisol (pós-supressão com 1 mg de dexametasona), estradiol e gonadotrofinas. Entretanto, os valores da prolactina (PRL), em duas ocasiões, mostraram-se elevados, 146 e 167 ng/mL (VR: 1,8-29,2). A pesquisa de macroprolactina foi negativa. A densitometria óssea revelou-se normal e a paciente não apresenta queixas na esfera sexual.

■ *Qual o tratamento mais indicado para o caso?*

a) Cirurgia transesfenoidal.
b) Cabergolina – 0,5 mg, duas vezes por semana, por via oral (VO).
c) Bromocriptina – 5 mg/dia VO.
d) Realização de novas ressonâncias magnéticas de crânio a cada 6 meses.
e) No momento, nenhum agente redutor da PRL deve ser administrado à paciente.

Comentários:

Enquanto todo macroprolactinoma, a princípio, deve ser tratado, microprolactinomas exigem tratamento apenas em determinadas situações. Entre estas últimas incluem-se desejo de engravidar, infertilidade, sintomas de hipogonadismo, galactorreia incômoda e osteoporose prematura. No presente caso, a terapia com agonistas dopaminérgicos não está, portanto, indicada. Deve-se, contudo, solicitar dosagens periódicas (semestrais ou anuais) dos níveis séricos da PRL. Diante de aumento significativo da prolactinemia, deve--se realizar nova ressonância magnética para descartar a rara probabilidade de um eventual crescimento tumoral.

☑ **Resposta: E.**

Referências: 11 a 13.

Paciente do sexo feminino, 28 anos de idade, previamente hígida. Há 1 mês apresenta labilidade emocional, confusão mental e déficit de memória e atenção. Relata, no mesmo período, fraqueza, infecções urinárias de repetição, edema e acne em face, dorso e tronco, hiperpigmentação cutânea e hipertensão arterial. *Exame físico*: estado geral regular; desorientada, corada, hidratada. Fácies em lua cheia; ausência de giba ou estrias violáceas. Hiperpigmentação cutânea. Musculatura hipotrófica. Peso = 43 kg; estatura = 153 cm; IMC = 18,4 kg/m . FC = 100 bpm; PA = 160 × 110 mmHg. *Exames laboratoriais*: Na^+ = 141 mmol/L (VR: 136-145); K^+ = 2,8 mmol/L (VR: 3,6-5,1); creatinina = 0,7 mg/dL (VR: 0,7-1,3); pH = 7,52 (VR: 7,35-7,45); bicarbonato = 34,7 mEq/L (VR: 23-29); glicemia de jejum = 158 mg/dL (VR: 70-99); cortisol salivar (CSa) às 9 h = > 20.000 ng/dL (VR: 190-1.040); CSa às 23 h = > 20.000 ng/dL (VR: 62-392); CSa às 9 h após 1 mg de dexametasona = > 20.000 ng/dL (VR: < 390); ACTH = 649 e 761 pg/mL (VR: 10-50). Tomografia computadorizada de tórax: lesão expansiva, de contornos lobulados, no mediastino anterior à esquerda, medindo 4,1 × 2,2 × 3,4 cm, em topografia de timo.

■ **Qual o diagnóstico mais provável para a paciente?**

a) Síndrome de Cushing por ACTH ectópico paraneoplásica.
b) Síndrome de Cushing por ACTH ectópico clássica manifesta.
c) Síndrome de Cushing por ACTH ectópico clássica latente.
d) Síndrome de Cushing por ACTH ectópico clássica oculta.
e) Síndrome de Cushing por expressão ectópica de receptores hormonais na adrenal.

Comentários:

A síndrome de Cushing (SC) por ACTH ectópico (SAE) responde por 10 a 15% dos casos de SC em adultos. O quadro clínico depende do grau e da velocidade de progressão do hipercortisolismo: quanto mais rápida a progressão, menos típico ele é. Um terço dos pacientes não apresenta fácies cushingoide típica ou obesidade. São frequentes fraqueza muscular proximal, hiperpigmentação, hipertensão arterial, hipocalemia, infecções, sepse, osteopenia e distúrbios psiquiátricos, como neste caso.

A SAE pode ser classificada de acordo com o tempo de sua apresentação em relação ao diagnóstico do tumor. A SAE paraneoplásica é detectada durante o seguimento de pacientes com tumores altamente malignos, em serviços de Oncologia. Na SAE clássica, a manifestação inicial é decorrente do hipercortisolismo, sendo geralmente investigada no diagnóstico diferencial da SC, em departamentos de Endocrinologia. Pode ser subdividida em manifesta, quando é prontamente identificada a fonte tumoral do ACTH, como no presente caso, no qual foi confirmado um tumor carcinoide de timo. A SAE clássica pode ser latente, quando o tumor é identificado durante a investigação inicial ou seguimento, ou pode ser também oculta, quando o tumor não é identificado após extensa investigação e seguimento.

☑ **Resposta: B.**

Referências: 14 e 15.

Mulher de 34 anos de idade foi encaminhada ao endocrinologista em virtude de queixas de galactorreia e metrorragia há cerca de 1 ano. A prolactina (PRL) era de 144 ng/dL (basal) e 148 ng/dL (pós-diluição do soro). A ressonância magnética (RM) da sela túrcica mostrou hipófise difusamente aumentada, estendendo-se para a cisterna suprasselar (Fig. 1.2). A paciente foi tratada com bromocriptina (BCR), na dose de 5 mg/dia, o que resultou em redução da PRL para o limite superior da normalidade (27,8 ng/mL) e desaparecimento da galactorreia, mas persistiu a metrorragia. Além disso, não houve modificação do aspecto da lesão hipofisária em RM feita 4 meses após.

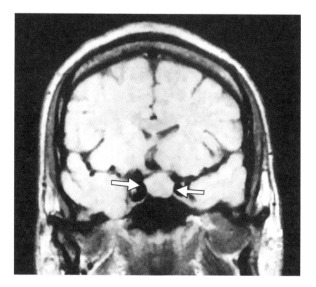

Fig. 1.2 ▪ Ressonância magnética (imagem em T1, corte coronal), mostrando aumento difuso da hipófise, com extensão suprasselar (*setas*).

■ *I – Qual a melhor conduta para este caso?*
   a) Trocar a BCR por cabergolina.
   b) Submeter a paciente à cirurgia transesfenoidal.

c) Avaliar função tireoidiana.
d) Dosar GH e IGF-I.
e) Existem duas opções corretas.

- **II – A avaliação da função tireoidiana mostrou: TSH = 65,7 mcUI/mL (VR: 0,3-5); T₄ livre = 0,4 ng/dL (VR: 0,7-1,8); anti-TPO = 640 UI/mL (VR: < 35). O que deveria ser feito?**

   a) Submeter a paciente à cirurgia transesfenoidal.
   b) Trocar a BCR por cabergolina (CAB).
   c) Iniciar de imediato L-tiroxina e trocar a BCR por CAB.
   d) Iniciar de imediato L-tiroxina e suspender a BCR.

Comentários:

A paciente tem hipotireoidismo primário (HTP), secundário à tireoidite de Hashimoto. Hiperprolactinemia é encontrada em cerca de 40% dos pacientes com HTP (decorrente da elevação do TRH e da redução do tônus dopaminérgico). Os níveis de PRL geralmente são < 100 ng/mL, mas eventualmente podem ser maiores. No Estudo Multicêntrico Brasileiro sobre Hiperprolactinemia, os níveis de PRL variaram de 30 a 253 ng/mL (média de 74,6) nos pacientes com HTP (Vilar e cols., 2008). Hiperprolactinemia também foi descrita no hipotireoidismo subclínico. No HTP não tratado de longa duração pode surgir uma imagem hipofisária pseudotumoral à RM, inclusive com extensão suprasselar, devido à hiperplasia das células tireotróficas. Este achado pode levar ao diagnóstico errôneo de prolactinoma ou pseudoprolactinoma. Portanto, HTP deve ser descartado em todo paciente sem uma causa óbvia para a hiperprolactinemia.

A paciente em questão foi tratada exclusivamente com L-tiroxina (100 μg/dia), o que resultou em normalização da função tireoidiana e da PRL, bem como em regressão da massa hipofisária após 6 meses (Fig. 1.3).

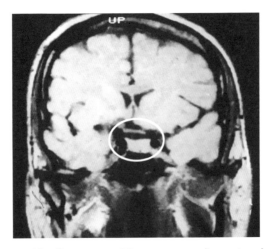

Fig. 1.3 ▪ Ressonância magnética (imagem em T1, corte coronal), mostrando normalização do volume hipofisário após 6 meses de terapia com L-tiroxina (*círculo*).

Neuroendocrinologia

☑ **Respostas: (I) C e (II) D.**

Referências: 10, 11, 16 e 17.

Uma mulher de 32 anos de idade submeteu-se a adenomectomia transesfenoidal há 2 anos por apresentar doença de Cushing. Permaneceu com hipercortisolismo e foi medicada com cetoconazol (CCZ). No momento está usando 1.000 mg/dia e traz os seguintes *exames laboratoriais*: glicemia = 110 mg/dL; potássio = 3,7 mEq/L (VR: 3,5-5,3); cortisol livre urinário (UFC) = 271 µg/24 h (VR: 3-43); ACTH = 35,2 pg/mL (VR: < 46); T_4 livre = 1,2 ng/dL (VR: 0,7-1,8); prolactina = 15,2 ng/mL (VR: 2,8-29,2). A ressonância magnética hipofisária mostrou lesão sugestiva de microadenoma (0,3 cm).

A paciente diz que voltou a menstruar após aumentar a dose do CCZ de 600 para 1.000 mg/dia. Refere ainda ter "crises" de cálculos renais e que duas irmãs suas também apresentam nefrolitíase. Ao *exame físico*: IMC = 25,4 kg/m²; PA = 140 × 90 mmHg; abdome globoso, sem estrias. Circunferência abdominal = 87 cm.

■ **Que outro(s) exame(s) deveria(m) ser solicitado(s)?**

   a) Dosagem do cálcio sérico e PTH.
   b) Tomografia computadorizada torácica.
   c) Cintilografia com ^{111}In-pentetreotida (OctreoScan®).
   d) Ultrassonografia tireoidiana.
   e) Existe mais de uma alternativa correta.

Comentários:

Em função da presença da queixa de nefrolitíase pela paciente, impõe-se descartar a possibilidade de hiperparatireoidismo primário (HPTP), ainda que hipercalcemia possa ocorrer eventualmente na síndrome de Cushing. Da mesma maneira, considerando outros casos na família, devem ser pesquisadas formas familiares de HPTP.

Os exames realizados mostraram níveis elevados de cálcio sérico e PTH, confirmando o HPTP. O achado de doença de Cushing e HPTP em uma mesma paciente aponta para o diagnóstico de neoplasia endócrina múltipla tipo 1 (MEN-1).

☑ **Resposta: A.**

Referências: 5 e 18.

■ **Ainda com relação ao caso anterior, com o intuito de alcançar a normalização do UFC, dever-se-ia, preferencialmente:**

   I – Aumentar a dose do cetoconazol (CCZ) para 1.400 mg/dia.
   II – Submeter a paciente a uma adrenalectomia bilateral.

III – Submeter a paciente à radiocirurgia.
IV – Reduzir a dose do CCZ e associar cabergolina.
V – Repetir a cirurgia transesfenoidal.
   a) Exclusivamente o item V está correto.
   b) Apenas o item IV está correto.
   c) Somente o item II está correto.
   d) Existe apenas um item incorreto.
   e) Os itens III e V estão igualmente corretos.

Comentários:

A conduta no hipercortisolismo recidivante ou persistente após a cirurgia transesfenoidal (CTE) em pacientes com doença de Cushing ainda é motivo de discórdia. A chance de sucesso de uma segunda CTE geralmente é baixa (< 50%). Melhores resultados são obtidos quando o primeiro cirurgião foi menos experiente. O maior inconveniente da radiocirurgia é o risco de hipopituitarismo (cerca de 35-50% em 10 anos), indesejável em uma paciente jovem.

Certamente a adrenalectomia bilateral (AB) seria a forma mais eficiente de reverter o hipercortisolismo nesta paciente. Contudo, trata-se de uma cirurgia de grande porte que necessita de um cirurgião experiente. A disponibilidade da abordagem por via laparoscópica reduziu a morbimortalidade da AB. Além disso, a AB implica a necessidade de reposição glico- e mineralocorticoide indefinidamente. Os pacientes também vão necessitar de seguimento de perto para monitorizar o eventual surgimento da síndrome de Nelson, caracterizada por crescimento de rebote do adenoma hipofisário, associado a níveis muito elevados do ACTH e hiperpigmentação mucocutânea.

A dose máxima recomendada do CCZ para a síndrome de Cushing é de 1.200 mg/dia. Aumentar a dose para 1.400 mg/dia muito provavelmente não traria benefícios terapêuticos adicionais e, em contrapartida, aumentaria o risco de hepatotoxicidade. Finalmente, evidências recentes mostraram que a terapia com cabergolina (CAB), na dose de 1 a 3,5 mg/dia, pode resultar em normalização do UFC em até 40% dos casos. Do mesmo modo, Vilar e cols. (2010) relataram que a combinação de CAB e CCZ em doses relativamente baixas (até 400 mg/dia) propiciou normalização do UFC em dois terços dos pacientes tratados. Portanto, para a paciente em questão, a conduta inicial mais apropriada seria reduzir a dose do CCZ (para 400-600 mg/dia) e adicionar CAB. A AB ficaria reservada para o caso de a combinação CAB/CCZ não ter êxito.

☑ *Resposta: B.*

Referências: 19 a 21.

Paciente de 26 anos de idade procurou o endocrinologista no segundo mês de gestação em uso de cabergolina (1,5 mg/semana). Cerca de 2 anos antes, um macroprolactinoma medindo 1,6 × 1,2 cm fora diagnosticado e a paciente medicada com cabergolina. Esse tratamento resultou em normalização da prolactina (PRL), restauração dos ciclos menstruais normais e redução de 70% no volume tumoral (lesão de 0,5 cm, intrasselar).

Neuroendocrinologia

■ *Qual a melhor conduta para este caso?*

a) Suspender a cabergolina (CAB) de imediato e apenas introduzir bromocriptina (BCR) se houver crescimento tumoral.

b) Trocar CAB por BCR e mantê-la durante toda a gestação.

c) Manter a CAB até o final da gestação.

d) Não administrar CAB ou BCR durante a amamentação.

e) Há mais de uma resposta correta.

Comentários:

Nas pacientes portadoras de macroprolactinomas cuja gravidez foi induzida apenas com agonistas dopaminérgicos (AD), sem cirurgia ou radioterapia prévias, o risco de crescimento sintomático durante a gestação é de 15,5 a 37%, dependendo da casuística. Esse risco é significativamente menor quando o tratamento dura > 12 meses e ocorre redução da massa tumoral para dentro dos limites da sela túrcica. Nessa situação, o classicamente recomendado é a suspensão do tratamento uma vez detectada a gravidez. Caso aconteça reexpansão tumoral, reintroduz-se o AD. A maioria dos *experts* tem dado preferência à BCR (em razão da maior experiência com esse medicamento), porém, muito possivelmente, CAB é igualmente segura e, indubitavelmente, muito mais bem tolerada. É importante salientar que a elevação dos níveis de prolactina ocorre normalmente durante a gestação e, portanto, não é um parâmetro fidedigno como preditor de crescimento do prolactinoma.

Se não houver resposta adequada aos AD (principalmente quando ocorrer apoplexia hipofisária), cirurgia hipofisária transesfenoidal estaria indicada, de preferência no segundo trimestre da gestação. Uma outra alternativa seria a antecipação do parto, se possível.

A amamentação não está contraindicada, a não ser em casos de antecipação do parto por complicações decorrentes da expansão tumoral.

☑ *Resposta: A.*

Referências: 22 e 23.

Uma mulher de 27 anos de idade foi atendida no pronto-socorro com cefaleia intensa generalizada com duração de 12 horas, acompanhada de náuseas, vômitos e diminuição da acuidade visual. Ela havia dado à luz uma menina saudável, 6 meses antes, e a amamentado por 3 meses; depois começou a tomar contraceptivos orais. Após a chegada no pronto-socorro, ela se mostrava sonolenta, com mucosas secas. A pressão arterial (PA) media 90/60 quando deitada e caía para 70/50 mmHg na posição sentada. Seu pulso era regular (75 bpm) e ela apresentava dificuldade respiratória leve. O exame cardiopulmonar era normal e seu abdome era difusamente doloroso, mas sem sinais de irritação peritoneal. A paciente foi reidratada com solução fisiológica (SF) a 0,9% e sua condição geral melhorou. Ela teve alta hospitalar em uso de ciprofloxacina. Três dias depois, ela foi readmitida à sala de emergência com uma crise convulsiva generalizada. Nesse momento, ela se apresentava hipotensa e desorientada. Após ter recuperado a consciência, ao exame neurológico era notável uma hemianopsia bitemporal, mas sem outros sinais focais aparentes. Ela foi novamente tratada com SF a 0,9% e hiponatremia grave (sódio de 122 mEq/L) foi detectada no ionograma. Em virtude da persistência da cefaleia e da alteração de campo visual, uma ressonância magnética (RM) encefálica foi realizada (Fig. 1.4), visualizando massa hipofisária com 25 × 15 × 15 mm, simétrica, que se estendia superiormente e comprimia o quiasma óptico. A massa captava o gadolínio de forma homogênea. Uma avaliação hormonal mostrou evidências de pan-hipopituitarismo, afetando os eixos corticotrófico, gonadal e tireotrófico (Quadro 1.1). Os níveis de prolactina eram de 37 ng/mL (VR: 2,8-29,2). Hidrocortisona intravenosa (IV) foi imediatamente administrada à paciente e, logo depois, seu estado geral melhorou.

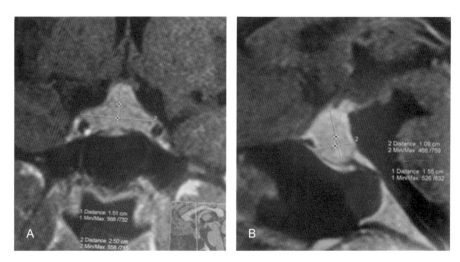

Fig. 1.4 ▪ Imagens coronal (**A**) e sagital (**B**) em T1 da RM, realçadas com gadolínio, mostrando massa hipofisária com 25 x 15 x 15 mm que captava o contraste de forma homogênea. Ela se estendia superiormente e comprimia o quiasma óptico.

Quadro 1.1 ▪ Níveis dos hormônios da hipófise anterior ao diagnóstico e após 2 meses de tratamento com prednisona

	Ao diagnóstico	Após 2 meses de tratamento com prednisona
TSH (mUI/L)	0,51	1,3
T$_4$ livre (ng/dL)	0,70	1,2
Cortisol (µg/dL)	5	16,8
ACTH (pg/mL)	11	34
FSH (UI/L)	2,59	10,14
LH (UI/L)	0,47	26,37
Estradiol (pg/mL)	5	151
Progesterona (ng/mL)	–	0,96
Prolactina (ng/mL)	37	19

■ *Qual o diagnóstico mais provável?*

a) Adeno-hipofisite linfocítica.
b) Apoplexia hipofisária.
c) Infundíbulo-neuro-hipofisite linfocítica.
d) Adenoma clinicamente não funcionante.
e) Existem duas opções corretas.

Comentários:

Esta jovem apresentou-se, 8 meses após o parto, com cefaleia aguda, defeito do campo visual, hipotensão, pan-hipopituitarismo sem diabetes insípido (DI) e uma massa hipofisária simétrica e homogênea. Neste cenário, o diagnóstico diferencial deve trazer à mente as condições alternativas que não o habitual adenoma hipofisário. Entre essas condições alternativas, infiltração linfocitária da glândula hipofisária deve ser seriamente considerada.

O primeiro relatório clínico-patológico de hipofisite linfocítica (LYH) remonta a 1962, quando Goudie e Pinkerton descreveram o caso de uma jovem mulher que desenvolveu amenorreia pós-parto e hipotireoidismo e logo depois morreu de choque hemodinâmico, durante uma apendicectomia; autópsia revelou tireoidite linfocítica, glândulas adrenais atróficas e uma pequena glândula hipofisária, com infiltração linfocitária difusa. Poucos anos depois, Saito e cols. descreveram, pela primeira vez, as características patológicas da infundíbulo-neuro-hipofisite linfocítica (LINH) em um homem com DI central, cuja autópsia revelou uma infiltração linfocítica difusa limitada ao infundíbulo e à neuro-hipófise. Desde então, tanto LYH como LINH têm sido descritas com frequência crescente. Atualmente, o termo LYH inclui pelo menos duas variantes: adeno-hipofisite linfocítica (LAH), quando o processo inflamatório está limitado à glândula hipófise anterior, e LINH, quando ela se restringe à hipófise posterior e ao infundíbulo.

LAH ocorre mais frequentemente em mulheres em idade fértil, geralmente (60% dos casos) no período periparto. Apesar de poucos casos terem sido relatados durante o segundo trimestre, a maioria é diagnosticada no final da gestação ou no primeiro ano após o parto. Como no nosso caso, as manifestações clínicas mais comuns são cefaleia e sintomas de efeito de massa, hipopituitarismo e hiperprolactinemia. A cefaleia é intensa e aguda no início, uma característica que distingue LAH do adenoma hipofisário normal sem apoplexia. Anormalidades visuais são relatadas em 40% dos casos, sendo as mais comuns hemianopsia temporal e quadrantopsias. Deficiências de hormônios hipofisários anteriores são descritas em quase todos os pacientes. Ao contrário do que geralmente é visto em adenomas hipofisários, a incidência de hipopituitarismo não está relacionada com o tamanho da massa, e o hormônio mais comumente afetado é o ACTH (65% dos casos). As deficiências de TSH, gonadotrofinas, GH e PRL ocorrem em 47%, 42%, 36% e 33% dos casos, respectivamente. A incidência de hiperprolactinemia é de 20 a 40%. Embora possa ser atribuída à gravidez ou ao período pós-parto, diminuição do tônus dopaminérgico pela massa inflamatória também desempenha um papel importante na elevação dos níveis de PRL.

Na LINH, a manifestação clínica mais proeminente é o DI central, e sintomas de efeitos de massa são limitados a cefaleia e letargia. A função hipofisária anterior está intacta. Uma condição ainda mais infrequente, ocorrendo principalmente em crianças e adolescentes, é a infundíbulo--pan-hipofisite linfocítica, em que a participação ampla de ambas, hipófises anterior e posterior, é vista histologicamente. Esses pacientes apresentam DI e pan-hipopituitarismo, assim como sintomas de efeito de massa.

A base autoimune da LYH é apoiada por sua frequente associação com outras doenças autoimunes, sua incidência aumentada em mulheres no período pós-parto, o impressionante infiltrado linfocítico encontrado histologicamente e a presença de autoanticorpos circulantes contra antígenos hipofisários. Doença autoimune da tireoide é encontrada em mais de 25% dos casos de LYH. Adrenalite autoimune, anemia perniciosa, lúpus eritematoso sistêmico e artrite reumatoide também têm sido relatados. Autoanticorpos séricos contra uma proteína citosólica pituitária com 49 kDa, que parece ser a enzima alfa glicolítica enolase, e contra um antígeno hipofisário não identificado com 29 kDa, foram encontrados em casos de LYH.

☑ *Resposta: A.*

Referências: 24 e 25.

■ *Como deveria ser tratada a paciente do caso anterior?*

a) Cirurgia transesfenoidal.
b) Cabergolina.
c) Pulsoterapia com metilprednisolona.
d) Azatioprina.
e) Prednisona.
f) Existe mais de uma opção correta.

Comentários:

A paciente em questão foi tratada inicialmente com prednisona (75 mg/dia) e reposição do hormônio tireoidiano (L-tiroxina [L-T_4], 50 µg/dia), enquanto o contraceptivo oral foi interrompido. Dois meses depois, ela estava assintomática e seu defeito de campo visual havia desaparecido. O acompanhamento com RM mostrou um decréscimo de 80% da massa hipofisária e o quiasma óptico estava completamente livre (Fig. 1.5). A prednisona foi reduzida ao longo das próximas 4 semanas e a L-T_4 foi interrompida. Duas semanas depois, a avaliação hormonal revelou estarem intactos os hormônios da hipófise (Quadro 1.1). Oito meses após, a paciente engravidou novamente.

Muitos pacientes com hipofisite linfocítica (LYH) são submetidos à cirurgia transesfenoidal com diagnóstico pré-operatório de adenoma hipofisário e a natureza inflamatória da doença só é encontrada no exame histopatológico do amostra cirúrgica. Quando o diagnóstico de LYH é considerado e não há sinais de deficiência visual progressiva ou hipertensão intracraniana, a maioria das autoridades recomenda uma abordagem conservadora. Embora o papel da terapia com altas doses de glicocorticoides permaneça controverso, há evidências que sugerem que o tratamento com prednisona (50-75 mg/dia) ou a pulsoterapia com metilprednisolona resulta em redução da massa e recuperação de deficiências dos hormônios hipofisários, como foi documentado em nosso caso. Os glicocorticoides funcionam melhor em pacientes com doença de curta duração, e a redução do volume hipofisário pode ser observada dentro de 6 semanas a 6 meses após o tratamento. Outras formas de imunossupressão com metotrexato, azatioprina e ciclosporina têm sido tentadas com resultados variáveis.

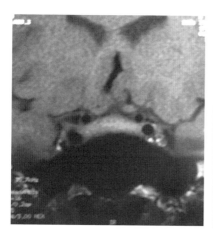 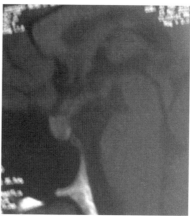

Fig. 1.5 ▪ O acompanhamento com RM mostrou que houve decréscimo de 80% da massa hipofisária e que o quiasma óptico estava completamente livre após 2 meses de tratamento com prednisona.

☑ *Resposta: F.*

Referências: 24 e 25.

Paciente de 32 anos de idade procura o endocrinologista porque há 3 anos vem em uso de bromocriptina (BCR), na dose de 5 mg/dia, prescrita por um ginecologista. Antes de iniciar o tratamento, sua prolactina (PRL) era de 91 ng/mL (VR: 2,8-29,2), havia uma imagem sugestiva de um microadenoma hipofisário (0,6 cm) à RM e a paciente menstruava normalmente, sem galactorreia ou queixas na esfera sexual. Atualmente, a paciente continua assintomática e os exames revelaram PRL de 77 ng/mL (basal) e 20,2 ng/mL após precipitação do soro com polietilenoglicol (PEG).

▪ **Qual a melhor conduta?**

a) Aumentar a dose da BCR para 10 mg/dia.
b) Suspender a BCR.
c) Trocar a BCR por cabergolina.
d) Repetir a ressonância magnética.
e) Submeter a paciente à cirurgia transesfenoidal.

Comentários:

A PRL circula no sangue, principalmente, em sua forma monomérica (*little prolactin*, 23 kDa), mas também existem as formas dimérica (*big prolactin*, 48-56 kDa) e polimérica (*big prolactin* ou macroprolactina), com alto peso molecular (150-170 kDa). A paciente em questão tem macroprolactinemia, uma forma de hiperprolactinemia em que existe predominância no soro de PRL polimérica. Na maioria das vezes, consiste em um complexo antígeno-anticorpo de PRL monomérica e IgG.

Como a macroprolactina tem baixas bioatividade e biodisponibilidade, a maioria dos pacientes com macroprolactinemia (MP) é assintomática no que se refere a galactorreia e distúrbios menstruais e, portanto, não exige tratamento com agonistas dopaminérgicos (AD). No entanto, a presença desses sintomas não exclui o diagnóstico de MP, uma vez que podem estar presentes como consequência de outras condições concomitantes. Além disso, a redução dos níveis de macroprolactina com o uso de AD é menos frequente e menos intensa do que com a PRL monomérica.

Em cerca de 80-90% dos casos de MP, os níveis de PRL são < 100 ng/mL, porém valores tão altos quanto 400 ng/mL ou mais podem ser eventualmente encontrados (Vilar e cols., 2007). Estima-se que MP responda por 10-23% dos casos de hiperprolactinemia. Essa prevalência foi de 16,5% na série de Vilar e cols. (2007), que prospectivamente avaliaram 115 pacientes com hiperprolactinemia. PEG faz a macroprolactina precipitar, deixando no sobrenadante a PRL monomérica, que é então dosada. Uma recuperação < 30% confirma o diagnóstico de MP.

☑ **Resposta: B.**

Referências: 9, 10 e 26.

Paciente de 37 anos de idade, portadora de acromegalia, foi submetida à adenomectomia transesfenoidal por um cirurgião sem grande experiência com esse procedimento. Como normalização hormonal não foi conseguida, a paciente foi medicada com octreotida LAR (30 mg, a cada 28 dias), porém após 3 anos ela permanece com níveis elevados de IGF-I (388 ng/mL; VR: 106-277) e GH (8,2 µg/L; VR: 0,02-0,97). Ela menstrua regularmente, e a prolactina (25,2 ng/mL; VR: 2,8-29,2) e a função tireoidianas encontram-se normais. À ressonância magnética, observa-se resíduo tumoral intrasselar (1,5 × 0,6 cm), sem invasão dos seios cavernosos.

■ Qual a melhor conduta para este caso?

a) Aumentar a dose do octreotida LAR para 40 mg a cada 28 dias.
b) Adicionar cabergolina.
c) Submeter a paciente à radiocirurgia.
d) Nova cirurgia transesfenoidal.
e) Há mais de uma opção terapêutica correta.

Comentários:

Uma vez que o remanescente tumoral encontra-se nos limites da sela túrcica, uma opção terapêutica para esta paciente seria a reoperação, sempre com cirurgião qualificado. A remoção adicional da massa tumoral, mesmo que não curativa, poderia melhorar a resposta à octreotida LAR (OCT-LAR).

Neuroendocrinologia

A paciente mostrou-se resistente ao análogo da somatostatina, na dose de 30 mg a cada 28 dias. Embora na literatura existam relatos de melhor resposta, nesses casos, à dose de 40 mg, esta não tem sido a experiência de muitos *experts*.

Sabe-se que a dopamina é capaz de inibir a secreção de GH no somatotrofo tumoral, ao contrário do que ocorre com as células normais produtoras de GH. Desse modo, agonistas dopaminérgicos, principalmente a cabergolina (CAB), são capazes de controlar a secreção de GH/IGF-1 em cerca de 30% dos casos, principalmente naqueles com níveis de GH e IGF-I pouco elevados, e esse percentual aumenta significativamente quando ocorre cossecreção de prolactina. Adicionalmente, existem claras evidências de que a adição da CAB aos análogos da somatostatina, como a OCT-LAR, pode potencializar a resposta terapêutica, independentemente da cossecreção ou coexpressão de prolactina pelo tumor somatotrófico. De fato, estudos recentes mostraram que a adição da CAB (na dose de 1-3,5 mg/semana) à OCT-LAR proporcionou normalização do IGF-I em 37 a 56% dos pacientes. As melhores respostas foram vistas em pacientes com níveis de IGF-I leve a moderadamente elevados (até 2,2 vezes o limite superior da normalidade).

Um novo medicamento para tratar a acromegalia é o pegvisomanto, antagonista do receptor do GH e agente mais eficaz em induzir a normalização do IGF-I. Pode ser usado em monoterapia, mas a tendência maior atualmente é de empregá-lo em associação com a OCT-LAR ou a lanreotida. Seu principal inconveniente é o custo excessivo.

Finalmente, em caso de falha das opções terapêuticas mencionadas, a radioterapia (RxT) poderia ser utilizada, preferentemente estereotáxica, em aplicação única (radiocirurgia) ou sessões múltiplas (conformacional). Os efeitos colaterais da RxT estereotáxica, embora sejam potencialmente menos intensos do que os da RxT convencional, ainda não estão claramente definidos. No entanto, hipopituitarismo parece ser igualmente frequente após as duas modalidades de RxT.

Assim, embora várias opções terapêuticas estejam disponíveis para esta paciente, a menos apropriada inicialmente seria a RxT, levando-se em conta que se trata de uma paciente jovem, sem hipopituitarismo. Optou-se por uma nova cirurgia, que tampouco foi curativa. Decidiu-se então, em seguida, pela combinação de OCT-LAR e CAB, que resultou na normalização do IGF-I.

☑ ***Resposta: E.***

Referências: 27 a 31.

Homem de 21 anos de idade foi encaminhado ao endocrinologista com queixas de tonturas, náuseas e vômitos. No interrogatório sintomatológico, descobriu-se que, nos últimos 2 meses, ele também vinha apresentando poliúria e nictúria. Ao *exame físico*: nada digno de nota, além de sinais de desidratação e PA = 100/60 mmHg. *Exames laboratoriais*: cortisol = 3,5 μg/dL (5-25); TSH = 0,5 mcUI/mL (VR: 0,3-5,0); T_4 livre = 0,6 ng/dL (VR: 0,7-1,8); PRL = 88 ng/mL (VR: 2,1-17,2); glicemia = 67 mg/dL; creatinina = 1,5 mg/dL (VR: 0,7-1,3); ureia = 120 mg/dL (VR: 13-43); densidade urinária = 1002 (VR: 1005-1030). A ressonância magnética revelou tumoração na região suprasselar, medindo 2,2 × 1,2 cm, que comprimia o quiasma óptico (Fig. 1.6).

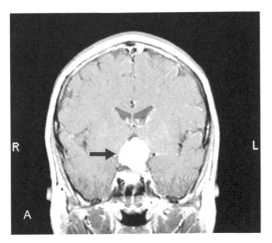 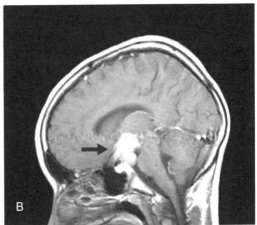

Fig. 1.6 ▪ Imagens coronal (**A**) e sagital (**B**) em T1, pós-contraste, revelando tumor algo maldefinido, com realce homogêneo, na região suprasselar (*setas*). A patologia confirmou tratar-se de um germinoma.

■ *Sobre este caso, é possível afirmar que:*

I – Existe uma elevada probabilidade de o paciente ter um adenoma hipofisário, devendo, portanto, ser submetido à cirurgia.
II – Deve ser feito um teste terapêutico com cabergolina.
III – A dosagem de β-hCG no soro ou no líquor (LCR) poderia ser útil para definição diagnóstica.
IV – Craniofaringioma é uma hipótese diagnóstica plausível.
   a) Todas as afirmativas estão incorretas.
   b) Apenas os itens III e IV estão corretos.
   c) Apenas o item I está incorreto.
   d) Apenas o item II está incorreto.

Comentários:

Adenomas da hipófise anterior apenas excepcionalmente cursam com diabetes insípido, mesmo em caso de tumores volumosos. Diante da concomitância de uma massa selar e DI em um jovem de 21 anos, as hipóteses diagnósticas mais prováveis são craniofaringioma e germinoma. Metástases, hipofisite linfocítica e doenças infiltrativas ou infecciosas são outras possibilidades bem mais remotas. Germinomas frequentemente se acompanham de níveis elevados de β-hCG no soro e/ou no LCR.

O paciente foi submetido à cirurgia transesfenoidal e o diagnóstico final foi de germinoma.

☑ *Resposta: B.*

Referências: 32 e 33.

Neuroendocrinologia

Mulher de 26 anos de idade foi encaminhada ao endocrinologista em decorrência de amenorreia e galactorreia. Também se queixava de cefaleia, ganho de peso e diminuição da libido. Ao *exame físico*, chamava a atenção a presença de discretos prognatismo e separação dos dentes inferiores, bem como de galactorreia bilateral à expressão mamilar. Restante do exame físico, sem anormalidades.

Exames laboratoriais mostraram: PRL = 4.800 e 5.250 ng/mL (VR: 2,8-29,2); GH basal = 15,6 ng/mL; nadir do GH durante o TOTG = 6,7 ng/mL; IGF-I = 746 ng/mL (VR: 117-321); TSH = 0,5 mcUI/mL (VR: 0,35-5,5); T_4 livre = 0,7 ng/dL (VR: 0,7-1,8); cortisol sérico às 8 h = 14,8 µg/dL (VR: 3,0-25,0); glicemia e calcemia, normais. A ressonância magnética revelou massa selar com 3,1 cm, em seu maior diâmetro, e volume de 10,8 cm^3 (Fig. 1.7).

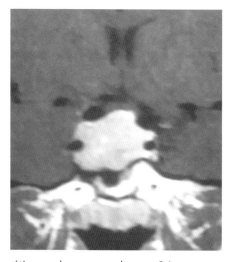

Fig. 1.7 ▪ A ressonância magnética revelou massa selar com 3,1 cm, em seu maior diâmetro, e volume de 10,8 cm^3.

■ *I – Qual o diagnóstico mais provável?*

a) Acromegalia + hiperprolactinemia resultante de compressão da haste hipofisária pelo macroadenoma.
b) Macroprolactinoma.
c) Acromegalia por tumor misto cossecretor de GH e PRL.
d) Acromegalia + hiperprolactinemia cuja etiologia será apenas definida pelo estudo imuno-histoquímico do tumor.

■ *II – Qual o tratamento ideal para este caso?*

a) Cirurgia transesfenoidal.
b) Cabergolina.
c) Octreotida LAR.
d) Octreotida LAR + cabergolina.
e) Pegvisomanto.

Comentários:

A paciente tem acromegalia, caracterizada por IGF-I elevado e nadir do GH > 1 ng/mL no TOTG. Na maioria dos casos de acromegalia, a hiperprolactinemia se deve à compressão da haste e os níveis de PRL geralmente são < 100 ng/mL. No entanto, valores maiores podem ser eventualmente encontrados, particularmente em pacientes com tumores cossecretores de GH e PRL. Na paciente em questão, a PRL encontrava-se muito elevada (4.800 e 5.250 ng/mL), em níveis habitualmente apenas encontrados em casos de macroprolactinomas. Esse achado confirma que estamos mesmo diante de um adenoma cossecretor de GH e PRL.

O tratamento de escolha para a acromegalia é a cirurgia transesfenoidal. No entanto, as chances de cura cirúrgica em um tumor grande como o da paciente são < 50%. Em função da hiperprolactinemia acentuada, foi dada preferência à cabergolina (CAB), em vez da octreotida LAR. Após 2 meses de tratamento, na dose de 0,75 mg duas vezes por semana, os níveis de PRL caíram para 108,7 ng/dL e os de IGF-I, para 485 ng/mL. A dose da CAB foi então aumentada para 2 mg/semana, em duas tomadas. Seis meses depois, a PRL era 23,5 ng/mL, o nadir do GH no TOTG, 1 ng/mL, e o IGF-I, 316 ng/mL. Nessa ocasião, a RM foi repetida, mostrando que o tamanho do tumor diminuíra acentuadamente (volume de 3,2 cm³) (Fig. 1.8).

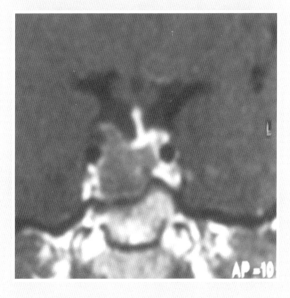

Fig. 1.8 ▪ Seis meses após o início do tratamento com cabergolina, houve acentuada diminuição do volume tumoral (de 10,8 para 3,2 cm³), coincidindo com a normalização do IGF-I.

Este caso reforça o papel da CAB no tratamento da acromegalia e sugere que ela deve ser o tratamento inicial de pacientes que se apresentem com hiperprolactinemia acentuada, mesmo em casos de tumores volumosos.

☑ ***Respostas: (I) C e (II) B.***

Referências: 31, 34 e 35.

Mulher de 32 anos de idade teve prolactinoma de 0,6 cm diagnosticado 1 ano atrás. Na ocasião, apresentava-se com galactorreia, amenorreia e PRL de 334 ng/mL. Ela foi medicada com cabergolina (CAB), 0,5 mg duas vezes por semana, e retornou 7 meses depois, referindo estar menstruando normalmente, sem galactorreia. Trazia exames nos quais constavam níveis de PRL de 58,2 ng/mL (VR: 1,8-29,2). A pesquisa de macroprolactina foi negativa.

■ **Qual a melhor conduta para este caso?**

a) Aumentar a dose da CAB, visando à normalização da PRL.
b) Aumentar a dose da CAB somente se persistir a imagem tumoral.
c) Aumentar a dose da CAB apenas se a paciente não conseguir engravidar, em função da discreta elevação da PRL.
d) Trocar a CAB pela bromocriptina.
e) Existe mais de uma alternativa correta.

Comentários:

Os principais objetivos do tratamento dos prolactinomas incluem: (1) suprimir a secreção hormonal excessiva e suas consequências clínicas: infertilidade, disfunção sexual e osteoporose; (2) remover a massa tumoral, aliviando, assim, os defeitos nos campos visuais e a função dos nervos cranianos; (3) preservar a função hipofisária residual; (4) prevenir a recidiva ou progressão da doença.

Em mulheres que menstruam regularmente, a normalização dos níveis da PRL não é obrigatória, desde que a hiperprolactinemia não lhes cause infertilidade.

☑ **Resposta: C.**

Referências: 11 a 13.

Mulher de 35 anos de idade foi encaminhada ao endocrinologista por causa de amenorreia há cerca de 2 anos. Faz uso de haloperidol, sulpirida e lorazepam. Ao *exame físico*, chama a atenção a presença de galactorreia bilateral à expressão mamilar. *Exames laboratoriais*: função tireoidiana, LH e FSH, normais; estradiol baixo (15,5 pg/mL); PRL = 340 µg/L (VR: 1,2-29,9).

■ **Sobre este caso, é possível afirmar que:**

I – A paciente deve obrigatoriamente ser submetida à ressonância magnética (RM) da região selar, em função da elevação marcante da PRL, sugestiva de um prolactinoma.
II – A paciente mais provavelmente tem hiperprolactinemia farmacológica, devendo-se substituir o haloperidol pela risperidona, um antipsicótico atípico que não eleva a PRL.

III – Deve-se iniciar tratamento com bromocriptina (BCR) ou cabergolina (CAB).

IV – Deve-se tentar suspender de imediato o haloperidol e a sulpirida, dois neurolépticos que causam hiperprolactinemia.

    a) Todos os itens estão incorretos.

    b) Apenas os itens III e IV estão corretos.

    c) Apenas os itens I e II estão corretos.

    d) Apenas o item IV está correto.

    e) Existe somente um item incorreto.

Comentários:

Hiperprolactinemia induzida por medicamentos é a causa mais comum de hiperprolactinemia não fisiológica. Os antipsicóticos convencionais (haloperidol, clorpromazina etc.) e os antidepressivos são os fármacos que mais frequentemente levam à hiperprolactinemia. Os níveis de PRL geralmente são < 100 ng/mL, porém, não raramente, podem exceder 300 ng/mL, particularmente quando são associados dois ou mais medicamentos. No presente caso, tanto o haloperidol como a sulpirida poderiam elevar a PRL. Com exceção da risperidona, os antipsicóticos atípicos (p. ex., quetiapina, olanzapina, ziprasidona, aripiprazol etc.) geralmente não resultam em hiperprolactinemia.

Na maioria das vezes, não é possível suspender o neuroléptico nos pacientes com distúrbios psiquiátricos. Caso as mudanças no tratamento não resultem em reversão da hiperprolactinemia e restauração de menstruações regulares, CAB é mais apropriada do que a BCR por ser mais específica para os receptores D2 e, assim, não interfere com a ação dos antipsicóticos. RM da região selar deveria ser considerada apenas se a PRL permanecesse elevada a despeito da modificação do esquema com os agentes neurolépticos.

☑ ***Resposta: D.***

Referências: 9, 10 e 36.

E.M.P., sexo feminino, 41 anos de idade, há 5 anos passou a apresentar galactorreia bilateral. Na ocasião, a dosagem da PRL foi de 74 ng/mL (normal até 24) e a ressonância magnética (RM) mostrou lesão selar com 13×10 mm (Fig. 1.9A). Recebeu o diagnóstico de prolactinoma de seu ginecologista, que iniciou tratamento com agonista dopaminérgico, que ela vem usando regularmente desde então, sem efeitos colaterais. Há 2 anos foi submetida à histerectomia por mioma volumoso. No seguimento, houve resolução da galactorreia, as dosagens de PRL sempre foram normais, mas foi solicitada avaliação do endocrinologista porque o tumor aumentou de tamanho no exame de imagem feito após 3 anos de terapia, passando para 16×12 mm e com extensão suprasselar, aproximando a lesão do quiasma óptico (Fig. 1.9B). Os exames complementares nessa ocasião mostraram: PRL = 7,2 ng/mL; GH = 1,8 ng/mL; IGF-I = 290 ng/mL (VR: 101-303); cortisol = 9,17 µg/dL (VR: 5-25); T_4 livre e TSH, normais; FSH = 63,8 mUI/mL; subunidade alfa = 1,02 mUI/mL (VR: 0,05-3,9).

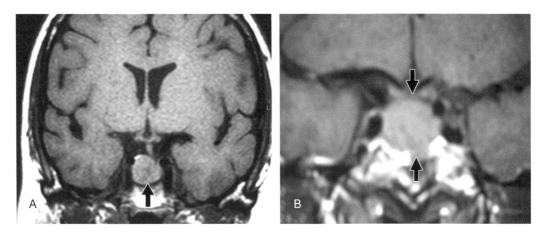

Fig. 1.9 ■ (**A**) Ressonância magnética inicial pré-tratamento mostrando massa selar medindo 13 x 10 mm (*seta*). (**B**) Ressonância magnética após 3 anos de tratamento com agonista dopaminérgico mostrando crescimento da massa selar (16 x 12 mm), com evidente extensão suprasselar (*setas*).

■ *Assinale a alternativa correta neste caso:*

a) Trata-se de prolactinoma maligno, que deve ser tratado com radioterapia.
b) Não é um prolactinoma, e a paciente deve ser encaminhada para cirurgia transesfenoidal.
c) Deve-se checar a aderência ao tratamento e aumentar a dose do agonista dopaminérgico.
d) Trata-se de resistência ao agonista dopaminérgico, que deve ser imediatamente trocado por outro.
e) Deve-se iniciar terapia de reposição hormonal com estrogênio, pois o aumento da lesão decorre de hiperplasia hipofisária da menopausa.

Comentários:

Nos prolactinomas, os níveis séricos de PRL são geralmente proporcionais ao tamanho tumoral. Nesse sentido, o valor de PRL inicial da nossa paciente, pouco elevado para um macroadenoma, deveria servir de alerta para a possibilidade de que a lesão selar fosse um "pseudoprolactinoma", causando hiperprolactinemia por compressão da haste hipofisária, e não um macroprolactinoma. Quando há esse tipo de dúvida ao diagnóstico, a dosagem de PRL em amostras diluídas pode ser útil para afastar um eventual efeito gancho na dosagem de PRL em um caso de macroprolactinoma. Contudo, no presente caso, essa abordagem seria de pouca valia para decisão terapêutica.

A dissociação entre a resposta clínica-hormonal e radiológica apresentada pela paciente na vigência do tratamento, com preocupante crescimento suprasselar da lesão, também enfatiza a importância do diagnóstico diferencial entre prolactinoma e "pseudoprolactinoma". Má aderência ao tratamento dificilmente explicaria o crescimento substancial do tumor ante a normalização clínica e laboratorial. Da mesma maneira, nos prolactinomas resistentes aos agonistas dopaminérgicos ou nos prolactinomas malignos, o crescimento tumoral normalmente se acompanha de elevação nos níveis de PRL. Além disso, o aumento do FSH e da subunidade alfa no contexto clínico da nossa paciente (41 anos, histerectomizada e sem qualquer sintoma climatérico) sugere que o tumor seja um gonadotropinoma clinicamente silencioso, justificando-se a dissociação da resposta terapêutica pelo efeito da medicação sobre os lactotrofos normais. As células desses tumores, por sua vez, não apresentam receptores D2 e não respondem ao tratamento farmacológico, explicando o crescimento do tumor. Não há, portanto, fundamento para aumento de dose ou para troca de agonista dopaminérgico. Obviamente, a terapia estrogênica também não teria qualquer efeito sobre o tumor.

O tratamento radioterápico deve ser considerado nos adenomas hipofisários com comportamento agressivo e não responsivos à terapia cirúrgica e/ou medicamentosa. A paciente foi encaminhada à cirurgia transesfenoidal e o exame imuno-histoquímico do tumor foi positivo para LH, FSH e TSH, mas negativo para PRL, GH e ACTH, confirmando a suspeita clínica.

☑ **Resposta: B.**

Referências: 7 e 9 a 13.

Paciente de 27 anos de idade, submetida 45 dias antes a uma cesariana, queixa-se de poliúria, polidipsia e nictúria, que surgiram há aproximadamente 15 dias. Ao sumário de urina observou-se densidade de 1004 (VR: 1005-1030), sem glicosúria. Na avaliação bioquímica, mostraram-se normais a glicemia, a calcemia e o ionograma. Outros *exames laboratoriais*: prolactina = 92,2 ng/mL (VR: 1,2-29,9); TSH = 3,82 μUI/mL (VR: 0,45-4,5), T$_4$ livre = 0,98 ng/dL (VR: 0,6-1,3), anti-TPO = 418 UI/mL (VR: < 35). A ressonância magnética (RM) revelou formação expansiva intrasselar, medindo 1,2 × 1,1 cm, com desvio contralateral da haste hipofisária (Fig. 1.10).

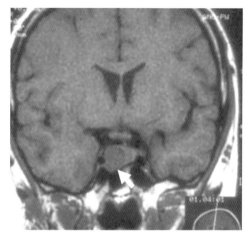

Fig. 1.10 ▪ A RM revelou formação expansiva intrasselar, medindo 1,2 × 1,1 cm, com desvio contralateral da haste hipofisária.

Neuroendocrinologia

- **Qual o diagnóstico mais provável para justificarmos o quadro clínico--laboratorial da paciente?**

 a) Hipofisite linfocítica.
 b) Diabetes insípido (DI) gestacional.
 c) Polidipsia dipsogênica.
 d) Adenoma clinicamente não funcionante.
 e) Existem duas opções corretas.

Comentários:

Excepcionalmente, adenomas hipofisários cursam com DI. A paciente mais provavelmente tem DI secundário à hipofisite linfocítica (HL), a qual, na maioria das vezes, está associada à gestação (60 a 70% dos casos surgem no final da gravidez ou no período pós-parto). Entretanto, HL foi descrita também em pacientes do sexo masculino, em adolescentes e na pós-menopausa. A presença de nictúria praticamente descarta o diagnóstico de polidipsia psicogênica.

O DI gestacional ou DI relacionado com a gravidez decorre de uma exacerbação da depuração metabólica da arginina vasopressina (AVP), devido à produção placentária da transpeptidase, enzima que rapidamente degrada o hormônio, mas não seu análogo sintético, a desmopressina. Por isso, o tratamento é feito exclusivamente com desmopressina. A poliúria geralmente se inicia no terceiro trimestre da gravidez e desaparece espontaneamente após o parto.

☑ *Resposta: A.*

Referências: 37 a 40.

Homem de 24 anos de idade foi admitido na enfermaria em razão de alteração na fisionomia e dores articulares. Seus sintomas começaram na época da puberdade, com espessamento e dobra de pele na face e no couro cabeludo (paquidermia) e espessamento dos dedos. Essas mudanças progrediram ao longo dos 5 anos subsequentes. As modificações da pele incluíam importante espessamento das pregas cutâneas, separadas por sulcos profundos no couro cabeludo e na fronte (*cutis verticis* e *frontitis gyrata*), em menor grau na face e no dorso das mãos e dos pés. Também surgiram intensa seborreia, hiperidrose e queratose palmoplantar linear. Posteriormente, ele desenvolveu ptose palpebral. Adicionalmente, em decorrência das alterações ósseas, a parte inferior da perna e o antebraço tornaram-se cilindricamente espessados, mãos e pés aumentaram de tamanho e as falanges terminais dos dedos das mãos engrossaram, em associação com baqueteamento digital e unhas em forma de vidro de relógio. As mudanças de aparência foram acompanhadas do surgimento de edema e dor articular, especialmente nos joelhos. O paciente queixava-se também de diarreia e dor abdominal. A colonoscopia revelou colite ulcerativa. Outras queixas eram manifestações da síndrome do túnel do carpo e dor lombar. Este estado foi mantido por 4-5 anos. Na idade de 22 anos, ele notou o desaparecimento das artralgias. Há alguns meses registrou uma lesão de pele de parte do corpo, similar a uma mancha café com leite. Seu irmão mais novo apresentou-se com sintomas semelhantes na idade de 17 anos (Fig. 1.11). Ambos os pacientes foram investigados e constatou-se que eles tinham níveis de GH suprimidos após o TOTG e seus níveis de IGF-I estavam dentro da normalidade. A ressonância magnética hipofisária não mostrou adenoma.

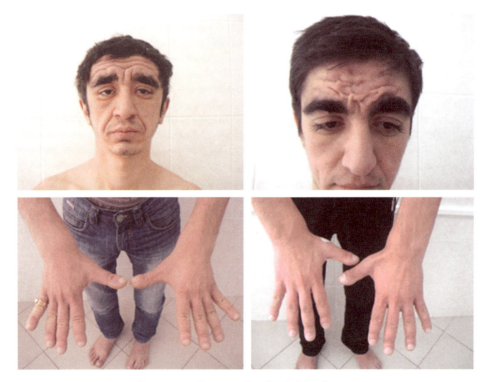

Fig. 1.11 ▪ Faces e mãos dos dois irmãos.

- **I – Qual o diagnóstico mais provável?**
    a) Síndrome de Sotos.
    b) Síndrome de McCune-Albright.
    c) Complexo de Carney.
    d) Paquidermoperiostose.
    e) Tumor extra-hipotalâmico secretor de GHRH.

- **II – Como os pacientes deveriam ser tratados?**
    a) Octreotida LAR.
    b) Pegvisomanto.
    c) Agentes anti-inflamatórios não esteroides.
    d) Cirurgia plástica para retirada das pregas cutâneas.
    e) Existe mais de uma resposta correta.

Neuroendocrinologia

Comentários:

Os pacientes foram diagnosticados como tendo "paquidermoperiostose" (PDP), também denominada osteoartropatia hipertrófica primária, osteoartropatia hipertrófica idiopática, osteoartropatia hipertrófica hereditária ou síndrome de Touraine-Solente-Golé. O diagnóstico foi baseado na presença de critérios maiores (paquidermia, periostose e baqueteamento digital) e critérios menores (seborreia, hiperidrose, artralgia, derrame articular, colite ulcerativa, ptose palpebral e *cutis vertices gyrata*).

PDP ocorre predominantemente em homens, em uma proporção de 7:1, e os homens afetados apresentam um quadro mais grave do que as mulheres. Em geral, começa na adolescência e sua característica maior é o baqueteamento digital progressivo. Os sintomas progridem lentamente e tornam-se estacionários ou, até mesmo, regridem após aproximadamente 10 anos. A doença pode ser geneticamente heterogênea; de fato, tanto heranças dominantes como recessivas foram previamente postuladas. Mais recentemente foi mostrado que a doença frequentemente é causada por mutações homozigóticas no gene da 15-hidroxiprostaglandina desidrogenase (HPGD), levando a níveis cronicamente elevados da prostaglandina E2.

Quanto ao manuseio da PDP, as artralgias podem ser tratadas com agentes anti-inflamatórios não esteroides. Cirurgia plástica pode ser recomendada para a retirada das pregas cutâneas, mediante a excisão do excesso de pele, blefaroplastia para a ptose, enquanto um simples procedimento com toxina botulínica do tipo A pode ser válido para melhorar temporariamente a aparência cosmética da paquidermia.

☑ **Respostas: (I) D e (II) E.**

Referências: 41 a 43.

Mulher de 34 anos de idade teve macroprolactinoma (2,4 × 1,8 cm e extensão suprasselar) diagnosticado em 2007. A paciente está em uso de cabergolina (CAB) há 30 meses. Atualmente, o medicamento é tomado na dose de 1,5 mg/semana. Menstrua regularmente, não tem galactorreia e os últimos exames revelaram níveis de PRL de 18,3 ng/mL (VR: 2,8-29,2), enquanto um resíduo tumoral de 0,5 cm, intrasselar, foi visualizado à ressonância magnética.

■ Qual a melhor conduta para esta paciente?

a) Suspender a CAB e reintroduzi-la se a PRL voltar a se elevar.
b) Reduzir a dose da CAB para 0,5 mg/semana.
c) Suspender a CAB apenas na menopausa.
d) Manter a CAB indefinidamente.
e) Administrar a CAB quinzenalmente.

Comentários:

Em cerca de 25% dos pacientes com prolactinomas, os níveis de PRL permaneceram normais quando se suspendeu o uso da bromocriptina (BCR) após 12 a 24 meses de tratamento. O percentual de pacientes com normoprolactinemia persistente após a interrupção da terapia com CAB, em quatro estudos, variou de 35 a 70%. Na série de Vilar e cols. (2011), o percentual de pacientes que permaneceram com PRL normal após a retirada do agonista dopaminérgico (AD) foi maior com CAB do que com BCR (35% vs. 25,5%), mas essa diferença não atingiu significância estatística (p = 0,24). Portanto, os AD nem sempre precisam ser mantidos indefinidamente. Melhores resultados são obtidos nos pacientes em que CAB foi administrada por, pelo menos, 2 anos e a imagem tumoral desapareceu ou reduziu-se em, pelo menos, 50%.

☑ **Resposta: A.**

Referências: 12 a 14 e 44 a 46.

E.S.D., sexo masculino, 20 anos de idade, relata diagnóstico prévio de macroprolactinoma aos 15 anos (prolactina = 1.908 ng/mL com adenoma hipofisário de 20×12 mm), tendo sido tratado com cirurgia transesfenoidal, seguida de radioterapia e bromocriptina (2,5 mg/dia), medicamento que vem usando regularmente. Atualmente, queixa-se de fadiga, pouca energia, mialgias, artralgias e sonolência excessiva. *Exame físico* sem particularidades, com dados vitais normais, estatura de 166,7 cm, peso de 55 kg e IMC de 19,8 kg/m². *Exames laboratoriais*: testosterona total = 771 ng/dL (VR: 300-1.000); prolactina = 7,5 ng/mL (VR: até 20); T_4 livre = 0,93 ng/dL (VR: 0,7-1,8); IGF-I = 195 ng/mL (VR: 215-628); teste de hipoglicemia insulínica (THI) com pico de GH de 1,41 ng/mL e pico de cortisol de 24 µg/dL. Idade óssea de 18 anos. Perfil lipídico normal. Vitamina D = 27 ng/mL. Fez densitometria óssea que mostrou Z-escore de –2,73 em coluna lombar e –2,51 em colo do fêmur.

■ **Com relação ao exame densitométrico, é correto afirmar que:**

a) Nenhuma conduta adicional é necessária, já que a baixa massa óssea é decorrente da hiperprolactinemia, que está sob controle com o tratamento.

b) O paciente tem baixa massa óssea e deve ser iniciado tratamento com cálcio, vitamina D e bisfosfonato.

c) O paciente tem deficiência de vitamina D.

d) A baixa massa óssea é consequência da deficiência isolada de GH e o tratamento de reposição deve ser iniciado.

e) Nenhuma conduta adicional é necessária, já que a massa óssea é normal, se corrigida para idade, sexo e estatura do paciente.

Comentários:

A avaliação laboratorial da função hipofisária deste paciente demonstra deficiência isolada de GH (DGH), definida bioquimicamente pelo IGF-I abaixo do normal e pelo pico de GH no THI < 5 ng/mL, valor de corte utilizado para diagnóstico de DGH na fase de transição para a vida adulta. Os demais eixos hormonais hipofisários não foram comprometidos pelo prolactinoma

Neuroendocrinologia

ou por sua terapêutica. Embora os achados clínicos da DGH sejam inespecíficos, os sintomas do paciente são condizentes com o diagnóstico.

Uma das principais anormalidades da DGH isolada ou combinada na fase de transição e em adultos jovens é a baixa massa óssea, que é definida pelo Z-escore < −2,0. Nesta fase, tanto o GH como os esteroides sexuais são fundamentais para a maturação somática completa. O hipogonadismo secundário, ausente no nosso paciente, pode contribuir para baixa massa óssea em pacientes com prolactinomas ou em outros estados hiperprolactinêmicos, mas não a hiperprolactinemia *per se*. O uso de antirreabsortivos não está indicado nesses casos porque o comprometimento maior é na obtenção do pico de massa óssea, e não no aumento da reabsorção. A dosagem de vitamina D afastou quadro de deficiência, que deve ser sempre considerado. O paciente iniciou tratamento com GH, com titulação da dose até obtenção de níveis de IGF-I no valor médio da faixa de referência para sua idade (que, neste caso específico, ficou em torno de 0,6 mg/dia). Houve desaparecimento das queixas clínicas e recuperação progressiva da massa óssea, com Z-escores dentro da faixa normal de −1,5 em coluna lombar e −1,2 em fêmur no último exame, feito já com 6 anos de terapia com GH. Os níveis de testosterona e vitamina D permaneceram normais durante todo o seguimento.

☑ *Resposta: D.*

Referência: 47.

Mulher de 36 anos de idade, portadora de um macroprolactinoma intrasselar (lesão com 1,4 × 1,2 cm), vem evoluindo com amenorreia há 1 ano. Foi tratada inicialmente com bromocriptina (BCR) por 10 meses, sem normalização da prolactina (PRL). Quando suspendeu a BCR, estava ingerindo uma dose diária de 15 mg/dia havia 3,5 meses. Atualmente, a prolactinemia situa-se entre 180 e 220 ng/mL.

■ Qual a melhor terapia para este caso?

a) Cirurgia transesfenoidal.

b) Iniciar cabergolina (0,5 mg, duas vezes por semana, por via oral).

c) Radiocirurgia.

d) Reiniciar BCR, na dose de 20 mg/dia.

e) Nenhuma das opções anteriores.

Comentários:

A paciente apresentou-se com resistência à BCR, comumente definida como a falta de normalização dos níveis de PRL e/ou ausência de redução tumoral após 3 meses de tratamento com BCR em doses ≥ 15 mg/dia. Nesses casos, a opção de escolha é a cabergolina, a qual permite normalização da PRL em 51 a 85% dos casos, na dose de 1-3,5 mg/semana.

Entre os tumores hipofisários, os prolactinomas são aqueles com resposta menos favorável à radioterapia (convencional ou estereotáxica). Finalmente, o percentual de recidiva da hiperprolactinemia após a cirurgia transesfenoidal em macroprolactinomas é muito elevado, por isso ela está indicada apenas em caso de resposta inadequada à farmacoterapia ou diante de complicações tumorais (p. ex., rinoliquorreia, apoplexia etc.). Por outro lado, existem limitadas evidências de que, após a cirurgia, o prolactinoma resistente pode passar a responder melhor aos agonistas dopaminérgicos. Finalmente, há também evidências de que o agente alquilante temozolomida pode ser útil para tumores hipofisários agressivos ou resistentes ao tratamento convencional.

☑ **Resposta: B.**

Referências: 11 a 13, 16 e 48.

Homem de 40 anos de idade, vinha apresentando nos últimos 3 meses progressivas cefaleia e diminuição da acuidade visual. Foi submetido a uma RM cranioencefálica, que mostrou formação expansiva intrasselar que obliterava a cisterna suprasselar e comprimia o quiasma óptico, medindo 2,4 × 1,7 × 1,4 cm (Fig. 1.12). Outros *exames laboratoriais*: prolactina (PRL) = 200 ng/mL (VR: 2,6-18,1); TSH = 1,5 µUI/mL (VR: 0,35-5,5); T_4 livre = 0,4 ng/mL (VR: 0,7-1,8); ureia = 162 mg/dL (VR: 13-43); creatinina = 3,2 mg/dL (VR: 0,7-1,3); glicemia = 92 mg/dL.

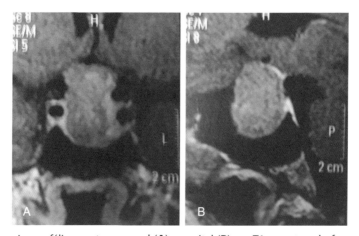

Fig. 1.12 ▪ RM cranioencefálica, cortes coronal (**A**) e sagital (**B**) em T1, mostrando formação expansiva intrasselar que obliterava a cisterna suprasselar e comprimia o quiasma óptico.

- **Sobre este caso, é possível afirmar que:**

   I – O diagnóstico mais provável é de um adenoma clinicamente não funcionante (ACNF), considerando o aumento pouco expressivo da PRL em comparação às dimensões tumorais.
   II – O paciente deve ser encaminhado de imediato à cirurgia, independentemente do tipo do tumor, devido à compressão quiasmática.
   III – O paciente deve ser tratado com cabergolina (2 mg/semana).

IV – Deve-se dosar a PRL após diluição do soro a 1:100.

   a) Existe apenas um item incorreto.

   b) Apenas os itens I e II estão corretos.

   c) Apenas o item III está correto.

   d) Apenas o item IV está correto.

Comentários:

Prolactinomas são os tumores hipofisários mais comuns. Habitualmente cursam com níveis de PRL > 100 ng/mL, mas cerca de 20% dos microprolactinomas podem se acompanhar de valores menores. Na maioria dos pacientes com macroprolactinomas, a PRL se encontra > 200 a 250 ng/mL, podendo atingir valores tão elevados quanto 21.000 ng/mL ou mais. Níveis mais baixos de PRL podem ser vistos em casos de macroprolactinomas císticos, enquanto valores falsamente baixos podem ocorrer devido ao chamado "efeito gancho", desmascarado quando se dosa a PRL após a diluição do soro. No caso do paciente, a PRL obtida após a diluição do soro foi de 4.600 ng/mL! Este resultado confirmou o diagnóstico de prolactinoma, que deve ser tratado com cabergolina ou bromocriptina, mesmo quando existe compressão quiasmática.

Hiperprolactinemia é um achado comum em casos de ACNF e resulta de compressão da haste, o que faz com que os níveis de PRL usualmente sejam < 100 ng/mL (apenas excepcionalmente excedem 200-250 ng/mL).

☑ **Resposta: D.**

Referências: 9 a 13 e 16.

Mulher de 40 anos de idade, na investigação de cefaleia, foi submetida a uma ressonância magnética (RM) de crânio, que mostrou uma lesão intrasselar de 0,6 cm. A paciente menstrua regularmente e não tem outras queixas além da cefaleia. Ao *exame físico*, não há estigmas de hipersecreção hormonal.

■ *Que outro(s) exame(s) deveria(m) ser prioritariamente solicitado(s)?*

   a) Apenas prolactina (PRL).

   b) PRL e cortisol salivar à meia-noite (CSaMN).

   c) PRL, CSaMN e IGF-I.

   d) PRL, CSaMN, IGF-I e T_4 livre.

   e) PRL, CSaMN, IGF-I, FSH, LH, estradiol, TSH e T_4 livre.

Comentários:

De acordo com as diretrizes da Endocrine Society, recomenda-se uma avaliação inicial de todos os pacientes com incidentaloma de hipófise com uma triagem laboratorial para hipersecreção hormonal, independentemente da presença ou não de sintomas. Nos pacientes com microincidentalomas, a recomendação atual e considerada mais custo-efetiva consiste em dosar apenas a prolactina sérica, na ausência de suspeita clínica de qualquer síndrome de hipersecreção hormonal. Entretanto, ainda existem controvérsias com relação à triagem com dosagem sérica de IGF-I e de cortisol salivar à meia-noite ou testes de estímulo.

A avaliação de hipopituitarismo nos microincidentalomas não se faz necessária devido a sua raridade nessa situação, exceto em casos de microincidentalomas grandes (maiores de 8-9 mm) e macroincidentalomas. Nestes casos, haja ou não sintomas, uma triagem inicial de rotina para hipopituitarismo deve ser realizada mediante dosagem de IGF-1, cortisol e T_4 livre, além de testosterona (em homens). Em mulheres, a dosagem dos hormônios sexuais só se faz necessária nos casos de irregularidade menstrual.

☑ **Resposta: A.**

Referências: 49 a 51.

■ **Considerando-se que o(s) hormônio(s) testado(s) no caso anterior se mostre(m) sem anormalidade(s), qual seria a melhor conduta para esse caso?**

a) Encaminhar a paciente à cirurgia devido ao risco elevado de crescimento tumoral.
b) Cabergolina (1 mg/semana).
c) Radiocirurgia, em função do baixo risco de hipopituitarismo.
d) Seguir a paciente por meio de RM periódicas (a cada 6 a 12 meses) e encaminhá-la à cirurgia se houver crescimento tumoral.
e) Nenhuma das opções anteriores.

Comentários:

Para pacientes com microincidentalomas, a chance de crescimento tumoral é pequena (< 10%). O seguimento dos incidentalomas hipofisários está indicado naqueles casos em que a avaliação clínica e os testes funcionais não fecham critério para remoção cirúrgica do tumor.

Os pacientes com microadenoma e síndrome clínica relacionada com hipersecreção hormonal devem ser tratados apropriadamente, seja com ressecção cirúrgica (acromegalia, doença de Cushing e tireotropinoma), seja com um agonista dopaminérgico (prolactinoma).

Nos casos de microincidentalomas não funcionantes, o seguimento deve ser realizado por meio de ressonância magnética (RM) de sela túrcica e dosagem de prolactina após 6 meses ou 1 ano. Uma nova RM deve ser repetida com 2 anos e subsequentemente com intervalos maiores (após 5 anos). Recomenda-se a abordagem cirúrgica caso ocorra o crescimento tumoral. Outras indicações para cirurgia seriam: (1) macroincidentalomas não funcionantes com compressão de quiasma óptico; (2) apoplexia hipofisária com anormalidades visuais; (3) presença de significativa extensão suprasselar, mesmo sem compressão quiasmática, principalmente em mulheres que desejam engravidar; (4) hipopituitarismo; e (5) cefaleia intratável.

☑ **Resposta: D.**

Referências: 49 a 51.

Neuroendocrinologia

R.M.N., 21 anos de idade, em acompanhamento no ambulatório de endocrinologia por quadro de diabetes insípido (DI) central isolado há 2 anos, em uso regular de acetato de desmopressina (0,01 mL, duas vezes ao dia). Paciente nulípara, com menarca aos 13 anos e eumenorreica desde então, sem sinais de síndrome metabólica. Negava traumatismo cranioencefálico e/ou neurocirurgia prévia. Durante acompanhamento, foram realizados testes de função adeno-hipofisária, que se mostraram normais. Função tireoidiana normal, com anticorpos negativos. β-hCG negativo no líquor e no sangue; citologia no líquor negativa. Radiografias de ossos longos e crânio normais. Ressonância magnética (RM) de sela túrcica evidenciou ausência do sinal da neuro-hipófise e espessamento de haste hipofisária. Optou-se por tratamento conservador e foram realizadas mais duas RM de sela durante acompanhamento, as quais se mostraram inalteradas. Na última consulta, a paciente queixou-se de amenorreia há 4 meses; negava galactorreia e a possibilidade de gravidez. *Exame físico* sem alterações.

Exames laboratoriais/imagem: gonadotrofinas baixas e PRL de 5,9 ng/mL. RM de sela evidenciou aumento do espessamento da haste, com aparecimento de imagem nodular em haste infundibular (Fig. 1.13A).

Evolução: a paciente permaneceu em amenorreia por 18 meses, sendo acompanhada rigorosamente a cada 4 meses com avaliação laboratorial (sangue e líquor) e/ou RM. Nessa fase também apresentou deficiência transitória de GH. Houve regularização espontânea do hipogonadismo hipogonadotrófico, que coincidiu com a redução do espessamento e da imagem nodular da haste infundibular (Fig. 1.13B). Durante todo o acompanhamento, a paciente mostrou-se normoprolactinêmica. Evoluiu com duas gestações sem intercorrências, apenas com necessidade de aumento da dose do acetato de desmopressina no período gestacional.

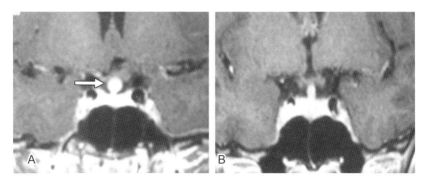

Fig. 1.13 ▪ **(A)** RM de sela evidenciou aumento do espessamento da haste infundibular (em relação ao exame anterior), com aparecimento de imagem nodular na mesma (*seta*). **(B)** Redução do espessamento e da imagem nodular da haste infundibular que coincidiu com regressão espontânea do hipogonadismo hipogonadotrófico.

▪ *Com relação a este caso, qual o diagnóstico mais provável?*

a) Adeno-hipofisite linfocítica.
b) Sarcoidose.
c) DI idiopático.
d) Histiocitose X.
e) Infundíbulo-neuro-hipofisite linfocítica.

Comentários:

Cerca de 50% dos casos de DI central não apresentam etiologia conhecida e são rotulados como DI idiopático. Frequentemente estão associados a um processo inflamatório específico e autolimitado do trato hipotalâmico-neuro-hipofisário (infundíbulo-neuro-hipofisite linfocítica [LIMH]).

A adeno-hipofisite linfocítica (LAH) e a LINH são consideradas variantes da hipofisite linfocítica (HL). Muitos autores usam apenas a terminologia HL, sem fazer distinção entre suas variantes. Diferentemente da LAH, a LINH não está intimamente relacionada com o período periparto e a concomitância de doença autoimune não parece ser um achado frequente. Em contrapartida, DI não é achado habitual da LAH, na qual predominam os sintomas de efeito de massa e hipopituitarismo, com ou sem hiperprolactinemia.

Os achados comumente encontrados na LINH à RM são o espessamento da haste hipofisária, geralmente em sua porção infundibular, e a ausência do hipersinal da neuro-hipófise. O diagnóstico diferencial deve ser realizado com as diferentes entidades que podem acometer a região: histiocitose, germinoma e lesões granulomatosas.

A etiopatogenia da LINH permanece desconhecida. Em alguns pacientes submetidos à cirurgia por suspeita de lesão neoplásica foi comum o achado de infiltrado linfocitário (células T) e fibrose. Já foi descrita, também, a presença de imunocomplexos em vasos e interstício da região, sugerindo um processo alérgico como fator desencadeador.

Acompanhamento rigoroso da lesão neuroinfundibular deve ser preconizado, evitando, desse modo, condutas agressivas diante de um quadro benigno e autolimitado. Alguns autores sugerem corticoterapia, mas a eficácia do tratamento não está comprovada.

☑ **Resposta: E.**

Referências: 24, 25, 40, 52 e 53.

Em uma senhora de 53 anos de idade, em avaliação oftalmológica de rotina, foi encontrada uma lesão da retina com suspeita de melanoma. A ressonância magnética (RM) mostrou aspectos normais da órbita, porém uma hipófise homogeneamente alargada. A paciente tinha marcantes traços acromegálicos e icterícia ao exame. Ela não tinha cefaleia e no exame dos campos visuais não havia nada digno de nota. *Exames laboratoriais*: prolactina (PRL) = 15 ng/mL (VR: 2,8-29,2); T_4 livre = 1,23 ng/dL (VR: 0,7-1,8); TSH = 0,84 mUI/L (VR: 0,3-4,0); cortisol = 16,2 µg/dL (VR: 5-25); FSH = 65 UI/L (VR: > 25), LH = 20 UI/L (VR: > 16); estradiol = 14 pg/mL, IGF-I = 768 ng/mL (VR: 81-225; mediana de 135); GH = 9 µg/L (basal) e 3,3 µg/L (nadir no TOTG).

Sua história médica pregressa incluía síndrome de Gilbert e uma lobectomia no pulmão direito 22 anos antes, após a descoberta de uma massa pulmonar que a histologia confirmou ser um tumor carcinoide. As transaminases estavam normais e as bilirrubinas, aumentadas (bilirrubina total = 3,2, bilirrubina direta = 2,2 mg/dL). À ultrassonografia, havia múltiplas lesões hepáticas hipervasculares, indicativas de metástases, mas que pareciam incompatíveis com o sítio primário de uma lesão ocular tão pequena. Não havia outros sítios primários óbvios no exame, e uma radiografia de tórax confirmou a perda de volume do hemitórax direito após prévia lobectomia.

Neuroendocrinologia

A tomografia computadorizada (TC) abdminal mostrou múltiplas metástases hepáticas hipervasculares, consistentes com um tumor neuroendócrino. A cintilografia óssea revelou lesões escleróticas em suas costelas, vértebras e pelve óssea. A biópsia hepática confirmou uma neoplasia altamente vascular, favorecendo um tumor neuroendócrino (NET) primário de pulmão, com uma baixa fração de proliferação (Ki-67 < 1%).

- ■ **Sobre este caso, é possível afirmar que:**

  I – A paciente deve ser tratada com cirurgia transesfenoidal e depois encaminhada ao oncologista.

  II – Pegvisomanto seria a melhor opção para controlar os níveis de GH e IGF-I nesta paciente.

  III – A dosagem do GHRH teria importância fundamental no manuseio deste caso.

  IV – Octreotida LAR seria a medicação inicial a ser tentada.

  a) Existe apenas um item incorreto.

  b) Apenas os itens II e III estão corretos.

  c) Apenas o item IV está correto.

  d) Somente o item I está correto.

  e) Somente os itens III e IV estão corretos.

Comentários:

Secreção ectópica de GHRH causando acromegalia é uma situação bastante rara, respondendo por menos de 1% dos casos de acromegalia. No entanto, é um importante diagnóstico que deve ser considerado em novas apresentações de acromegalia, uma vez que seu tratamento visa controlar a fonte ectópica. "Acromegalia ectópica" é clinicamente indistinguível da acromegalia hipofisária e ponteiros para a primeira devem incluir: (1) presença de outros raros sintomas ou condições endócrinas e (2) uma hipófise homogeneamente alargada em vez de um tumor hipofisário na RM. Carcinoides brônquicos podem recidivar muitos anos depois de uma aparente remissão que, neste caso, teria sido de mais de 20 anos. Manifestações oculares secundárias em pacientes com tumores carcinoides são relativamente comuns e foram vistas em 15% dos pacientes em uma série de casos no Reino Unido (Isidori e cols., 2002). O valor de uma história completa e cuidadosa, juntamente com o exame físico, neste caso identificando as características da acromegalia em conjunto com rubor e uma história prévia de tumor carcinoide de pulmão, não pode ser exagerado e não deve ser negligenciado em favor de investigações complexas e caras. Deve-se sempre considerar o princípio de que a explicação mais simples e abrangente seja provavelmente a correta. Com isso em mente, a acromegalia do paciente estaria mais provavelmente ligada à secreção de GHRH por seu carcinoide brônquico do que a um distúrbio hipofisário primário, na presença de distintas entidades patológicas, como melanoma de retina e carcinoide brônquico.

Os níveis de GHRH foram dosados e estavam em 8.316 ng/mL (VR: < 30, normal; > 300, sugestivo de secreção ectópica). A paciente tem, portanto, um tumor carcinoide pulmonar primário que recidivou após cerca de 20 anos com metástases oculares, hepáticas e ósseas, causando hiperplasia somatotrófica e acromegalia em razão da secreção ectópica de GHRH.

As opções terapêuticas para a acromegalia incluem cirurgia, radioterapia e tratamento medicamentoso, incluindo análogos da somatostatina, agonistas dopaminérgicos e antagonistas do receptor do GH. Neste caso, como não existe tumor focal para tratar, a cirurgia e a radioterapia não são terapias de primeira linha. As opções de tratamento intervencionista para os NET incluem cirurgia, ablação por radiofrequência e embolização da artéria hepática, mas esta paciente tem uma carga tumoral extensa, incluindo as metástases ósseas. Quimioterapia e/ou tratamento com análogos somatostatínicos também são possíveis alternativas.

Neste caso, a terapia com octreotida LAR foi iniciada e a dose foi aumentada para a dose máxima mensal, juntamente com o tratamento mensal com pamidronato. Durante 18 meses, a paciente teve grande melhora dos sintomas e sinais de acromegalia. Houve uma redução no tamanho da hipófise, os níveis de IGF-I caíram de 768 para 302 ng/mL e os da cromogranina A, de 904 para 262 pmol/L. Sua massa de tumor carcinoide manteve-se estável em TC seriadas. No entanto, posteriormente seu IGF-I começou a subir novamente. Nessa situação, as opções de terapia seriam o pegvisomanto (antagonista do receptor de GH) e a octretotida radiomarcada. A adição do pegvisomanto possibilitou a normalização do IGF-I. Lembrar que, em virtude de sua ação apenas periférica, o pegvisomanto não reduz os níveis de GH, que podem até aumentar.

☑ **Resposta: E.**

Referências: 31, 54 e 55.

Paciente de 11 anos de idade, sexo masculino, procurou atendimento em função do ganho excessivo de peso que, segundo informação da mãe, foi em torno de 5 kg nos últimos 3 meses. Foi notada, paralelamente, uma desaceleração do crescimento no último ano. Ao *exame físico*, o paciente apresentava-se com face de lua cheia, presença de gibosidade, acne no tórax e no dorso, além de níveis pressóricos no limite superior para a idade (percentil 90-95).

■ *Com relação ao referido paciente, é incorreto afirmar que:*

a) Antes da realização de exames, é recomendada uma avaliação cuidadosa relativa ao possível uso de glicocorticoides exógenos.

b) O ganho de peso, por si só, não indica a pesquisa laboratorial para a síndrome de Cushing (SC) na infância.

c) O achado de níveis suprimidos de sulfato de deidroepiandrosterona (DHEA-S) indicaria a hipótese de etiologia não adrenal neste paciente.

d) A avaliação laboratorial da SC neste paciente depende da realização de um dos seguintes testes, confirmado por um segundo diferente, no caso de ser detectada alteração: cortisol livre urinário (UFC – duas amostras), teste de supressão noturna com 1 mg de dexametasona (DMS) ou cortisol salivar da meia-noite (duas amostras).

e) No caso hipotético de o menino apresentar insuficiência renal, a avaliação laboratorial inicial seria preferível mediante o uso do teste de supressão noturna com 1 mg de DMS.

Neuroendocrinologia

Comentários:

Na avaliação de um caso provável de SC, é imperativa uma história detalhada relativa ao uso de glicocorticoides exógenos, além de outros interferentes nos exames de laboratório, como os agentes anticonvulsivantes. Nesse aspecto, devemos ter em mente que os imunoensaios baseados em anticorpos, como o ELISA e o radioimunoensaio sem extração, podem ser afetados por reatividade cruzada com metabólitos do cortisol e glicocorticoides sintéticos. Em se tratando de um quadro suspeito na infância, o ganho de peso assume especificidade justificada para investigação laboratorial relacionada com a SC apenas quando combinado ao retardo do crescimento. Os exames citados no item D da questão são preconizados para o diagnóstico da SC, devendo ser utilizados dois exames diferentes para confirmação da síndrome. No entanto, em populações especiais, o melhor exame inicial pode variar. É o caso, por exemplo, do paciente com insuficiência renal crônica, em que o teste de supressão noturna com 1 mg de DMS é preferível ao UFC. Na investigação da causa da SC, o encontro de níveis suprimidos de DHEA-S sugere etiologia adrenal para o quadro em investigação.

☑ ***Resposta: C.***

Referências: 5 e 6.

Um homem de 75 anos previamente saudável foi atendido em um serviço de urgência (SU) com história de febre e convulsões tônico-clônicas. Duas semanas antes, ele tivera uma infecção no ouvido. Na chegada ao SU, o paciente estava inconsciente, com um escore de 7/15 na escala de coma de Glasgow. Ele foi intubado, colocado em respirador e transferido para UTI. A RM cranioencefálica foi normal, enquanto os achados de punção lombar revelaram-se consistentes com meningite. A cultura do LCR identificou a presença de *Streptococcus pneumoniae*, presumivelmente secundária a sua otite. O paciente foi tratado por antibioticoterapia intravenosa e evoluiu com recuperação plena. Oito meses após, ele procurou seu clínico geral devido à letargia crescente. Na ocasião, fazia uso de amiodarona e citalopram.

A avaliação laboratorial revelou: (1) hemograma, creatinina, potásssio e glicemia; normais; (2) sódio (Na+) sérico = 128 mmol/L (VR: 136-145); TSH = 1,66 mU/L (VR: 0,5-6); FT_4 livre (FT_4) = 6,1 mU/L (VR:9-25); testosterona = 1,6 nmol/L (VR:9-42); IGF-I = 25 nmol/L (VR:59-177); cortisol sérico = 230 nmol/L (VR:280-700); LH, FSH e prolactina, normais. No teste de estímulo com glucagon, os picos do cortisol e GH foram 293 nmol/L (resposta normal, >500) e <0,3 µg/L (normal, >3), respectivamente, confirmando deficiência de cortisol e GH. A ressonância magnética (RM) mostrou imagem de sela vazia (Fig. 1.14).

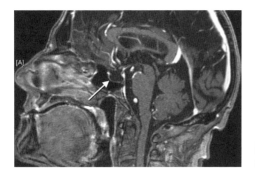

Fig. 1.14 ▪ RM (corte sagital), revelando imagem de sela vazia (*seta*).

■ **Sobre este caso:**

I – Os sintomas apresentados pelo paciente estão certamente relacionados à hiponatremia;.
II – Os níveis baixos de FT_4 são decorrentes do uso crônico de amiodarona.
III – O paciente tem pan-hipopituitarismo, provavelmente secundário à meningite bacteriana que apresentou 8 meses atrás.
IV – A célula vazia indubitavelmente é a causa do pan-hipopituitarismo.
  a) Existe apenas um item incorreto.
  b) Apenas os itens II e III estão corretos.
  c) Apenas o item III está correto.
  d) Somente o item IV está correto
  d) Todos os itens estão corretos.

Comentários:

O paciente tem pan-hipopituitarismo (níveis baixos de FT_4, IGF-I e testosterona, além de hiporresposta do GH e cortisol ao estímulo com glucagon). O clássico teste da tolerância à insulina (ITT) não foi realizado em função das convulsões previamente apresentadas pelo paciente. Hiponatremia sabidamente é uma complicação do uso de citalopram e outros inibidores da recaptação da serotinina, sobretudo em idosos. Com a suspensão da medicação, o Na+ normalizou-se. O uso crônico de amiodarona pode causar hipertiroidimo ou hipotiroidismo primário. A síndrome da sela vazia pode eventualmente gerar alterações discretas na função hipofisária e/ou hiperprolactinemia. Contudo, a ocorrência da pan-hipopituitarismo é excepcional. Além disso, não havia sela vazia na primeira RM realizada.

Hipopituitarismo é uma bem reconhecida complicação da meningite tuberculosa. Contudo, existem poucos casos de hipopituitarismo relatados na literatura relacionados com meningite bacteriana (MB). Nessa situação, a incidência de deficiências endócrinas depende da virulência do organismo infeccioso, a gravidade e localização da doença, bem como do *status* imune do paciente.

Hipopituitarismo como complicação de MB é tido como uma condição bastante rara. No entanto, em um estudo greco (Tsiakalos *et al.*), evidências de hipopituitarismo estavam presentes em cerca de 25% dos pacientes estudados. Esses dados sugerem que hipopituitarismo pós-MB não seria tão raro quanto geralmente acreditado. Portanto, os endocrinologistas devem estar atentos a essa potencial complicação da MB.

☑ **Resposta: C.**

Referências: 55a e 55b

Doenças da Tireoide

Capítulo 2

Hans Graf ▪ Mario Vaisman ▪ Pedro W. Rosário ▪ Gilberto Paz-Filho
Gustavo Caldas ▪ José Luciano Albuquerque ▪ Fábio Moura
Fernanda Vaisman ▪ George R. Ibiapina ▪ Lucio Vilar

C.A.B.S., 37 anos anos de idade, sexo masculino, casado, branco, chegou à emergência de um hospital geral com história de câimbras e fraqueza muscular progressiva (sem dor) faz aproximadamente 48 horas. Havia 3 horas não conseguia caminhar ou levantar-se do leito e estava com dificuldade para urinar e respirar. Pelo contexto, foi internado na UTI para monitorização. O paciente referia que nos últimos 2 meses "estava mais nervoso que o normal, dormindo pouco, suando muito e com taquicardia; tinha perdido alguns quilos". Negava doenças prévias, uso de medicações, tabagismo e etilismo.

Ao *exame físico*, o paciente estava consciente, orientado, afebril e taquicárdico. Apresentava fraqueza muscular importante, principalmente em membros inferiores. Estava taquipneico, porém com boa perfusão periférica e saturação de oxigênio normal. Tinha uma tireoide discreta e difusamente aumentada, indolor, de consistência fibroelástica. Sem exoftalmia. RCR, FC = 120 bpm; PA = 140 × 100 mmHg (em uso de ramipril, 5 mg/dia).

Na *avaliação laboratorial* inicial foram realizados um estudo do LCR e uma tomografia computadorizada da coluna lombar na investigação da síndrome de Guillain-Barré e de compressão medular, respectivamente. Os dois exames revelaram-se sem alterações dignas de nota. Uma eletroneuromiografia de membros inferiores e superiores também se mostrou normal.

Os *exames bioquímicos* mostraram: glicemia de jejum = 96 mg/dL; T_4 livre (FT_4) = 2,8 ng/dL (VR: 0,7-1,8); TSH = 0,002 mUI/L (VR: 0,35-5,5); anticorpo antitireoperoxidase (anti-TPO) = 240 UI/mL (VR: < 35); sódio = 140 mEq/L (VR: 136-145); potássio = 1,8 mEq/L (VR: 3,5-5,1).

▪ Sobre este caso, podemos afirmar que:

I – Deve ser investigado hiperaldosteronismo primário (em virtude de hipertensão e hipocalemia).

II – O paciente provavelmente tem doença de Graves associada à *miastenia gravis*.

III – Deve-se iniciar a administração de metimazol.

IV – O tratamento do hipertireoidismo reverterá a hipocalemia e toda a sintomatologia do paciente.

a) Existe apenas um item incorreto.

b) Somente o item III está correto.

c) Somente os itens II e III estão corretos.

d) Apenas os itens II e IV estão corretos.

e) Apenas os itens I e III estão corretos.

Comentários:

A paralisia periódica é uma doença muscular caracterizada por episódios de fraqueza muscular, geralmente indolores, e precipitados por exercício físico intenso, jejum prolongado ou ingestão de grande quantidade de carboidratos. Pode ser hereditária ou adquirida. A paralisia periódica hipocalêmica tireotóxica (PPHT) é uma forma rara de paralisia periódica adquirida que ocorre na presença de excesso de hormônios tireoidianos circulantes. Ela acomete 0,1-0,2% dos norte-americanos tireotóxicos (frequência em torno de 2% entre japoneses e chineses). Todas as causas de tireotoxicose (uso de doses excessivas de L-tiroxina, tireoidites, bócio multinodular, tireotropinoma etc.) podem causar a PPHT, porém a doença de Graves é a etiologia mais frequente.

Embora o hipertireoidismo seja mais comum em mulheres, a PPHT predomina em homens (90-95% dos casos), jovens (20-40 anos) e de ascendência asiática, que apresentam episódios súbitos, recorrentes, com intervalos variáveis, de fraqueza muscular proximal, acometendo principalmente os membros inferiores, com nível de consciência preservado. Os pacientes apresentam ainda taquicardia e taquipneia, com sensação de desconforto respiratório, embora a necessidade de intubação orotraqueal e ventilação mecânica seja rara.

A fisiopatologia da PPHT não está totalmente elucidada, mas acredita-se que haja um aumento do estímulo sobre os receptores beta-adrenérgicos nos músculos estriados (com hiperatividade da bomba de cotransporte sódio/potássio e entrada do potássio no intracelular), aumento de resistência à insulina com hiperinsulinemia compensatória e aumento adicional na atividade da bomba de sódio/potássio estimulado pela testosterona, associado com predisposição genética.

O diagnóstico da PPHT é baseado na história, no exame físico e nos achados de hipocalemia (de graus variáveis), TSH suprimido e FT_4 elevado. Os principais diagnósticos diferenciais são com síndrome de Guillain-Barré, crise miastênica, mielite transversa e compressão medular, além da paralisia periódica hipocalêmica familiar, uma condição autossômica dominante que acomete sobretudo caucasianos, na ausência de hipertireoidismo.

O tratamento da PPHT consiste basicamente em reposição de potássio, inicialmente pela via intravenosa, seguida de manutenção oral e monitorização frequente. O propranolol pode ajudar na manutenção dos níveis de potássio e na reversão dos sintomas mediante o bloqueio dos receptores beta 2 e a diminuição da atividade da bomba de sódio e potássio. O tratamento do hipertireoidismo vai depender da etiologia.

O diagnóstico do paciente é doença de Graves, complicada por PHHT.

☑ **Resposta: B.**

Referências: 56 a 59.

Doenças da Tireoide

Em um menino de 8 anos de idade foi diagnosticada a doença de Graves, em função da presença de pequeno bócio difuso e dos seguintes *achados laboratoriais*: TSH = 0,003 μUI/mL (VR: 0,3-5,0); T_4 livre = 2,5 ng/dL (VR: 0,7-1,8); T_3 = 292 ng/dL (VR: 105-269); anti-TPO = 144 UI/mL (VR: < 35); anticorpo antirreceptor do TSH (TRAb) = 6,5 U/L (VR: positivo a partir de 1,5).

■ *Sobre o tratamento desta criança, podemos afirmar que:*

I – O uso do radioiodo está contraindicado.
II – A terapia com tionamidas tende a ser menos eficaz e causar mais efeitos colaterais do que em adultos.
III – O tratamento de escolha é a tireoidectomia.
IV – O tratamento de escolha é o metimazol (MMI).
    a) Existe apenas um item incorreto.
    b) Somente o item IV está correto.
    c) Somente os itens I e III estão corretos.
    d) Apenas os itens II e IV estão corretos.
    e) Apenas os itens I e IV estão corretos.

Comentários:

Em crianças de 5 a 10 anos de idade, as tionamidas (particularmente o metimazol – MMI) representam a terapia de escolha para a doença de Graves. O radioiodo pode ser feito (em doses < 10 mCi) se as tionamidas não forem bem toleradas. No grupo > 10 anos, a terapia inicial pode ser feita com MMI ou radioiodo. Já em crianças menores de 5 anos não se recomenda o uso do [131]I já que, nesse grupo etário, ele teoricamente implicaria maior risco para câncer de tireoide. Nessa situação, MMI é o tratamento de escolha e, eventualmente, ele pode ser mantido, em doses baixas, até uma idade em que o uso do radioiodo seja mais adequado. A cirurgia (tireoidectomia total ou quase total), ou mesmo o radioiodo (caso não se disponha de um cirurgião experiente), pode ser utilizada nos casos em que as tionamidas não sejam bem toleradas.

O uso de tionamidas em crianças por 1 a 2 anos usualmente propicia taxas de remissão de 20-30% (em torno de 50% em adultos). A frequência de efeitos colaterais também é maior em crianças e adolescentes.

☑ *Resposta: D.*

Referência: 60.

Paciente do sexo feminino, 36 anos, desenvolveu doença de Graves em dezembro de 2002. Na ocasião, a ultrassonografia (US) tireoidiana revelou alteração de textura e um incidentaloma não suspeitado de 8 mm no lobo direito (LD). Foi iniciado tratamento com metimazol (MMI), na dose de 20 mg/dia, seguido de MMI e L-tiroxina (L-T_4), por 18 meses, com remissão. Em novembro de 2005, o nódulo no LD media 2,0 cm e uma PAAF foi compatível com carcinoma papilífero de tireoide (CPT). *Exames pré-operatórios*: TSH = 1,8 mUI/L (VR: 0,35-5,5); T_4 livre (FT_4) = 1,12 ng/dL (VR: 0,7-1,8); tireoglobulina (Tg) = 0,02 ng/dL; anticorpos anti-Tg (AATG) = 478 UI/mL (VR: < 40) e US com linfonodos suspeitos em cadeia cervical direita (CCD). A paciente foi submetida a tireoidectomia total (TT) em dezembro de 2005, confirmando CPT e 4 de 6 linfonodos positivos na CCD. Em janeiro de 2006, foi administrada dose terapêutica com 150 mCi de ^{131}I, com preparo com TSH recombinante humano (rhTSH). Na ocasião, o TSH era de 92,2 mUI/L, a Tg de 0,1 ng/dL e os AATG de 99,9 UI/mL. A pesquisa de corpo inteiro (PCI) pós-dose revelou captação do ^{131}I apenas em remanescentes tireoidianos. Foi, então, iniciado L-T_4 na dose de 150 µg/dia. Como mostrado no Quadro 2.1, a paciente evoluiu nos 4 anos seguintes com queda dos títulos dos AATG, que chegaram a 4,8 UI/mL em janeiro de 2010. Um ano depois, uma nova avaliação mostrou marcante elevação dos níveis dos AATG, para 178 UI/mL. Nessa ocasião, a US cervical e a tomografia computadorizada (CT) torácica foram normais. Realizou-se PET/CT *scan* com FDG, que mostrou linfonodo em cadeia jugular alta à direita (IIA), com discreto aumento do metabolismo, sugestivo de acometimento secundário (Fig. 2.1).

Quadro 2.1 ▪ Evolução dos exames

	TSH (mUI/L)	FT$_4$ (ng/dL)	TG ng/dL	AATG UI/mL (VR: < 40)
Nov. 2005 (PO)	1,8	1,12	0,02	478,0 (TT)
Jan. 2006 (DT)	92,2	–	0,1	99,9
Maio 2006	0,02	1,78	0,1	76,4 I
Jul. 2006	3,19	–	0,1	Neg. (gravidez, 6ª semana)
Mar. 2007	0,1	1,46	<0,2	50,1 (pós-parto)
Set. 2007	0,01	1,94	<0,2	45,0
Fev. 2008	0,08	–	<0,2	44,8
Jan. 2009	0,06	1,82	<0,2	43,5
Mar. 2009	0,06	1,42	<0,2	22,1
Jan. 2010	0,05	1,89	<0,2	4,8
Jan. 2011	0,05	1,91	<0,2	150,7 (VR: < 115)
Jan. 2011	–	–	–	173,0 (VR: < 115)

FT$_4$ = T$_4$ livre; TG = tireoglobulina; PO = pré-operatório; TT = tireoidectomia total; DT = dose terapêutica com ^{131}I; TG = tireoglobulina; Neg. = negativo; VR = valor de referência.

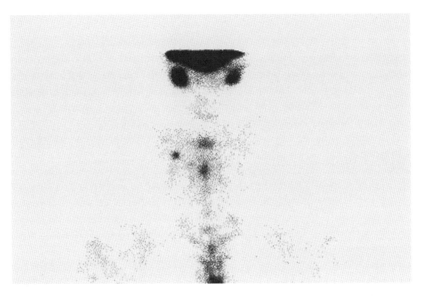

Fig. 2.1 ▪ PET *scan* com FDG: linfonodo em cadeia jugular alta à direita (IIA), com discreto aumento do metabolismo, sugestivo de acometimento secundário.

- **I – A paciente desenvolveu doença de Graves (DG) 3 anos antes da detecção clínica do carcinoma papilífero de tireoide (CPT). Na época do diagnóstico da DG existia um incidentaloma de 8 mm na US de tireoide. Assinale a alternativa correta:**
    a) Ecograficamente é fácil diferenciar um nódulo benigno de um maligno da DG, porque o aspecto da DG não varia na US.
    b) A utilidade da US para detecção do CPT na DG pode ser problemática.
    c) Estudos recentes demonstram que o CPT é mais agressivo em pacientes portadores de DG.
    d) Pacientes com DG e nódulos devem ser submetidos a cirurgia sistematicamente.
    e) Pelo Consenso Brasileiro de Nódulos e Câncer de Tireoide, esta paciente deveria ter seu nódulo biopsiado por ocasião do desenvolvimento da DG.

- **II – Com relação ao caso clínico descrito, assinale a alternativa correta:**
    a) A presença de AATG não influencia a dosagem da Tg, quando a última for feita por ensaios imunométricos.
    b) A presença de um linfonodo hipermetabólico ao PET *scan* nesta paciente é indicação de uma dose imediata de ^{131}I, em torno de 200 mCi.
    c) A presença de AATG em níveis estáveis nesta paciente pode ser comparada com pacientes com CPT e níveis detectáveis e estáveis de Tg, na ausência de AATG.
    d) Esta paciente pode ser considerada curada do CPT.
    e) A evolução dos níveis de AATG no seguimento do CPT não tem importância clínica.

Comentários:

O protocolo de seguimento do paciente com câncer de tireoide adotado atualmente no Brasil segue as recomendações publicadas pelo departamento de Tireoide da Sociedade Brasileira de Endocrinologia e Metabologia (SBEM). De acordo com esse Consenso, pacientes com nódulos < 10 mm não necessitam de indicação de uma PAAF se não houver suspeita ultrassonográfica de neoplasia maligna. Não existem evidências de que o CPT seja mais frequente em pacientes com doença de Graves (DG) ou que tenha um comportamento mais agressivo, em comparação à população geral.

Nos pacientes com câncer diferenciado de tireoide (CDT), a incidência dos AATG é maior do que na população geral, em torno de 20 a 30%. Os AATG interferem na dosagem de Tg, especialmente nos métodos imunométricos. Por esse motivo, a dosagem concomitante de AATG é obrigatória no seguimento de pacientes com CDT. Laboratórios de boa qualidade dosam automaticamente os AATG no seguimento de pacientes com CDT, mesmo que o médico responsável não tenha solicitado o exame.

Pacientes que foram efetivamente tratados e livres da doença com a tireoidectomia total, seguida de ablação com ^{131}I, devem apresentar declínio progressivo da titulação dos AATG, até que estes se tornem indetectáveis. Usualmente, os níveis de AATG de pacientes curados costumam negativar em até 3 anos do seguimento, de modo que a dosagem seriada dos AATG pode ser utilizada no acompanhamento da doença. O oposto também pode ocorrer. Pacientes com doença persistente ou recorrente podem apresentar aumento dos títulos dos AATG, e estes devem ser valorizados como marcadores de recidiva do CDT. Deve ser lembrado que pode ocorrer uma elevação transitória dos AATG até 6 meses após a aplicação da dose terapêutica de ^{131}I. A estabilidade dos níveis de AATG pode ser comparada com a estabilidade dos níveis de TG em pacientes com AATG negativos no seguimento do CDT, indicando uma doença estável, apesar da probabilidade de lesões extratireoidianas, como no caso desta paciente.

☑ *Respostas: (I) B e (II) C.*

Referências: 61 a 65.

Em uma mulher branca, de 27 anos de idade, foi solicitada, por uma ginecologista, uma investigação da função tireoidiana, que mostrou elevação do T_4 total (16,8 µg/dL; VR: 4,5-12) e níveis normais do TSH e T_3. Uma avaliação posterior, feita por endocrinologista, evidenciou: TSH = 3,2 mUI/L (VR: 0,45-4,5); T_4 = 16,2 µg/dL; T_4 livre = 1,1 ng/dL (VR: 0,6-1,3); T_3 = 120 ng/dL (VR: 70-200); anti-TPO = 16 UI/mL (VR: < 35). A paciente usou um anticoncepcional oral até 4 meses atrás.

■ *Qual o diagnóstico mais provável?*

a) Adenoma hipofisário produtor de TSH (*tireotropinoma*).
b) Resistência hipofisária ao T_4 e ao T_3.
c) Produção excessiva de TBG.
d) Autoanticorpo anti-T_4.
e) Hipertiroxinemia disalbuminêmica familiar (HDF).

Doenças da Tireoide

Comentários:

A paciente mais provavelmente tem HDF, observada em até 1,8% da população caucasiana. Trata-se de um distúrbio autossômico dominante que decorre de mutações no gene da albumina. Caracteriza-se pela presença no plasma de uma albumina anormal (25% do total) com elevada afinidade pelo T_4 (mas não pelo T_3). Em consequência, ocorre elevação dos níveis do T_4 total, mas TSH, T_3 total, T_3 livre e T_4 livre permanecem normais.

Nas condições que cursam com excesso de TBG (gravidez, estrogenioterapia, hepatite etc.), elevam-se os níveis de T_3 e T_4, permanecendo normais a fração livre desses hormônios e o TSH. Na presença de autoanticorpos anti-T_4, tanto o T_4 como o T_4 livre estão aumentados.

☑ **Resposta: E.**

Referências: 66 e 67.

Em homem de 40 anos de idade foi diagnosticado carcinoma papilífero de tireoide. O paciente foi tratado com tireoidectomia total, seguida de 150 mCi de [131]I. A pesquisa de corpo inteiro (PCI) após a dose terapêutica de ^{131}I mostrou captação do radioisótopo apenas em remanescentes tireoidianos. O paciente retornou após 6 meses em uso de L-tiroxina (175 µg/dia). *Exames laboratoriais* recentes mostraram: TSH = 0,002 mUI/L (VR: 0,45-4,5); T_4 livre = 1,6 ng/dL (VR: 0,6-1,3); T_3 = 120 ng/dL (VR: 60-190); tireoglobulina (Tg) = 0,5 ng/mL (VR: < 1 ng/mL). Foi solicitada ultrassonografia (US) cervical, que não mostrou linfonodomegalias ou restos teciduais. Após estímulo com TSH recombinante humano (rhTSH), dosou-se a Tg (valor de 1,5 ng/mL) e realizou-se PCI, que não mostrou captação anormal do [131]I.

■ Como deveria ser feito o seguimento do paciente após esses exames?

a) Dosagem da Tg, sob terapia supressiva com L-tiroxina (L-T_4) a cada 6 meses.

b) Dosagem da Tg após a retirada da L-T_4 ou estímulo com TSH recombinante humano (rhTSH) após 9-12 meses.

c) Dosagem da Tg estimulada por TSH e PCI a cada 12 meses.

d) Enquanto a Tg sob supressão se mantiver < 1 ng/mL, não há necessidade de dosá-la após a retirada da L-T_4 ou estímulo com rhTSH.

e) As opções "a" e "d" estão corretas.

Comentários:

A Tg é uma glicoproteína produzida exclusivamente pelas células normais e neoplásicas, ainda diferenciadas, da tireoide. Sua dosagem tem sido considerada o "padrão-ouro" para seguimento do carcinoma diferenciado da tireoide (CDT).

No caso descrito temos um paciente portador de CDT classificado como de baixo risco (idade < 45 anos, sem evidências de metástases a distância), apresentando níveis de Tg sob supressão < 1 ng/mL.

Seis meses após a terapia com ^{131}I, recomenda-se a solicitação de dosagens séricas de Tg (sob terapia supressiva com L-T$_4$) e anticorpo anti-Tg (TgAc), além de US cervical nos pacientes com PCI pós-dose sem captação ectópica. A maioria dos pacientes apresenta Tg sob L-T$_4$ < 1 ng/mL e US negativa. Nesses casos, deve-se obter uma Tg estimulada 9-12 meses após a ablação.

Cerca de 20% dos pacientes aparentemente sem doença e com níveis séricos de Tg sob L-T$_4$ < 1 ng/mL apresentam níveis positivos de Tg estimulada (> 2 ng/mL), e em um terço desses indivíduos a lesão responsável pela doença persistente pode ser identificada por meio de métodos de imagem.

Nos casos em que a Tg passa de indetectável para valores > 1 ng/mL após estímulo do TSH e em que a investigação inicial não revela metástases, recomenda-se uma conduta expectante, se níveis < 10 ng/mL após suspensão de L-T$_4$ ou < 5 ng/mL após rhTSH, pois a maioria desses pacientes evolui com queda espontânea da Tg a longo prazo. Desse modo, este paciente pode ter seguimento anual com exame clínico, dosagens séricas da Tg sob supressão e TgAc. Eventualmente, pode ser incluída a US cervical na avaliação anual.

☑ *Resposta: B.*

Referências: 61, 68 e 69.

Homem de 30 anos de idade foi submetido a uma ultrassonografia (US) tireoidiana "de rotina" que mostrou, no lobo direito, nódulo sólido, hipoecoico, com bordos precisos e focos de calcificação grosseira, medindo 0,7 × 0,5 cm. Ao Doppler evidenciou-se um padrão vascular predominantemente central. A avaliação da *função tireoidiana* (FT) demonstrou: TSH = 0,8 mcUI/mL (VR: 0,3-5); T$_4$ livre = 1,1 ng/dL (VR: 0,7-1,8); T$_3$ = 145 ng/dL (VR: 60-190); anti-TPO = 66 UI/mL (VR: < 35). *Exames laboratoriais* recentes mostraram: TSH = 0,7 mUI/L; T$_4$ livre = 1,2 ng/dL; anti-TPO = < 10 UI/mL.

■ *Qual a melhor conduta para este caso?*

a) Repetir a FT e a US após 12 meses.

b) Submeter o paciente à terapia supressiva com L-tiroxina e repetir US após 6-12 meses para avaliar se houve modificação significativa do tamanho do nódulo.

c) Submeter o paciente a uma punção aspirativa com agulha fina (PAAF) devido à presença de alguns fatores de risco para malignidade (sexo masculino, presença de calcificações e padrão vascular central ao Doppler).

d) Encaminhar o paciente à cirurgia.

e) Existe mais de uma conduta válida entre as opções supracitadas.

Comentários:

De acordo com o Consenso Brasileiro (Maia e cols., 2007), nódulos tireoidianos > 1 cm devem ser sempre puncionados. Nódulos < 1 cm devem ser avaliados se apresentarem características ultrassonográficas sugestivas de malignidade ou história clínica de risco (Quadro 2.2).

Nódulos < 1 cm poderiam abrigar microcarcinomas papilíferos (definidos pela OMS como carcinomas com até 1 cm de diâmetro). Evidências sugerem que tais tumores sejam, na maioria dos casos, tumores assintomáticos indolentes que, diferentemente de tumores maiores, não evoluem clinicamente. Esses tumores apresentam epidemiologia diferente dos tumores "clínicos", com incidência similar em homens e mulheres.

No caso em questão, encontramos como fatores de maior risco: sexo masculino, nódulo predominante sólido, hipoecoico e com calcificações grosseiras (que têm o mesmo caráter preditivo das microcalcificações), além de padrão vascular predominantemente central ao Doppler. Desta maneira podemos recomendar a realização da PAAF, mesmo sendo o nódulo < 1 cm.

Quadro 2.2 ▪ Características de risco aumentado de malignidade

Características clínicas	Características ultrassonográficas
Crescimento rápido do nódulo	Hipoecogenicidade
Fixação a estruturas adjacentes	Microcalcificações
Nódulo muito endurecido	Margens irregulares
Paralisia de corda vocal ipsilateral ao nódulo	Fluxo sanguíneo intranodular aumentado visualizado ao Doppler
História familiar de câncer de tireoide ou neoplasia endócrina múltipla	Aumento do diâmetro anteroposterior em relação ao transverso
História de irradiação de cabeça e/ou pescoço ou irradiação total para transplante de medula óssea	Adenomegalia regional
Adenomegalia regional ipsilateral	

☑ **Resposta: C.**

Referências: 61, 68 e 69.

Duas irmãs (M.A.P. e M.F.P.) procuraram o endocrinologista, alegando "sofrer da tireoide", mas eram assintomáticas. M.A.P. tinha 34 anos e seus exames revelaram TSH = 8,8 mUI/L (VR: 0,45-4,5); T_4 livre = 1,1 ng/dL (VR: 0,7-1,8); anti-TPO = 66 UI/mL (VR: < 35). Os resultados correspondentes em M.F.P., de 43 anos, foram: TSH = 9,4 mUI/L; T_4 livre = 1,2 ng/dL; anti-TPO = 32 UI/mL.

▪ *Diante desta situação, dever-se-ia-se, de preferência:*

a) Administrar L-tiroxina (L-T_4) a ambas as pacientes.
b) Administrar L-T_4 apenas à paciente com anti-TPO elevado.
c) Apenas repetir os exames após 6-12 meses.
d) Administrar L-T_4 apenas se surgirem sintomas de hipotireoidismo.
e) As opções "a" e "b" são igualmente válidas.

Comentários:

Nos casos apresentados temos duas pacientes com hipotireoidismo subclínico (HSC), definido pela elevação dos níveis de TSH, na vigência de valores normais do T_4 livre. O classicamente recomendado para o HSC tem sido tratar sempre que TSH > 10 mUI/L (taxa de progressão para hipotireoidismo franco de até 5% ao ano). Em caso de TSH < 10 mUI/L, o tratamento estaria indicado diante das seguintes situações: (1) doença arterial coronariana ou doença cardiovascular; (2) gravidez ou desejo de engravidar; e (3) idade entre 65 e 79 anos. Nessa faixa etária existem evidências de que a reposição de L-T_4 e a normalização do TSH reduziriam o risco de eventos cardiovasculares; a partir dos 80 anos, o tratamento do HSC aumenta o risco desses eventos. Pode-se também considerar o tratamento se o HSC estiver associado a positividade para anticorpos antitireoidianos, bócio, infertilidade, aumento progressivo do TSH, depressão, transtorno bipolar, dislipidemia e sintomas de hipotireoidismo.

No caso em questão, a melhor conduta seria repetir a dosagem do TSH após 6-12 meses e iniciar a reposição de L-T_4 se TSH estivesse > 10 mUI/L. Por outro lado, um teste terapêutico com L-T_4 poderia ser feito caso surgissem sintomas sugestivos de hipotireoidismo, mesmo com TSH < 10 mUI/L.

☑ *Resposta: C.*

Referências: 70 e 71.

Mulher de 33 anos de idade procurou o clínico geral com queixa de irritabilidade e insônia. Ao *exame físico*, tireoide indolor à palpação, ausculta cardíaca normal, FC = 80 bpm. *Exames laboratoriais*: TSH = 2,2 mcUI/mL (VR: 0,3-5); T_4 livre = 1,2 ng/dL (VR: 0,7-1,8); T_3 = 680 ng/dL (VR: 60-190); anti-TPO = 442 UI/mL (VR: < 35); ultrassonografia (US) = nódulo sólido de 0,5 cm no lobo direito tireoidiano.

■ I – Qual a etiologia mais provável para a elevação do T_3?

a) T_3-toxicose.
b) Presença de autoanticorpo anti-T_3.
c) Tireotropinoma.
d) Tireoidite subaguda.
e) Tireoidite de Hashimoto.

■ II – Qual a melhor opção de tratamento para esta paciente?

a) Dose terapêutica com 15 mCi de [131]I.
b) Cirurgia transesfenoidal.
c) Punção aspirativa com agulha fina (PAAF) guiada por US.
d) Metimazol (20 mg/dia).
e) Nenhum tratamento específico se faz necessário.

Doenças da Tireoide

Comentários:

Caracteristicamente, a tireotoxicose tem como alteração mais precoce e obrigatória a supressão do TSH. As únicas duas exceções são os raros casos de tireotropinomas ou resistência hipofisária aos hormônios tireoidianos, caracterizados por TSH elevado ou normal. Elevação isolada do T_3, associada a níveis normais de TSH e T_4 (total e livre), é um achado típico da presença no soro de autoanticorpos anti-T_3, os quais podem falsamente aumentar ou diminuir os valores do T_3, na dependência do método utilizado para a dosagem hormonal. Trata-se de uma condição que é mais frequente em mulheres com doenças tireoidianas autoimunes, não causa sintomas e, assim, não exige tratamento.

Nódulos tireoidianos são encontrados em 30-40% das mulheres à US, a grande maioria não funcionante e sem significância clínica. Habitualmente, não se recomenda PAAF em lesões < 1 cm, a menos que haja aspectos ultrassonográficos sugestivos de malignidade.

☑ **Respostas: (I) B e (II) E.**

Referências: 66 e 72.

Paciente de 25 anos de idade, portadora de tireoidite de Hashimoto e hipotireoidismo primário, está em uso de 75 µg/dia de L-tiroxina (L-T_4), mantendo-se bem controlada. Procurou o endocrinologista porque está grávida (5 semanas de gestação, calculadas pela data da última menstruação). Não dispomos de dosagens hormonais recentes.

■ *Qual seria a melhor conduta?*

a) Manter a dose de L-T_4 e solicitar dosagens de TSH e T_4 livre.
b) Suspender a L-T_4 e aguardar o resultado das dosagens hormonais.
c) Aumentar a dose da L-T_4 para 100 a 112,5 µg/dia e solicitar dosagens hormonais em 4 semanas.
d) Aumentar a dose da L-T_4 para 88 µg/dia e solicitar dosagens hormonais em 4 semanas.
e) Manter a dose de L-T_4 e aumentar a dose, caso o TSH se eleve acima do limite superior do valor de referência.

Comentários:

O hipotireoidismo durante a gestação é uma situação delicada, uma vez que tanto a mãe como o feto estão sujeitos a diversas complicações. Durante a gestação, as necessidades maternas de iodo aumentam, os níveis circulantes das proteínas ligadoras de hormônios tireoidianos se elevam pelo estímulo estrogênico e existe um consumo aumentado de hormônios pela passagem transplacentária de T_3 e T_4. Além disso, os níveis elevados de hCG no primeiro trimestre provocam maior estimulação da produção hormonal tireoidiana e consequente redução nos níveis séricos de TSH. Assim, a glândula tireoide sofre uma série de alterações adaptativas fisiológicas durante a gravidez. Pacientes com doença tireoidiana autoimune têm capacidade reduzida de responder às necessidades aumentadas de produção hormonal durante a gestação, e isso deve ser levado em consideração no tratamento do hipotireoidismo. Recomenda-se que a dose da L-tiroxina seja aumentada em 30 a 50% já no momento do diagnóstico de gravidez e que a monitorização seja feita a cada 4 semanas, objetivando manter o TSH < 2,5 mUI/L durante toda a gestação.

☑ *Resposta: C.*

Referências: 66, 73 e 74.

Em mulher de 25 anos com queixas de emagrecimento, irritabilildade e insônia foi diagnosticado bócio nodular tóxico (BNT) único, no lobo direito, com 2,8 cm. Ao *exame físico*, tireoide aumentada à custa do lobo direito. Discreta retração palpebral bilateral, sem exoftalmia. FC = 100 bpm.

Exames laboratoriais: TSH = 0,003 mcUI/mL (VR: 0,3-5); T_4 livre = 2,3 ng/dL (VR: 0,7-1,8); T_3 = 255 ng/dL (VR: 60-190); anti-TPO = 12 UI/mL (VR: < 35). À ultrassonografia, nódulo sólido de 2,2 × 1,6 cm no lobo direito tireoidiano.

■ *Sobre o tratamento desta paciente é possível afirmar que:*

I – A cirurgia seria atraente em virtude da elevada eficácia e rápida reversão do hipertireoidismo.

II – O radioiodo (^{131}I) seria preferível, pois normalizaria a função tireoidiana, com baixo risco de hipotireoidismo, uma vez que o lobo contralateral encontra-se suprimido.

III – Antes da terapia com ^{131}I, dever-se-ia obrigatoriamente tentar alcançar o eutireoidismo com o metimazol.

IV – A injeção percutânea de etanol (PEI) no nódulo deveria ser também considerada, em razão de sua excelente eficácia e boa tolerabilidade.

    a) Todos os itens estão corretos.

    b) Apenas o item I está correto.

    c) Somente os itens I e II estão corretos.

    d) Apenas os itens II e III estão corretos.

    e) Existe apenas um item incorreto.

Comentários:

Para o tratamento do BNT, as principais opções são a cirurgia e a terapia com [131]I. As vantagens da cirurgia são a eliminação completa do(s) nódulo(s), a obtenção do eutireoidismo com maior rapidez e a retirada de áreas com malignidade associada (excepcionalmente vistas). Ela está particularmente indicada para pacientes com bócios tóxicos volumosos, quando há compressão de traqueia ou esôfago, principalmente nos mais jovens. As principais desvantagens são o risco

Doenças da Tireoide

anestésico e o alto custo. A recorrência da doença nos casos de nódulo único é pequena e o hipotireoidismo definitivo se desenvolve em cerca de 10 a 20% dos pacientes.

Para a maioria dos endocrinologistas, a terapia com o [131]I é a melhor opção para tratar o BNT. Ela está particularmente indicada para indivíduos com idade > 20 anos e nódulos até 3 cm. Contudo, até mesmo bócios volumosos que causam disfagia, disfonia ou dispneia podem ter seu tamanho suficientemente reduzido após a dose, aliviando os sintomas. As principais vantagens do [131]I são o fato de não ser um procedimento invasivo, ter baixo custo e boa resposta terapêutica. As principais desvantagens são a demora em se obter o eutireoidismo e a alta incidência de hipotireoidismo (até 72%, com 26 anos de seguimento) quando há autoimunidade associada ou quando, eventualmente, doses múltiplas ou elevadas são necessárias para se conseguir a cura da doença. Na série de Bolusani e cols., em que 105 pacientes com BNT único submetidos ao ^{131}I foram avaliados retrospectivamente, a incidência cumulativa de hipotireoidismo foi de 11% após 1 ano, 33% após 5 anos e 49% após 10 anos.

Em pacientes jovens não há obrigatoriamente necessidade da terapia prévia com metimazol antes de se administrar o [131]I. Além disso, em alguns estudos, o uso prévio de metimazol ou PTU aumentou o risco de hipotireoidismo pós-[131]I. Em contrapartida, nos pacientes mais idosos, a liberação dos hormônios tireoidianos pela tireoidite actínica teoricamente poderia favorecer uma descompensação cardíaca em um paciente com comprometimento latente da função miocárdica.

A PEI está mais bem indicada para pacientes idosos, quando o radioiodo não estiver disponível ou for recusado. Sua eficácia é inferior à do [131]I e da cirurgia. Na série de Lipi e cols., entre 242 pacientes com nódulos solitários quentes, normalização da função tireoidiana ocorreu em 42,9%, 67,1% e 66,5% após 3, 6 e 12 meses, respectivamente. O número de sessões variou de 2 a 12 (mediana de 4). Dor (com ou sem irradiação retroauricular) é o principal efeito colateral. Na série de Lippi e cols. foi observada em 90% dos pacientes. Em 4,6% dos pacientes, essa dor não foi tolerada e exigiu a interrupção do tratamento.

☑ **Resposta: B.**

Referências: 75 a 77.

Homem de 40 anos de idade foi submetido a tireoidectomia total devido a carcinoma papilífero. O tumor media 2,0 cm, unifocal, sem invasão capsular nem invasão linfática, mas com invasão vascular. Três semanas após a cirurgia, os *exames laboratoriais* revelaram: TSH = 30,5 mUI/L (VR: 0,45-4,5); T_4 livre = 0,6 ng/dL (VR: 0,7-1,8); tireoglobulina (Tg) = 0,5 ng/mL (VR: < 1 ng/mL) e anticorpos anti-Tg (AATG) < 5 UI/mL (VR: < 40 UI/mL). A ultrassonografia (US) cervical mostrou linfonodos de aspectos reativos, enquanto a pesquisa de corpo inteiro (PCI) com ^{131}I evidenciou captação mínima do radioisótopo no leito tireoidiano.

■ **Qual a melhor conduta terapêutica para este paciente?**

a) Dose ablativa com 30 mCi de ^{131}I, seguida de doses supressivas de L-tiroxina.
b) Dose ablativa com 100 mCi de ^{131}I, seguida de doses supressivas de L-tiroxina.
c) Apenas doses supressivas de L-tiroxina.
d) Apenas as opções "a" e "b" estão corretas.
e) As condutas citadas nas opções "a", "b" e "c" são igualmente válidas.

Comentários:

O sistema de estadiamento clínico-patológico TNM para o câncer diferenciado de tireoide (CDT) permite melhorar a predição do risco de recorrência e o planejamento do seguimento de pacientes com CDT a longo prazo. Este paciente apresenta-se no estádio I (idade < 45 anos, tumor < 2 cm sem invasão para linfonodos e sem metástases a distância T1N0M0). A presença de linfonodos reacionais em período de até 3 meses após a cirurgia é frequente; portanto, a US cervical não ajuda na avaliação pós-cirúrgica. Por outro lado, uma US cuidadosa antes da cirurgia é de maior utilidade na avaliação da presença de linfonodos cervicais.

A ablação de remanescentes tireoidianos após a cirurgia pode facilitar o seguimento do tumor no tocante à detecção precoce de uma recorrência, baseado nos valores seriados da tireoglobulina e/ou PCI com ^{131}I, além de possivelmente servir como terapia adjuvante, reduzindo o risco de recorrência de possíveis metástases ocultas. Em pacientes com risco muito baixo de recorrência (tumores < 1 cm, intratireoidianos, sem metástases), a ablação não se justifica. Contudo, no caso deste paciente, a literatura mostra-se controversa, com publicações demonstrando benefícios na redução da recorrência e da morbimortalidade com a utilização da terapia com ^{131}I, ainda que esse benefício seja contestado por outros autores. Mesmo considerando que neste paciente a histologia não se mostrou agressiva, nem havia metástases presentes, ele é do sexo masculino e havia invasão vascular. Os baixos valores da TG, com AATG negativo e captação do ^{131}I na PCI pós-dose apenas em leito tireoidiano, também não sugerem sinais de metástases linfonodais. Desse modo, neste caso, tanto o tratamento com ^{131}I como apenas o seguimento poderiam ser realizados.

Existe uma tendência à realização da ablação com doses baixas de [131]I (30 mCi), especialmente em pacientes nos estádios I e II, utilizando-se tanto de protocolos de suspensão dos hormônios tireoidianos como o estímulo com TSH recombinante humano (rhTSH). Na escolha da dose de [131]I a ser administrada devem ser levados em consideração o tipo histológico mais agressivo do tumor (p. ex.: variante insular ou de células alta), a idade, o tamanho do tumor, a presença de metástases, ou seja, características que venham a sugerir um risco aumentado para recorrência e mortalidade. Como o paciente em questão apresenta-se no estádio I, sem tipo histológico agressivo, sem invasão linfonodal, porém com invasão vascular presente, uma dose de 30 mCi poderia ser administrada, além de facilitar o seguimento a longo prazo. Doses de 100 mCi de ^{131}I ainda são defendidas por muitos autores, porém ainda não existe consenso definitivo sobre esse tópico no manejo do CDT. Dois estudos em andamento, o ESTIMABL (francês) e o HiLo (inglês), em análises iniciais, não demonstraram diferenças significativas nas taxas de ablações com doses de 30 mCi ou 100 mCi, tanto com o uso do rhTSH como com a indução do hipotireoidismo, com taxas de ablação de aproximadamente 90%.

☑ **Resposta: E.**

Referências: 61 e 78 a 81.

Em uma mulher de 32 anos de idade foram constatados, em exame de rotina, aumento da frequência cardíaca (120 bpm) e índice de massa corpórea (IMC) de 28,2 kg/m². Como a tireoide estava discreta e difusamente aumentada à palpação, avaliou-se a função

Doenças da Tireoide

tireoidiana: TSH = 0,001 mcUI/mL (VR: 0,35-5,5); T_4 livre = 0,41 ng/dL (VR: 0,7-1,8); T_3 = 310 ng/dL (VR: 60-190); anti-TPO = 146 UI/mL (VR: < 35).

- **Qual a hipótese diagnóstica mais provável?**
  - **a)** T_3-toxicose.
  - **b)** Presença de autoanticorpo anti-T_3.
  - **c)** Tireotropinoma.
  - **d)** Doença de Graves.
  - **e)** Tireotoxicose factícia (por ingestão de T_3).

Comentários:

Aumento dos valores do T_3, associado a níveis baixos de TSH e T_4 livre (FT_4), somente é observado em pacientes fazendo uso de tri-iodotironina, ainda frequente e erroneamente prescrita para o tratamento da obesidade. Em pacientes com autoanticorpo anti-T_3, é comum o achado de elevação do T_3 sérico, mas não há alteração do TSH e do FT_4. A T_3-toxicose se caracteriza por aumento do T_3 e supressão do TSH, com FT_4 normal. Em casos dos raros tireotropinomas, observam-se níveis elevados de FT_4 e T_3, enquanto os do TSH estão elevados (em 75% dos casos) ou normais.

☑ *Resposta: E.*

Referências: 66 e 72.

M.G.S., 32 anos de idade, portadora de doença de Graves, encontra-se na 13ª semana de gestação em uso de metimazol (MMI), 30 mg/dia. Ao *exame físico*: tireoide difusamente aumentada, com cerca de 40 g à palpação; RCR, FC = 92 bpm. *Exames laboratoriais*: TSH = 0,003 mcUI/mL (VR: 0,5-5,0), T_4 livre= 2,36 ng/dL (VR: 0,7-1,8), T_3 = 260 ng/dL (VR: 60-190), TRAb = negativo; anticorpo anti-TPO= 451 UI/mL (VR: < 35).

- **Qual seria a melhor conduta para este caso?**
  - **a)** Manter o MMI até o final da gestação.
  - **b)** Trocar o MMI por propiltiouracila (PTU), a ser mantido durante toda a gestação.
  - **c)** Suspender MMI ou PTU durante a amamentação.
  - **d)** Trocar o MMI por PTU, suspendendo-o no último trimestre da gravidez, se a paciente estiver eutireóidea.
  - **e)** Há mais de uma alternativa correta.

Comentários:

O hipertireoidismo na gestação é uma situação que deve ser avaliada com muita cautela, tanto pelos riscos maternos como pelos riscos fetais. Deve-se ressaltar que o aumento fisiológico da glândula durante a gestação pode ser percebido em resposta à demanda aumentada de iodo nesse período, principalmente em áreas carentes em iodo. O hipertireoidismo em gestantes pode ser causado por condições não diretamente relacionadas com a gestação, como doença de Graves (DG), tireoidites, bócio multinodular tóxico e adenoma tóxico, entre outras, ou por condições relacionadas com a gestação propriamente dita, como tireotoxicose gestacional transitória (TGT) e coriocarcinoma. As etiologias mais frequentes são a TGT e a DG. A TGT é uma condição causada por níveis persistentemente elevados de gonadotrofina coriônica (hCG), o que acarreta uma tireoestimulação. A presença de hiperêmese gravídica com perda de peso > 5% do peso teórico, cetose e desidratação, na ausência de autoimunidade, sugerem esse diagnóstico.

Em pacientes com DG preexistente, como no caso em questão, recomenda-se o uso de agentes antitireoidianos, tanto o PTU como o MMI. Classicamente acreditava-se que o PTU atravessava menos a barreira placentária, causando, assim, menos consequências ao feto e ao recém-nascido. No entanto, vários estudos recentes mostram que a passagem placentária e a concentração no leite são semelhantes para o PTU e o MMI.

Nos EUA, o PTU ainda é considerado o medicamento de escolha na gestação. Isso se deve a alguns relatos de anomalias congênitas, particularmente *aplasia cutis* e atresia de esôfago, cuja correlação direta com o uso do MMI ainda não está bem estabelecida. O FDA considera ambos, PTU e MMI, como categoria D para uso na gestação por conta do risco de hipotireoidismo fetal.

Como a gestação é um estado de imunossupressão, doses menores de antitireoidianos são necessárias para manter a paciente eutireóidea. O controle deve ser periódico, com dosagens hormonais a cada 2 semanas, inicialmente. Com a melhora clínica e a queda dos níveis séricos de T_4 livre, essa avaliação pode ser feita mensalmente. O objetivo é manter o T_4 livre no limite superior da normalidade. Quando o eutireoidismo for alcançado, é preferível descontinuar o medicamento no último trimestre da gestação, exceto em mulheres com altos títulos de TRAb. Se o controle com agentes orais não for atingido, a melhor opção de tratamento definitivo durante a gestação é a tireoidectomia, preferencialmente realizada no segundo trimestre. O tratamento com radioiodo está formalmente contraindicado durante a gestação. A amamentação não contraindica o uso de PTU ou MMI.

☑ **Resposta: D.**

Referências: 74 e 82.

Mulher de 35 anos de idade procurou o endocrinologista com queixas de emagrecimento, irritabilidade e insônia. Referia também dor na região cervical anterior, com irradiação para a área retroauricular. Ao *exame físico*: RCR, FC = 108 bpm; PA = 120 × 80 mmHg. Dor intensa à palpação da tireoide, dificultando o exame da glândula. Havia discreta retração palpebral bilateral, sem exoftalmia.

Exames laboratoriais: TSH = 0,01 mcUI/mL (VR: 0,3-5); T_4 livre = 2,5 ng/dL (VR: 0,7-1,8); T_3 = 268 ng/dL (VR: 70-190); captação do iodo radioativo (RAIU)/24 horas = 3% (VR: 15-40); anti-TPO = 91 UI/mL (VR: < 35). A ultrassonografia mostrou nódulo sólido de 1,1 × 0,6 cm no lobo esquerdo (LE) tireoidiano.

■ **Qual a hipótese diagnóstica mais provável?**

a) Doença de Graves.

b) Doença de Plummer.

c) Tireotoxicose factícia por ingestão de T_3.

Doenças da Tireoide

d) Tireoidite granulomatosa subaguda.
e) Tireoidite linfocítica subaguda.

Comentários:

O quadro clínico-laboratorial é sugestivo da tireoidite granulomatosa subaguda (TGSA), também denominada tireoidite de De Quervain, de origem viral. Caracteriza-se por um bócio nodular ou difuso, quase sempre doloroso. A destruição dos folículos com liberação dos hormônios tireoidianos estocados na glândula para a circulação causa tireotoxicose com RAIU/24 h muito baixa (< 5%). Esses mesmos achados laboratoriais estão presentes na tireoidite linfocítica subaguda (TGSA) que, contudo, tem etiologia autoimune e é indolor.

Na tireotoxicose factícia secundária ao uso de tri-iodotironina encontramos T_3 elevado, porém baixos T_4 livre, TSH e RAIU/24 h. Na doença de Graves, a RAIU/24 h está caracteristicamente elevada e o bócio é difuso, e não nodular.

☑ **Resposta: D.**

Referências: 66, 72 e 83.

■ **Qual das opções abaixo seria mais útil para o controle da tireotoxicose na paciente da questão anterior?**

a) Propranolol.
b) Prednisona.
c) Metimazol.
d) Metimazol + propranolol.
e) [131]I.

Comentários:

Os medicamentos mais úteis no controle da tireotoxicose nas tireoidites subagudas são os betabloqueadores, uma vez que antagonizam os efeitos periféricos dos hormônios tireoidianos (HT). Como consequência, há uma melhora rápida da sintomatologia dos pacientes. As tionamidas (metimazol e propiltiouracila) não estão indicadas já que, nesses casos, a tireotoxicose resulta de grande liberação dos HT na circulação (secundária à destruição dos folículos) e não de síntese excessiva dos mesmos.

Anti-inflamatórios não hormonais (AINH) são usados para alívio da dor. Glicocorticoides são reservados para os casos refratários aos AINH.

☑ **Resposta: A.**

Referência: 83.

Mulher de 27 anos de idade refere ocasionais nervosismo e cefaleia de leve intensidade. Ao *exame físico*: paciente clinicamente eutireóidea, sem tremor de mãos; RCR, FC = 86 bpm; PA = 120 × 85 mmHg; tireoide aumentada difusamente (+/2+) à palpação, com superfície irregular. *Exames laboratoriais*: TSH = 0,75 mcUI/mL (VR: 0,3-5,0), T_4 livre = 1,4 ng/dL (VR: 0,7-1,8) e T_3 = 270 ng/dL (VR: 60-190); anti-TPO = 486 UI/mL (VR: < 35). Nega comorbidades; faz uso frequente de analgésicos, polivitamínicos e Microdiol®.

■ **Sobre este caso, assinale a alternativa correta:**

a) A paciente tem doença de Graves e deve ser tratada com metimazol.
b) Aumento da TBG seria a mais provável causa da elevação do T_3.
c) Anticorpo anti-T_3 é a mais provável explicação para a elevação do T_3.
d) Tireotropinoma é uma possibilidade diagnóstica que deve ser bastante considerada, levando-se em conta o achado de TSH normal e T_3 elevado.

Comentários:

Estados hiperestrogênicos, como gravidez e estrogenioterapia, doenças como hepatite e algumas substâncias aumentam a concentração sérica da TBG (proteína ligadora dos hormônios tireoidianos), promovendo aumento da fração total do T_3 e do T_4, sem interferir com a fração livre desses hormônios. A paciente em questão usa um contraceptivo oral composto por desogestrel e etinilestradiol, o qual justificaria a elevação do T_3. Os níveis normais do TSH praticamente descartam a possibilidade de hipertireoidismo, considerando a raridade dos tireotropinomas. Estes últimos cursam com TSH elevado ou normal, além de T_3 e T_4 livres altos.

☑ **Resposta: B**

Referências: 66, 72 e 84.

Paciente do sexo feminino, de 54 anos de idade, apresentou aumento de volume cervical há 1 ano e 5 meses. Uma ultrassonografia (US) da tireoide mostrou um nódulo de cerca de 2,7 cm, hipoecoico, margens irregulares, com microcalcificações e vascularização periférica e central em lobo esquerdo (LE) da tireoide, sem linfonodos cervicais suspeitos. *Exames laboratoriais*: TSH = 4,2 mUI/L; anticorpos antitireoglobulina (AATG) negativos. A PAAF do nódulo mostrou um quadro citológico compatível com carcinoma papilífero de tireoide (CPT).

A paciente foi submetida a uma tireoidectomia total (TT) com esvaziamento central, sem linfonodos macroscopicamente comprometidos em cadeias cervicais. O laudo anatomopatológico confirmou a presença de CPT em nódulo do LE que media 2,5 × 2,1 × 1,8 cm, variante folicular, bem-diferenciado, não encapsulado, com margens cirúrgicas livres, sem invasão angiolinfática ou perineural, nem extensão extratireoidiana. Os linfonodos do compartimento central não estavam comprometidos. A classificação da neoplasia, de acordo com o sistema TNM, foi de T2N0Mx. A paciente iniciou o uso de L-tiroxina, 150 μg/dia, logo após a cirurgia. Dois meses depois, ela recebeu uma dose terapêutica de 30 mCi de ¹³¹I, com preparo com TSH recombinante humano (rhTSH; Thyrogen®) para ablação de remanescentes tireoidianos (ART). Houve uma elevação do TSH até 204,7 mUI/L, com níveis máximos de tireoglobulina (TG) de 0,1 ng/dL e AATG negativos. A pesquisa de corpo inteira (PCI) foi negativa, com captação apenas em remanescentes tireoidianos (RT) (Fig. 2.2).

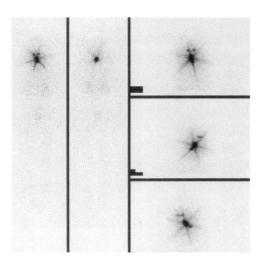

Fig. 2.2 ■ PCI após dose terapêutica de 30 mCi de ^{131}I, mostrando apenas remanescentes tireoidianos.

A paciente foi mantida com doses supressivas de L-T$_4$ (125 μg/dia) por cerca de 12 meses, quando foi submetida a uma US cervical, que se revelou normal, e a um teste de TG estimulada com Thyrogen®. Não houve qualquer elevação da TG (0,1 ng/dL) após o rhTSH, com um nível de TSH de 154,3 mUI/L. A paciente foi considerada livre da doença e a dose de L-T$_4$ diminuída para 100 μg/dia. Os últimos exames (fevereiro de 2011) mostraram: TSH = 0,4 mUI/L, FT$_4$ = 1,3 ng/dL, TG < 0,1 ng/dL e AATG negativos.

- **I – Com relação ao uso de TSH recombinante (rhTSH) nesta paciente, assinale a alternativa correta:**

    a) A ablação de remanescentes tireoidianos (ART) em hipotireoidismo tem se mostrado superior à ART com preparo com rhTSH.
    b) A ART em hipotireoidismo, comparada ao preparo com rhTSH, é acompanhada de maior exposição corporal ionizante e, eventualmente, de alterações cromossômicas.
    c) A ART de pequenas quantidades de tecido normal residual após TT não facilita a detecção precoce de doença persistente ou recorrente.
    d) A PCI obtida por ocasião da ART não facilita o estadiamento, por não ser capaz de diagnosticar doença prévia não diagnosticada.
    e) Segundo o consenso revisado da American Thyroid Association (ATA) sobre pacientes com CPT, a ART é recomendada para pacientes com CPT de 1 a 4 cm, sem linfonodos metastáticos documentados ou outros fatores de risco.

- **II – Com relação ao uso do rhTSH, assinale a alternativa correta:**

    a) No seguimento de pacientes com CPT está indicado o uso anual do rhTSH para dosagem da TG estimulada durante os primeiros 5 anos.

58

Doenças da Tireoide

b) O uso do rhTSH em um paciente com CPT deve ser feito de maneira característica por ocasião da ART e após 1 ano de seguimento por ocasião de uma TG estimulada.

c) O uso do rhTSH previamente ao ^{131}I em pacientes com bócio multinodular benigno não se mostrou eficiente.

d) O uso diagnóstico do rhTSH está limitado a pacientes com CPT.

e) Mesmo em pacientes com lesões < 1,0 cm e sem linfonodos à cirurgia (T1aN0Mx), deve-se sempre realizar ART com preparo com rhTSH.

Comentários:

O TSH recombinante (rhTSH; Thyrogen®) está indicado para ablação de remanescentes tireoidianos (ART) pós-tireoidectomia total (TT) em pacientes com CPT, sendo recomendado atualmente como o método ideal para ART. Foi demonstrado que a ART em hipotireoidismo leva a uma maior taxa de translocação cromossômica, especialmente nos cromossomos 4 e 8, em função de uma maior irradiação corporal, em comparação à ART com preparo com rhTSH. Além disso, recentemente foi demonstrado que o ^{131}I tem vida média aumentada dentro dos remanescentes tireoidianos (RT), ao mesmo tempo que reduz a exposição radioativa ao resto do organismo e a outras pessoas que entram em contato com o paciente.

Muitos estudos demonstraram a eficácia de uma dose ambulatorial de 30 mCi de ^{131}I com preparo prévio com rhTSH para ART. O uso do ^{131}I tem sido menos indicado em pacientes com CPT, se seguirmos o consenso americano revisado sobre nódulos e câncer de tireoide. Mais recentemente, o rhTSH tem se mostrado de muita utilidade no tratamento de bócios multinodulares, especialmente quando a captação de ^{131}I é muito baixa, em tireotoxicoses induzidas por amiodarona, bem como no diagnóstico do hipotireoidismo congênito. Contraindicações relativas ao uso do rhTSH são lesões metastáticas cerebrais ou para outras áreas do sistema nervoso, como medula espinal ou próximo a estruturas nervosas nobres.

Com relação ao CDT, nos últimos anos foram identificados novos fatores de risco para o CPT, como níveis elevados de TSH e de anticorpos antitireoidianos.

☑ ***Respostas: (I) D e (II) B.***

Referências: 78 e 85 a 88.

Mulher de 35 anos de idade procura o endocrinologista devido à amenorreia há 2 anos, após parto por via vaginal. Refere também que não conseguiu amamentar seu filho por falta de leite (sic). Exames: TSH = 9,8 mcUI/mL (VR: 0,3-5,0); T_4 livre = 0,5 ng/dL (VR: 0,7-1,8); T_3 = 60 ng/dL (VR: 70-200); anti-TPO = < 10 UI/mL (VR: < 35); PRL = 1,5 ng/mL (VR: 2,8-29,2); LH = 1,1 UI/L; FSH = 1,5 UI/L. A ultrassonografia tireoidiana mostrou nódulo sólido de 0,6 cm no lobo direito tireoidiano.

■ *Sobre este caso, assinale a afirmativa correta:*

a) A ressonância magnética da sela túrcica se faz mandatória.

b) A paciente tem síndrome de Sheehan associada a hipofunção tireoidiana primária.

Doenças da Tireoide

c) Na síndrome de Sheehan, os níveis de TSH podem estar baixos, normais ou discretamente elevados.

d) O teste do TRH seria de extrema importância na distinção entre hipotireoidismo primário e secundário.

e) Existe mais de uma alternativa correta.

Comentários:

No hipotireoidismo primário não tratado, os níveis séricos do TSH estão sempre elevados. Em contrapartida, no hipotireoidismo central podem estar baixos, normais ou discretamente elevados (geralmente < 10 mcUI/mL). Trata-se, contudo, de um TSH com baixa atividade biológica, ainda que imunologicamente ativo. A paciente em questão tem hipopituitarismo decorrente de necrose hipofisária pós-parto (síndrome de Sheehan). O nódulo tireoidiano que apresenta não tem relação com seu quadro clínico-laboratorial (incidentaloma tireoidiano).

O teste do TRH tem como indicação maior diferenciar hipotireoidismo de origem hipofisária ou hipotalâmica, mas sua acurácia diagnóstica é limitada. Por isso, ele tem sido praticamente abandonado.

☑ ***Resposta: C.***

Referências: 66 e 89.

Mulher de 27 anos de idade procurou o clínico geral com queixas de palpitações, insônia e irritabilidade. Há 2 meses, submetera-se à curetagem uterina em virtude de aborto espontâneo. Ao *exame físico*: tireoide palpável, indolor à palpação; RCR, FC = 108 bpm; PA = 120 × 80 mmHg; ausculta pulmonar normal.

Exames laboratoriais: T_3 = 245 ng/dL (VR: 60-190); T_4 livre = 2,52 ng/dL (VR: 0,7-1,8); TSH = 0,03 μUI/mL (VR: 0,45-4,5); anti-TPO = 320 UI/mL (VR: < 35); captação do iodo radioativo (RAIU)/24 horas = 3% (VR: 15-40%); tireoglobulina = 89,6 ng/mL (VR: 2-70); ultrassonografia → nódulo de 0,7 × 0,4 cm no lobo esquerdo tireoidiano.

■ *I – Qual o diagnóstico mais provável?*

a) Bócio nodular tóxico.

b) Tireoidite subaguda granulomatosa (TSAG).

c) Tireoidite pós-parto.

d) Tireoidite de Hashimoto.

e) Doença de Graves.

Comentários:

A paciente mais provavelmente tem tireoidite pós-parto, que também pode surgir após abortos espontâneos ou induzidos, sobretudo em mulheres positivas para anti-TPO ou com doenças autoimunes, como diabetes tipo 1. Nas tireoidites subagudas, caracteristicamente, a RAIU/24 h está < 5% na fase de tireotoxicose; em contraste, encontra-se elevada na doença de Graves e no bócio nodular tóxico. A TSAG quase sempre é dolorosa, enquanto as tireoidites subagudas linfocíticas (esporádica e pós-parto) são sempre indolores.

O controle da tireotoxicose, nesses casos, é feito apenas com um betabloqueador. Tionamidas estão contraindicadas porque não há síntese excessiva de hormônios tireoidianos mas, sim, liberação na circulação dos hormônios estocados na glândula.

☑ **Resposta: B.**

Referências: 83, 90 e 91.

M.J.S., 66 anos, sexo masculino, devido a carcinoma folicular da tireoide, foi submetido, em 1990, à tireoidectomia total (TT), que mostrou tumor de 3 cm, com sinais de metástases linfonodais e sem metástases a distância (T2N1M0). Após TT e esvaziamento linfonodal cervical, seguiu-se uma dose ablativa de 100 mCi de ^{131}I. A PCI pós-dose ablativa revelou apenas restos tireoidianos em região cervical. Na ocasião, a tireoglobulina (Tg) era de 3,0 ng/mL, os anticorpos anti-Tg (AATG) < 5 UI/mL (VR: < 40) e o TSH > 30 mUI/mL (VR: 0,35-0,45). Seis meses após dose ablativa houve aumento da TG para 6,8 ng/mL, observou-se linfonodo suspeito na ultrassonografia (US) cervical e confirmou-se a recorrência tumoral pela punção aspirativa do linfonodo. Foi então realizada nova ressecção cirúrgica, que evidenciou infiltração linfonodal do carcinoma folicular, sem captação anormal na PCI pós-dose de 150 mCi de ^{131}I. Durante uma década, o paciente foi submetido a quatro procedimentos cirúrgicos em razão de recidiva locorregional cervical, sempre com captação na PCI pós-dose. Durante esse período, a Tg sempre esteve em elevação, chegando a atingir 102 ng/mL, mesmo em vigência da terapia supressiva com L-T_4, enquanto os AATG se mantiveram negativos. Uma década após a terapia inicial, o paciente já acumulava uma dose total de 700 mCi de ^{131}I e, nesse momento, começou a apresentar metástases para pulmão visíveis na tomografia computadorizada (TC), porém sem captação das lesões pelo ^{131}I. Os valores de Tg sob supressão se elevaram para 250 ng/mL, com AATG negativos.

■ **Sobre o tratamento deste caso, escolha a opção correta:**

a) Deve ser tentada nova dose de ^{131}I.

b) O uso do ácido retinoico pode ajudar a aumentar a captação das lesões antes do uso do ^{131}I .

c) Os inibidores da tirosina quinase podem ser uma alternativa terapêutica em casos refratários à terapia com ^{131}I.

d) As alternativas "a", "b" e "c" estão corretas.

e) Somente as alternativas "b" e "c" estão corretas.

Comentários:

São de difícil condução os casos de carcinoma diferenciado da tireoide (CDT) que sofrem desdiferenciação durante o curso da doença. Embora várias tentativas tenham sido realizadas

Doenças da Tireoide

no sentido de melhorar a captação de ^{131}I por esses tumores, os resultados são ainda bastante modestos. Uma das tentativas iniciais consistiu no uso do lítio, uma vez que ele pode aumentar a captação do [131]I e prolongar sua permanência em células foliculares. No entanto, seu papel como agente rediferenciador ainda não foi comprovado definitivamente, até o momento. O ácido retinoico (AR) regula o crescimento e a diferenciação de vários receptores nucleares específicos. Em estudos clínicos, a utilização do AR tem propiciado aumento na captação do ^{131}I em 20 a 50% dos casos. Entretanto, a resposta da regressão tumoral tem sido observada apenas em aproximadamente 20% dos pacientes. A dose utilizada tem sido de 1 a 1,5 mg/kg/dia de isotretinoína, por 4 a 6 semanas, antes da dose do [131]I. A quimioterapia convencional com doxorrubicina também foi tentada no passado, porém os resultados foram desanimadores.

Mais recentemente, o conhecimento molecular e celular acerca do CDT tem levado a terapias direcionadas a esses níveis. Nesse contexto, alguns estudos de fase II e III em andamento têm demonstrado a eficácia de inibidores de tirosina quinase, tais como zactima, sorafenibe, pazopanibe e motesanibe.

A utilização apenas de nova dose de ^{131}I, sem que houvesse nenhuma tentativa de aumentar a captação, possivelmente não traria benefícios, além de aumentar a quantidade total de radiação ionizante e seus efeitos indesejáveis.

☑ *Resposta: E.*

Referências: 78 e 92 a 95.

Mulher de 45 anos de idade teve diagnóstico de carcinoma (CA) papilífero de tireoide há 15 anos. Ela foi tratada com tireoidectomia total, seguida de dose ablativa com 100 mCi de [131]I e terapia supressiva com L-tiroxina (L-T$_4$). Nos últimos anos submeteu-se a quatro PCI, todas consideradas normais. No momento está em uso de 175 µg/dia de L-T$_4$ e traz à consulta os seguintes *exames laboratoriais*: TSH = 0,002 mUI/L (VR: 0,45-4,5); T$_4$ livre = 1,4 ng/dL (VR: 0,6-1,3); tireoglobulina (Tg) = 0,5 ng/mL (VR = < 1 ng/mL), anticorpos anti-Tg (AATG) = < 10 UI/mL; ultrassonografia cervical e radiografia de tórax sem anormalidades.

■ *Sobre este caso, podemos afirmar que:*

I – A paciente está curada e não há mais riscos de ocorrência de recidiva tumoral ou metástase.

II – A dose de L-T$_4$ pode ser reduzida, visando manter os níveis de TSH no limite inferior da normalidade.

III – A exemplo de outros pacientes com CA papilífero, esta paciente deve continuar sendo avaliada anualmente.

IV – A terapia supressiva deve ser suspensa apenas se o PET-CT *scan* for normal.

    a) Todos os itens estão incorretos.

    b) Apenas o item II está correto.

    c) Somente os itens II e III estão corretos.

    d) Existe apenas um item incorreto.

Comentários:

Após a tireoidectomia seguida da ablação com ^{131}I, pacientes sem doença aparente (i.e., com ressecção tumoral aparentemente completa na cirurgia e PCI pós-dose sem metástases) são avaliados 6-9 meses após a ablação, inicialmente com dosagem da Tg durante terapia com L-T$_4$ (Tg/T$_4$) e TgAb, além de US cervical. A maioria apresentará TG/T$_4$ indetectável, TgAb negativos e US sem anormalidades. Nesses casos, recomenda-se obter uma Tg estimulada (i.e., dosada após suspensão da L-T$_4$ ou administração do TSH recombinante), combinada à PCI diagnóstica nos pacientes de alto risco. Se a Tg permanecer indetectável (com PCI negativa, quando indicada), o paciente é considerado em remissão completa. A chance de recidiva em 10 anos é muito baixa, aproximadamente 1% no baixo risco e 3% no alto risco, porém existe. Por isso, seguimento é necessário, mas pode ser apenas anual, consistindo na dosagem de Tg/T$_4$ e AATG e, ocasionalmente, US cervical. Também supressão estrita do TSH não é mais necessária, recomendando-se níveis entre 0,5 e 2 mUI/L para pacientes de baixo risco e entre 0,1 e 0,5 mUI/L para aqueles de alto risco nos primeiros 5 anos e, persistindo os pacientes livres de doença nesse período, o TSH pode ser mantido também entre 0,5 e 2 mUI/L. Enquanto a Tg/T$_4$ permanecer indetectável com AATG negativos e a US cervical sem anormalidades, nenhum procedimento adicional é recomendado. Por outro lado, caso a Tg/T$_4$ se torne detectável ou os AATG se revelem positivos, especialmente com aumento progressivo de seus níveis, métodos de imagem devem ser realizados: inicialmente, US cervical e TC de tórax e mediastino; se estes não mostrarem metástases, FDG-PET *scan* e/ou nova terapia com ^{131}I, com realização da PCI pós-dose, são úteis para localização da doença.

No caso apresentado, como a paciente permanece com Tg/T$_4$ indetectável, AATG negativos e US sem anormalidades após muitos anos de seguimento, a melhor conduta seria: (1) considerá-la em remissão completa, mas não curada pois, embora o risco seja baixo, recidivas tardias podem ocorrer, exigindo que o seguimento seja para o resto da vida; (2) como esse risco é pequeno, a periodicidade das avaliações pode ser anual; (3) nenhum método de imagem adicional é necessário (incluindo FDG-PET *scan*); (4) supressão estrita do TSH é dispensável, podendo a dose da L-T$_4$ ser reduzida.

☑ **Resposta: C.**

Referências: 71, 78 e 80.

Duas pacientes com doença de Graves (M.P.F., 30 anos; J.C.S., 41 anos) foram encaminhadas para tratamento do hipertireoidismo. Ambas foram previamente tratadas com metimazol (MMI), mas desenvolveram efeitos colaterais graves: agranulocitose (M.P.F.) e hepatite (J.C.S.). Os exames laboratoriais confirmaram o hipertireoidismo nos dois casos, com TSH suprimido e elevação de T$_4$ livre e T$_3$. M.P.F. refere ser alérgica ao iodo.

■ **Qual a melhor conduta para estas pacientes?**

a) [131]I para os duas pacientes.
b) [131]I para M.P.F. e tireoidectomia para J.C.S.

Doenças da Tireoide

c) Propiltiouracila (PTU) para os duas pacientes.

d) [131]I para M.P.F. e PTU para J.C.S.

e) As alternativas "a" e "d" são igualmente válidas.

Comentários:

Alergia ao iodo não contraindica o uso do [131]I. Contraindicações absolutas para o [131]I são gravidez e amamentação. Entre as contraindicações relativas incluem-se bócios muito volumosos, recusa do paciente e oftalmopatia infiltrativa grave.

As tionamidas (MMI e PTU) geralmente são bem toleradas. As reações mais usuais são de natureza alérgica (p. ex., prurido, erupção cutânea, febre e artralgias) e epigastralgia, observadas em 5 a 10% dos pacientes. Ocasionalmente, também são observadas câimbras, dores musculares, edema, fadiga geral, queda ou pigmentação anormal dos cabelos e alteração do paladar (mais comum com o MMI). Entre os efeitos colaterais graves das tionamidas, destacam-se as alterações hematológicas (sobretudo a agranulocitose) e a hepatotoxicidade (colestase, sobretudo com o MMI, e hepatite tóxica, sobretudo com o PTU). A hepatite pode evoluir com insuficiência hepática aguda, potencialmente fatal. Além disso, elevação transitória das transaminases ocorre em 15 a 30% dos pacientes medicados com PTU (nos primeiros 2 meses de tratamento).

Em casos de efeitos colaterais leves (p. ex., erupção cutânea, febre, artralgia etc.), pode-se trocar uma tionamida por outra, de maneira cautelosa. Às vezes, a adição de um anti-histamínico promove a resolução espontânea da erupção cutânea em poucos dias, a despeito da manutenção do medicamento.

Pacientes que desenvolvam uma reação adversa séria (p. ex., vasculite, hepatite ou agranulocitose) com uma tionamida não devem ser medicados com outro composto do mesmo grupo. A melhor opção para as duas pacientes seria, portanto, o radioiodo.

☑ **Resposta: A.**

Referências: 82 e 96.

M.M.S, 45 anos de idade, sexo masculino, tem nódulo sólido de 3,2 × 2,2 cm no lobo esquerdo da tireoide. À ultrassonografia (US), o nódulo se mostra hipoecoico, com margens bem-definidas e padrão vascular predominantemente periférico. O paciente foi submetido, em um período de 18 meses, a três punções aspirativas com agulha fina (PAAF) guiadas por US, mas todas as amostras citológicas foram consideradas insatisfatórias.

■ *Qual seria a melhor conduta para este caso?*

a) Manter o paciente sob terapia supressiva com L-tiroxina (L-T$_4$) indefinidamente.

b) Manter o paciente sob terapia supressiva com L-T$_4$ e repetir PAAF anualmente.

c) Encaminhar o paciente para cirurgia.

d) Acompanhar o paciente por meio de US anuais.

e) Existe mais de uma alternativa correta.

Comentários:

Um dos aspectos mais importantes da avaliação da doença nodular é a exclusão de neoplasia. Os principais fatores que sugerem o diagnóstico de carcinoma tireoidiano incluem: história familiar de carcinoma medular de tireoide (CMT) ou neoplasia endócrina múltipla (MEN), crescimento tumoral rápido, nódulo muito firme, fixação em estruturas adjacentes, paralisia de cordas vocais, linfadenopatia regional, metástases a distância, idade < 20 ou > 60 anos, sexo masculino, história de irradiação da cabeça ou pescoço, textura firme – possivelmente fixação, nódulo > 4 cm em diâmetro e parcialmente cístico e sintomas compressivos, como disfagia, disfonia, rouquidão, dispneia ou tosse. De acordo com os consensos, os nódulos acima de 1 cm devem ser puncionados, a fim de se afastar a possibilidade de neoplasia. As características ultrassonográficas também devem ser consideradas na decisão terapêutica, sendo mais sugestivos de malignidade nódulos irregulares, sem halo, com vascularização central, altura maior que a largura e, especialmente, com microcalcificações. A pouca experiência do operador da US, a intensa vascularização e o componente cístico predominante do nódulo e os critérios utilizados para a avaliação da qualidade da amostra são alguns dos fatores que contribuem para amostras inadequadas. Se a reaspiração não obtiver sucesso, a retirada cirúrgica do nódulo deverá ser considerada, principalmente se a lesão for maior que 4 cm, sólida, ou se apresentar outros critérios de malignidade. A terapia supressiva não é recomendada. Sendo assim, neste caso, a melhor conduta seria o acompanhamento ultrassonográfico, já que o nódulo tem características benignas e não há sintomas compressivos ou outros fatores de risco para malignidade. No entanto, como o paciente se submeteu a três PAAF e todas obtiveram material insuficiente, a cirurgia poderia ser considerada, especialmente se o paciente assim desejar.

☑ *Resposta: D.*

Referências: 61, 68 e 78.

Mulher de 55 anos de idade tem hipotireoidismo primário, resultante de tireoidite de Hashimoto e diagnosticado há 5 anos. Há 3 anos, ela vinha em uso de 100 µg/dia de L-tiroxina (L-T_4), que a mantinham assintomática e com níveis normais de TSH e T_4 livre. Nos últimos 3 meses, a paciente vem apresentando astenia e sonolência progressivas, o que a levou a procurar um endocrinologista. Foram solicitados novos exames: TSH = 22 µUI/mL (VR: 0,3-5,0) e T_4 livre = 0,6 ng/dL (VR: 0,7-1,8). Outras medicações usadas pela paciente incluem amlodipino (há 1 ano), carbonato de cálcio (há 6 meses), sertralina (há 5 meses), raloxifeno (há 4 meses) e sinvastatina (há 3 meses).

■ Sobre este caso, podemos afirmar que:

I – Sertralina acelera o *clearance* hepático da L-T_4.

II – Carbonato de cálcio reduz a absorção intestinal da L-T_4.

III – Raloxifeno aumenta a metabolização hepática da L-T_4.

IV – A função tireoidiana deve normalizar-se, caso seja possível interromper o uso dos medicamentos supracitados.

V – Deve-se aumentar a dose da L-T_4 para 200 µg/dia.

Doenças da Tireoide

a) Existe apenas um item incorreto.
b) Apenas o item II está correto.
c) Somente os itens II e IV estão corretos.
d) Apenas o item IV está correto.
e) Somente os itens I, II e IV estão corretos.

Comentários:

> Diversas condições podem resultar na necessidade de doses diárias maiores ou menores de L-tiroxina (Quadro 2.3). Enquanto sertralina, rifampicina e anticonvulsivantes aceleram a depuração hepática de T_3 e T_4, raloxifeno, sulfato ferroso e carbonato de cálcio, entre outros, diminuem a absorção intestinal da L-T_4.

Quadro 2.3 ▪ Situações em que os requerimentos de L-tiroxina (L-T_4) podem estar alterados

1. Requerimento aumentado

- Má absorção.
  - Doenças intestinais inflamatórias (Crohn, retocolite ulcerativa etc.).
  - Após cirurgias de derivação jejunoileal ou cirurgia bariátrica (Capella).
  - Enteropatia diabética.
  - Cirrose hepática.
- Gravidez.
- Fármacos que reduzem a absorção da L-T_4.
  - Colestiramina, sucralfato, hidróxido de alumínio, sulfato ferroso, carbonato de cálcio, raloxifeno.
- Fármacos que aumentam o metabolismo hepático da L-T_4.
  - Rifampicina, fenobarbital, hidantal, carbamazepina, sertralina.
- Fármacos ou situações que diminuem a conversão de T_4 em T_3.
  - Amiodarona
  - Deficiência de selênio

2. Requerimento diminuído

- Envelhecimento (idade > 65 anos)
- Terapia androgênica em mulheres

☑ ***Resposta: E.***

Referências: 66 e 72.

Homem de 45 anos de idade teve diagnóstico de carcinoma papilífero de tireoide há 16 anos. Ele foi tratado com tireoidectomia total, seguida de dose ablativa com 100 mCi de ^{131}I e terapia supressiva com L-tiroxina (L-T_4). Volta ao endocrinologista após

4 anos, em uso de 200 µg/dia de L-T$_4$, e traz os seguintes *exames laboratoriais*: TSH = 0,004 mUI/L (VR: 0,45-4,5); T$_4$ livre = 1,6 ng/dL (VR: 0,7-1,8); tireoglobulina (Tg) = 16,5 ng/mL (VR: < 1 ng/mL), anticorpo anti-Tg = < 10 UI/mL; ultrassonografia (US) cervical normal; radiografia de tórax, mostrando múltiplos pequenos nódulos pulmonares bilateralmente. O paciente não tem queixas respiratórias e a ausculta pulmonar é normal.

■ **Sobre este caso, podemos afirmar que:**

  I – O paciente deve ser submetido à PCI, após a interrupção da terapia supressiva com L-T$_4$.
 II – O paciente deve ser submetido à PCI, de preferência, após a administração do TSH recombinante humano (Thyrogen®).
III – Thyrogen® está contraindicado na presença de metástases pulmonares.
 IV – O paciente deve receber uma dose empírica de 200 mCi de [131]I.

   a) Apenas o item III está correto.
   b) Apenas o item II está correto.
   c) Somente os itens I e II estão corretos.
   d) Existe apenas um item incorreto.
   e) Somente o item IV está correto.

Comentários:

Após uma tireoidectomia total seguida da ablação dos remanescentes, o encontro de níveis de Tg > 1 ng/mL na vigência de supressão do TSH sugere a presença de metástases, especialmente quando os valores são > 5 ng/mL (como neste caso). Por já estar detectável e elevada mesmo sob supressão, é desnecessária a dosagem da Tg após estímulo do TSH nesses pacientes.

Quanto aos métodos de imagem, a propedêutica inicial consiste em US cervical e tomografia computadorizada (TC) de tórax e mediastino (mais sensível que a radiografia simples para micrometástases pulmonares). Neste caso, a radiografia já revelou micronódulos que, pelo contexto clínico (paciente com câncer de tireoide e Tg elevada), pode corresponder a micrometástases. Exceto quando o objetivo é a realização da dosimetria, a PCI diagnóstica é dispensável pois, ainda que seja negativa, uma atividade empírica de ^{131}I pode ser administrada e a PCI pós-dose revelar metástases não visualizadas anteriormente. A administração de alta atividade de ^{131}I estará bem indicada quando a US e a TC forem normais ou a TC sugerir micrometástases (como no caso em questão).

Com relação ao preparo, não havendo contraindicação clínica ao hipotireoidismo ou incapacidade de elevar o TSH endógeno, especificamente para terapia com ^{131}I, quando metástases são conhecidas, ou para terapia empírica para Tg elevada, a suspensão da L-T$_4$ ainda é preferível. No entanto, o TSH recombinante não é contraindicado na presença de metástases pulmonares. Contraindicações relativas são metástases cerebrais ou para outras áreas do sistema nervoso, como medula espinal ou próximo a estruturas nervosas nobres.

Doenças da Tireoide

> Outro método bastante útil em pacientes com Tg elevada é o FDG-PET-CT *scan*, classicamente indicado quando a PCI pós-dose não revela metástases.
> A melhor conduta neste caso seria tratar as supostas metástases pulmonares com 200 mCi de [131]I.

☑ *Resposta: E.*

Referências: 78, 80, 97 e 98.

Mulher de 30 anos de idade tomou 15 mCi de ^{131}I para o tratamento da doença de Graves. Sete meses depois, submeteu-se à avaliação laboratorial, que revelou T_3 e T_4 livre em níveis normais, com supressão do TSH (0,03 mUI/L [VR: 0,3-5,0]). Na ocasião, permanecia sem usar metimazol ou propiltiouracila (PTU). Ao *exame físico*: tireoide difusamente aumentada (+/2+); ritmo cardíaco regular, FC = 84 bpm.

■ *Podemos afirmar que:*
- **a)** A paciente está curada do hipertireoidismo.
- **b)** Deve-se repetir o ^{131}I devido, sobretudo, ao risco de arritmias.
- **c)** Deve-se iniciar metimazol ou propiltiouracila.
- **d)** Todas os tratamentos supracitados poderiam ser usados.
- **e)** Acompanhar a paciente com avaliações periódicas da função tireoidiana seria a conduta mais razoável.

Comentários:

> Na doença de Graves, a supressão do TSH é a alteração laboratorial mais precoce, porém também a última a reverter após a radioiodoterapia. De fato, o TSH comumente leva algumas semanas (às vezes, até 1 ano) para se normalizar, a despeito da redução de T_4 e T_3. Ocasionalmente, podemos encontrar um quadro compatível com um hipotireoidismo central (TSH suprimido e T_4 livre baixo). Portanto, persistência prolongada de níveis baixos de TSH não indica necessariamente falha do tratamento.

☑ *Resposta: E.*

Referências: 82 e 96.

Mulher de 27 anos de idade procurou o endocrinologista em razão de irregularidades menstruais nos últimos 6 meses. Nega galactorreia ou sintomas de disfunção tireoidiana. Não apresenta bócio, e os reflexos profundos são normais. Os exames iniciais mostraram prolactina sérica de 17,9 ng/mL (VR: 1,2-29,9); TSH de 28,2 mcUI/mL (VR: 0,3-5,0); T_4 livre e T_3 normais. A paciente foi diagnosticada como tendo hipotireoidismo subclínico e tratada com L-tiroxina (88 μg/dia). Retornou 2 meses depois, queixando-se de nervosismo, palpitações, insônia e perda de peso (2 kg). Nessa ocasião, o TSH era de 32,5 mcUI/mL e o T_4 livre, 2,32 ng/dL (VR: 0,7-1,8).

68   Doenças da Tireoide

■ **Qual o mais provável diagnóstico neste caso?**

a) Resistência generalizada aos hormônios tireoidianos (RGHT).
b) Tireotoxicose factícia.
c) Tireotropinoma.
d) Presença de anticorpos heterofílicos.
e) Resistência hipofisária aos hormônios tireoidianos (RHHT).

Comentários:

Anticorpos heterofílicos contra imunoglobulinas de camundongos são a mais provável causa da hipertireotropinemia nesta paciente. Esses anticorpos podem predispor falsas elevações nos níveis séricos do TSH quando o hormônio é dosado por ensaios imunométricos que utilizem anticorpos de camundongos. Esse problema pode usualmente ser prevenido pela inclusão nos ensaios de imunoglobulinas não específicas de camundongo. Com isso, o TSH será detectado em seu valor real. Os níveis normais do T_4 livre antes da terapia com L-tiroxina depõem contra o diagnóstico de tireotropinomas ou resistência aos hormônios tireoidianos. Nessas condições, são encontrados T_4 livre e T_3 elevados, com TSH normal ou elevado.

☑ **Resposta: D.**

Referências: 66 e 72.

Na investigação de bócio em um adolescente de 14 anos foram observados as seguintes alterações laboratoriais: TSH = 14,8 mUI/L (VR: 0,3-5,0); T_4 livre = 2,47 ng/dL (VR: 0,7-1,8); T_3 = 227 ng/dL (VR: 72-214); anti-TPO = < 10 UI/mL (VR: < 35). Ao *exame físico*, eram dignos de notas um discreto bócio difuso e taquicardia (FC = 120 bpm). A ressonância magnética da hipófise foi normal.

■ **Qual a hipótese diagnóstica mais plausível?**

a) Microadenoma hipofisário secretor de TSH (*tireotropinoma*).
b) Síndrome de resistência aos hormônios tireoidianos (SRHT).
c) Produção excessiva de TBG.
d) Síndrome de Pendred.
e) Hipertiroxinemia disalbuminêmica familiar.

Comentários:

O paciente mais provavelmente tem a rara SRHT (cerca de 1.000 casos descritos na literatura), de herança autossômica dominante, caracterizada por reduzida responsividade dos tecidos-alvo aos hormônios tireoidianos. Em 85% dos pacientes, resulta de mutações no gene do receptor do hormônio tireoidiano (TR). Nos restantes, o mecanismo molecular envolvido ainda é incerto. Tradicionalmente, a SRHT vem sendo subdividida em dois tipos principais, generalizada (RGHT) e hipofisária (RHHT). Como a maioria dos pacientes se apresenta eumetabólica, com TSH próximo do normal, eles são classificados como portadores de RGHT. Já um pequeno número de

Doenças da Tireoide

indivíduos que apresentam sinais de hipermetabolismo (taquicardia, agitação) é definido como portador de RHHT.

Tireotropinomas são ainda mais raros (< 300 casos descritos). Laboratorialmente, assemelham-se à RHT, mas a ausência de tumor à RM descarta o diagnóstico (a grande maioria é de macroadenomas). Quando há excesso de TBG, elevam-se o T_4 e T_3 totais, mas não se modifica o TSH. A síndrome de Pendred se caracteriza pela presença de bócio e surdez em crianças com função tireoidiana habitualmente normal.

☑ **Resposta: B.**

Referências: 66 e 99.

Mulher de 73 anos de idade está em tratamento quimioterápico por causa de linfoma não Hodgkin. A detecção casual de um nódulo de 0,6 cm no lobo direito da tireoide motivou a avaliação da função tireoidiana: TSH = 0,8 mUI/L (VR: 0,35-5,5); T_4 livre = 2,3 ng/dL (VR: 0,58-1,64); T_3 = 45 ng/dL (VR: 60-190); anticorpo anti-TPO = 26 UI/mL (VR: < 35).

■ *Qual a hipótese diagnóstica mais provável para a disfunção tireoidiana?*

a) Hipotireoidismo central.
b) Síndrome do eutireóideo doente.
c) T_4-toxicose.
d) Excesso de TBG.
e) Hipertiroxinemia disalbuminêmica familiar.

Comentários:

A paciente provavelmente tem a síndrome do eutireóideo doente (SED), também conhecida como síndrome do T_3 baixo ou síndrome da doença não tireoidiana. Ela representa uma resposta adaptativa do sistema neuroendócrino a uma doença grave ou trauma e que é observada em aproximadamente 70% dos pacientes hospitalizados. Inicialmente, observam-se aumento do T_4, diminuição do T_3 e incremento do T_3 reverso (RT_3), atribuídos à inibição da desiodinase tipo 1, que converte T_4 em T_3. Posteriormente, também se reduzem o T_4 livre e, em fase mais avançada, o TSH, como consequência de hipotireoidismo central funcional. Na fase de recuperação, normalizam-se o T_3 e o T_4 livre, enquanto os níveis de TSH podem aumentar transitoriamente, porém, em geral, não excedem 20 mcUI/mL.

Caracteristicamente, no hipotireoidismo central, o T_3 e o T_4 livre estão baixos, ao passo que os valores do TSH podem estar baixos, normais ou, mesmo, discretamente elevados (usualmente, < 10 mcUI/mL). Ainda que imunologicamente ativo, trata-se, contudo, de um TSH biologicamente inativo.

☑ **Resposta: B.**

Referências: 99 e 100.

D.C.P., 62 anos de idade, sexo masculino, com queixas de surgimento de edema de membros inferiores e perda de peso progressivos nos últimos 2 meses. Encontra-se em uso de amiodarona (400 mg/dia) há 10 meses, sinvastatina + ezetimiba (20 + 10 mg/dia), telmisartana (80 mg/dia) e hidroclorotiazida (12,5 mg/dia). Em exames de rotina, foi detectado hipertireoidismo, caracterizado por: TSH = 0,001 mUI/L (VR: 0,45-5,0); FT_4 = 2,8 ng/dL (VR: 0,7-1,8); T_3 = 34 ng/dL (VR: 40-180); TRAb e anti-TPO, negativos. A cintilografia de tireoide evidenciou captação de ^{131}I nas 24 horas (RAIU/24 h) de 15% (VR: 15-40). A tireoide estava difusamente aumentada, com aproximadamente 30 g à palpação. A ultrassonografia (US) com Doppler evidenciou uma tireoide com volume de 20 cm^3 e distribuição normal da vasculatura no interior da glândula. O hipertireoidismo, atribuído à amiodarona, ainda persistia 60 dias após a retirada da medicação.

- **Qual a melhor conduta para este caso?**

   a) Iniciar tratamento com metimazol (MMI) ou propiltiouracila (PTU) em doses elevadas.

   b) Administrar ^{131}I, após a melhora da função tireoidiana com MMI ou PTU.

   c) Prednisona em altas doses.

   d) Acrescentar prednisona em altas doses e/ou carbonato de lítio se o tratamento com MMI ou PTU for ineficaz.

   e) Acrescentar perclorato de potássio se o tratamento com MMI ou PTU for ineficaz.

Comentários:

Amiodarona é um antiarrítmico que apresenta alta concentração de iodo em sua composição. A tireotoxicose induzida pela amiodarona (AIT) ocorre mais frequentemente em homens e em áreas deficientes em iodo, atinge até 23% dos pacientes e não é dose-dependente. Pode acometer o tecido tireoidiano normal ou com anormalidades prévias. São descritas duas formas principais de AIT, que diferem quanto à etiologia e ao tratamento. A AIT tipo I (AIT-I) acontece em indivíduos com doença de Graves ou bócios tóxicos latentes. A AIT do tipo II (AIT-II) ocorre em tecido tireoidiano normal como resultado de um efeito tóxico direto da amiodarona, causando uma tireoidite subaguda destrutiva com liberação dos hormônios tireoidianos pré-formados para a circulação.

Para o diagnóstico diferencial entre AIT-I e AIT-II, a captação de ^{131}I pode ser de grande valia, uma vez que na AIT-I o tecido tireoidiano autônomo exibe avidez pelo ^{131}I, enquanto na AIT-II o tecido tireoidiano lesado demonstra uma captação de iodo baixa ou, até mesmo, ausente. Adicionalmente, a AIT-II apresenta aumento expressivo dos mediadores do processo inflamatório, especialmente de interleucina-6, ao passo que esse aumento é apenas moderado ou mesmo ausente na AIT-I. Finalmente, a US com Doppler da tireoide pode ser útil, uma vez que se apresenta dentro da normalidade ou com hiperfluxo na AIT-I e com um padrão heterogêneo e sinais de hipofluxo na AIT-II. Na prática, o diagnóstico diferencial entre AIT-I e AIT-II é complexo e formas mistas frequentemente são encontradas.

Como terapia para AIT-I, recomenda-se o uso de agentes antitireoidianos em altas doses (40-60 mg de MMI ou 600-800 mg/dia de PTU), perclorato de potássio (que bloqueia competitivamente a entrada de iodo na glândula), radioiodo ou, nos casos mais graves,

Doenças da Tireoide

tireoidectomia. Alguns estudos mostraram a eficácia da terapia combinada de TSH recombinante com radioiodo. Uma outra opção para o tratamento da AIT-I consiste no uso de carbonato de lítio. Para a AIT-II, os glicocorticoides (GC) são o tratamento de escolha em virtude dos efeitos anti-inflamatórios, adicionados à inibição da atividade da 5´-desiodinase que promovem. Os GC podem ser empregados em diferentes doses (15-80 mg/dia de prednisona ou 3-6 mg/dia de dexametasona), por cerca de 7 a 12 semanas. Recorrência pode ser observada em alguns pacientes após a retirada do corticoide, o que indica sua reintrodução.

No caso em questão podemos perceber que, apesar de o paciente não ter sinais de doença tireoidiana prévia, a presença de uma glândula de tamanho normal e de um Doppler não conclusivo aponta para uma AIT do tipo misto. Assim, deveria ser tratada com prednisona e/ou carbonato de lítio, se o uso de MMI ou PTU não for bem-sucedido.

☑ **Resposta: D.**

Referências: 82 e 101.

Mulher de 38 anos de idade foi encaminhada ao endocrinologista por causa de nódulo sólido de 2,2 × 1,8 cm no lobo direito da tireoide. Ao *exame físico*: tireoide palpável, indolor à palpação; RCR, FC = 88 bpm. *Exames laboratoriais*: TSH = 1,3 mcUI/mL (VR: 0,3-5,0); T_4 livre = 1,3 ng/dL (VR = 0,7-1,8); anti-TPO = 334 UI/mL (VR: < 34).

■ *Sobre este caso, considere as afirmativas abaixo:*

I – A paciente obrigatoriamente tem de se submeter à PAAF.

II – Existe risco aumentado para carcinoma diferenciado de tireoide (CDT) em portadores de tireoidite de Hashimoto (TH).

III – Linfoma primário de tireoide (LPT) é mais comum em portadores de TH.

IV – O CDT parece ter um comportamento menos agressivo, com menos metástases a distância, em pacientes com TH.

    a) Todas estão corretas.

    b) Somente I e III estão corretas.

    c) Apenas I e II estão corretas.

    d) Apenas II é incorreta.

    e) Somente III e IV estão corretas.

Comentários:

Todo nódulo > 1 cm e aqueles menores com aspectos ultrassonográficos sugestivos de malignidade devem ser puncionados. O raro LPT é mais comum em mulheres idosas com TH. Não é raro encontrarmos CDT em portadores de TH; contudo, essa concomitância não tem

> relação causal. Lembrar também que a TH pode gerar resultado falso-positivo para neoplasia folicular à citologia. Existem evidências de que metástases a distância de CDT seriam menos frequentes em portadores de TH, por motivos ainda não bem esclarecidos.

☑ **Resposta: D**

Referências: 61 e 102.

Mulher de 41 anos de idade procura o ambulatório de endocrinologia com queixa de "caroço" em região cervical há cerca de 1 mês. Trazia os seguintes *exames laboratoriais*, solicitados pelo clínico geral: TSH = 3,2 mcUI/mL (VR: 3,0-5,0); T_4 livre = 1,04 (VR: 0,7-1,8); ultrassonografia (US) de tireoide → nódulo de 2,5 cm no lobo direito, hipoecoico, com captação periférica e central ao estudo Doppler. A paciente foi submetida a uma PAAF e a citologia foi compatível com carcinoma medular de tireoide (CMT). Em dois linfonodos cervicais puncionados também se evidenciaram focos metastáticos.

■ **Sobre este caso, podemos afirmar que:**

I – Devemos solicitar a dosagem sérica da calcitonina e do antígeno carcinoembriogênico (CEA); se a calcitonina for normal, mesmo com o CEA elevado, o diagnóstico de CMT ficará excluído.

II – É importante avaliar se esta paciente tem hiperparatireoidismo primário (HPTP) e feocromocitoma (FEO) logo após a tireoidectomia total, pois ela pode ter neoplasia endócrina múltipla tipo 2A (MEN-2A).

III – Após o procedimento cirúrgico, é recomendado agendar a paciente para submeter-se à terapia ablativa com [131]I.

IV – Devemos deixar a paciente com TSH suprimido (< 0,1 mcUI/mL), pois ela apresenta metástases locorregionais.

V – O risco cumulativo de metástases a distância não difere entre o CMT esporádico e o hereditário.

   a) Todos os itens estão corretos.
   b) Apenas os itens II e V estão corretos.
   c) Somente os itens II e III estão corretos.
   d) Apenas o item V está correto.
   e) Existe apenas um item incorreto.

Comentários:

> O CMT é derivado das células parafoliculares, produtoras de calcitonina. Representa cerca de 5% dos carcinomas tireoidianos e pode ser esporádico ou, menos comumente, familiar (isoladamente ou associados à MEN-2A [CMT, HPTP e FEO] ou MEN-2B [CMT, neuromas mucosos e FEO]). O CMT familiar é causado por mutações no proto-oncogene RET.

Níveis elevados de calcitonina sérica são a principal característica laboratorial do CMT. No entanto, raramente, a calcitonina sérica pode estar normal, apesar do CMT clinicamente aparente. Nesta situação, os níveis séricos do CEA podem estar elevados e ter utilidade diagnóstica.

A avaliação pré-operatória dos pacientes que presumivelmente tenham CMT deve incluir: calcitonina basal, CEA, cálcio, análise do proto-oncogene RET e triagem para FEO. Em pacientes com MEN-2A, o FEO deve ser ressecado antes da cirurgia para o CMT e o HPTP, devido ao alto risco de execução de procedimentos cirúrgicos e anestesias na presença de FEO. Esses procedimentos podem sabidamente desencadear liberação de grande quantidade de catecolominas pelo FEO e induzir crise hipertensiva potencialmente fatal.

O tratamento com iodo radioativo não tem papel no manejo pós-operatório de pacientes com CMT, devendo ser restrito aos pacientes com carcinoma (CA) papilífero ou folicular.

Diferentemente do CA papilífero e folicular, os tumores de células parafoliculares não são dependentes do TSH e, portanto, não há evidência de que a terapia com L-tiroxina, destinada a suprimir os níveis de TSH, reduza a recorrência tumoral ou melhore a sobrevivência dos pacientes com CMT. O tratamento tem como alvo um TSH sérico de 0,5 a 2,5 mcUI/mL.

Em contrapartida, está provado que o risco cumulativo de metástases a distância não difere entre o CMT esporádico e o hereditário.

☑ **Resposta: D.**

Referências: 103 e 104

Em mulher de 60 anos de idade, com queixas de bócio e palpitações ocasionais, encontrou-se o seguinte padrão de função tireoidiana: TSH = 0,03 mUI/L (VR = 0,35-5,5), T_4 livre = 0,8 ng/dL (VR: 0,58-1,64); T_3 = 96,5 ng/dL (VR: 40-180) e anti-TPO = 27 UI/mL (VR: < 35). Os exames foram repetidos 3 meses após e constatou-se que T_4 livre e T_3 permaneciam normais, com TSH de 0,01 mUI/L. Na ocasião foi solicitada ultrassonografia, que revelou apenas discreto aumento difuso da tireoide. A paciente faz uso de citalopram e enalapril. Ao exame físico: RCR, FC = 92 bpm, PA = 140 × 90 mmHg.

■ **Qual a melhor conduta para este caso?**

a) Observar a paciente e repetir exames após 3 a 6 meses.
b) Iniciar propranolol e repetir exames após 3 a 6 meses.
c) Iniciar metimazol.
d) Administrar radioiodo.
e) Mais de uma das opções terapêuticas supracitadas poderia ser considerada.

Comentários:

O tratamento dos pacientes com hipertireoidismo subclínico (HSC) permanece uma questão controversa. O primeiro passo diante de uma paciente com HSC é excluir causas não tireoidianas para um TSH baixo, como doenças hipofisárias e hipotalâmicas, gravidez (uma vez que a hCG no primeiro trimestre pode levar a uma diminuição do TSH) e tireotoxicose factícia, entre outros. O exame deve sempre ser confirmado, uma vez que essa supressão pode ser transitória. Uma vez confirmado o diagnóstico, a avaliação do risco × benefício da terapia deve se basear no risco de progressão para o hipertireoidismo manifesto, o grau de supressão do TSH, fatores de risco individuais do paciente (p. ex., sua idade) e comorbidades.

A taxa de progressão para hipertireoidismo manifesto difere entre os estudos, porém, no mais recente estudo epidemiológico realizado no Reino Unido, de 2.024 pacientes com HSC, apenas 0,5-0,7% progrediram para hipertireoidismo manifesto em 7 anos, enquanto 35,6% regrediram espontaneamente sem tratamento. E ainda, a taxa de progressão diminui ao longo do tempo, sendo mais pronunciada no primeiro ano. O risco de progressão aumenta quando há evidência de doença de Graves, seja pela presença concomitante de oftalmopatia, seja pela presença de anticorpos antitireoidianos. Na maioria dos estudos, o grau de supressão do TSH está diretamente relacionado com o risco cardiovascular. Quando o TSH era < 0,1 mUI/L, o risco de fibrilação atrial passou a ser significativo. Esse risco tornou-se ainda maior em pacientes idosos e com outras comorbidades. Sendo assim, o caso em questão torna possível abordagens diferentes. Uma delas seria a observação da paciente apenas com tratamento sintomático com propranolol, já que não há evidência de doença autoimune tireoidiana ou de alterações estruturais da glândula, exceto por um discreto aumento de volume. Esta abordagem pode ser eficiente também para controlar a leve hipertensão arterial apresentada. No entanto, na confirmação do exame pode-se perceber que o TSH veio ainda mais baixo, o que poderia colocá-la no grupo que progride para hipertireoidismo manifesto no primeiro ano. Sendo assim, não estaria incorreto iniciar um agente antitireoidiano em dose baixa. Entretanto, essa abordagem não mostrou benefícios em relação à morbimortalidade a longo prazo.

☑ *Resposta: E.*

Referências: 105 a 107.

Em homem de 62 anos de idade, com queixas de bócio e palpitações ocasionais, encontrou-se o seguinte padrão de função tireoidiana: TSH = 0,03 mUI/L (VR = 0,35-5,5), T_4 livre = 0,8 ng/dL (VR: 0,58-1,64); T_3 = 136,5 ng/dL (VR: 40,0-180) e anti-TPO = 29 UI/mL (VR: < 35). Os exames foram repetidos 3 meses após e constatou-se que T_4 livre e T_3 permaneciam normais, com TSH de 0,01 mUI/L. Na ocasião foi solicitada ultrassonografia, que revelou nódulo de 3,2 cm no lobo direito, o qual se mostrou hipercaptante à cintilografia com tecnécio. O paciente faz uso de metformina, enalapril e amlodipino. Ao exame físico: RCR, FC = 88 bpm, PA = 150 × 90 mmHg.

■ *Qual a melhor conduta para este caso?*

a) Observar o paciente e repetir exames após 3 a 6 meses.
b) Iniciar propranolol e repetir exames após 3 a 6 meses.
c) Encaminhar o paciente para cirurgia.
d) Administrar radioiodo (30 mCi).
e) Mais de uma das opções terapêuticas supracitadas poderia ser considerada.

Doenças da Tireoide

Comentários:

O nódulo tireoidiano autônomo (NTA) pode se apresentar como um nódulo quente à cintilografia e com vários graus de supressão do parênquima extranodular. A grande maioria desses pacientes apresenta níveis suprimidos de TSH. O tratamento pode estar indicado em virtude do tamanho do nódulo, com compressão de estruturas adjacentes ou queixas cosméticas. Além disso, o tratamento pode prevenir a evolução para hipertireoidismo franco ou manifesto (risco maior com nódulos > 3 cm), particularmente nos pacientes idosos com doença cardíaca.

A história natural do NTA é variável, podendo a função tireoidiana permanecer inalterada (80%), evoluir para hipertireoidismo (15%) ou mesmo involuir para perda de autonomia por degeneração hemorrágica (5%). No NTA com TSH suprimido é de se supor que o esqueleto e o sistema cardiovascular também estejam sujeitos ao hipertireoidismo subclínico, o que reforça a ideia de tratamento do NTA.

O uso do ^{131}I é simples, custo-efetivo e seguro. Cirurgia e ^{131}I são igualmente efetivos no NTA tóxico, e a escolha entre os dois procedimentos depende do quadro clínico, da preferência do médico e do paciente e da disponibilidade do procedimento, embora ambos possam levar ao hipotireoidismo (mais frequentemente com o ^{131}I). A vantagem maior da cirurgia é o efeito mais rápido, enquanto o risco anestésico e o maior custo são as principais desvantagens.

☑ *Resposta: E.*

Referências: 61, 78 e 102.

Distúrbios das Adrenais

Capítulo 3

Claudio E. Kater ▪ Lucio Vilar ▪ Margaret de Castro ▪ Lívia Mermejo
Maria da Conceição Freitas ▪ Milena Caldato ▪ Oscar D. Bruno

Homem de 57 anos de idade foi encaminhado ao endocrinologista em função da presença de hipertensão e hipocalemia (K^+ sérico entre 2,9 e 3,5 mEq/L). Vinha em uso de captopril e amlodipino. Ele negava episódios de palidez, tremor, sudorese ou cefaleia mas, ao ser questionado, referiu apresentar ocasionalmente rubor facial e palpitações. Ao *exame físico*: FC = 94 bpm; PA = 160 × 90 mmHg; peso = 75,2 kg; IMC = 26,3 kg/m².

Exames laboratoriais: catecolaminas plasmáticas (CP) = 1.372 pg/mL (VR: 123-671); metanefrinas urinárias = 1.100 µg/24 h (VR: 90-690); catecolaminas livres urinárias, normais; atividade plasmática de renina (em posição sentada) = 0,1 ng/mL/h (VR: 0,4-0,7); aldosterona plasmática (em postura supina) = 33 ng/dL (VR: 2-16); aldosterona plasmática (em postura ereta) = 118 ng/dL. A tomografia computadorizada de abdome revelou tumoração adrenal bilateral (4 cm à direita e 1,6 cm à esquerda) (Fig. 3.1). Na ressonância magnética, ambas as lesões se mostraram com hipersinal em T2 (Fig. 3.2).

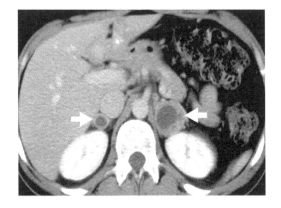

Fig. 3.1 ▪ A TC revelou massas adrenais parcialmente císticas bilaterais.

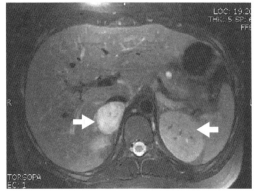

Fig. 3.2 ▪ Na ressonância magnética, ambas as lesões se mostraram com hipersinal em T2.

■ I – Que exame adicional seria mais importante para se chegar a uma definição diagnóstica?

a) Biópsia adrenal bilateral.
b) Cateterismo bilateral das veias adrenais.
c) Dosagem de catecolaminas plasmáticas.
d) Existe mais de uma opção correta.

O paciente foi submetido a cateterismo bilateral das veias adrenais (CBVA) para dosagem da aldosterona, cujos níveis foram: 672 ng/dL na veia adrenal direita, 416 ng/dL na veia adrenal esquerda e 48 ng/dL na veia cava inferior. Após 3 dias de dieta sem restrição de sódio, o valor da aldosterona em amostra urinária de 24 horas foi 18,5 µg/24 h.

■ II – Em função dos achados laboratoriais do paciente, qual o diagnóstico mais provável?

a) Tumor adrenal secretor de catecolaminas e aldosterona.
b) Feocromocitoma (FEO) secretor de aldosterona.
c) Concomitância de FEO bilateral e hiperaldosteronismo idiopático (HAI).
d) Concomitância de adenoma produtor de aldosterona (APA) bilateral e hiperplasia medular.

Comentários:

Biópsia adrenal está contraindicada em paciente com suspeita de FEO porque ela pode desencadear liberação de catecolaminas pelo tumor e crise hipertensiva potencialmente fatal. O paciente foi submetido a adrenalectomia direita total e esquerda parcial. O estudo histopatológico revelou FEO bilaterais, associados a moderada hiperplasia cortical bilateral. O CBVA confirmou a secreção bilateral de aldosterona. A resposta da aldosterona ao teste da postura foi compatível com HAI.

Isoladamente, o teste da postura ereta é considerado o procedimento não invasivo mais sensível e específico na diferenciação entre APA e HAI. Caracteristicamente, a concentração de aldosterona plasmática (CAP) se eleva significativamente (incrementos de três a quatro vezes) em casos de HAI e permanece inalterada ou sofre uma franca queda nos pacientes com APA. Entretanto, em até 15 a 20% dos casos encontramos respostas anômalas, caracterizando a hiperplasia adrenal primária (com ausência de elevação da CAP ao estímulo postural) e o aldosteronoma responsivo à angiotensina (com elevação da CAP > 30%). O CBVA é, portanto, o exame mais acurado na distinção entre APA e HAI; contudo, trata-se de um procedimento invasivo que exige profissional experiente e, em até 25% das vezes, não se consegue cateterizar a veia adrenal direita.

O diagnóstico final foi a concomitância de FEO bilateral com hiperaldosteromismo idiopático. A eventual produção de angiotensina pelo tumor poderia levar a hiperplasia cortical e produção autônoma de aldosterona. Na literatura existem raros casos relatados da associação de FEO com adenomas adrenais.

☑ *Respostas: (I) B e (II) C.*

Referências: 109 a 112.

Mulher de 34 anos de idade com queixas de amenorreia e aumento de peso nos últimos 6 meses. Negava a possibilidade de estar grávida ou o uso de qualquer medicação. Ao *exame físico*: IMC = 28,2 kg/m^2; PA = 145/95 mmHg; fácies de lua-cheia e pletora facial; presença de estrias violáceas abdominais (Fig. 3.3) A *avaliação laboratorial* revelou os seguintes resultados: glicemia de jejum = 109 mg/dL; cortisol sérico (CS) basal às 8 horas = 3,5 μg/dL (VR: 5-25); CS às 8 horas após supressão noturna com 1 mg de dexametasona = 4,3 μg/dL; ACTH plasmático = 3,8 e 6,1 pg/mL (VR: < 46); prolactina = 12 ng/mL (VR: 2,8-29,2); β-hCG, negativo; TSH = 1,2 mcUI/mL (VR: 0,45-4,5). A paciente foi submetida à tomografia computadorizada (TC) abdominal, que revelou adenoma na adrenal direita, medindo 2,3 × 1,2 cm (Fig. 3.4).

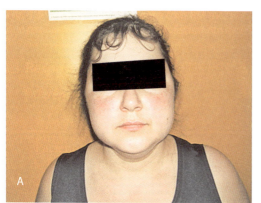 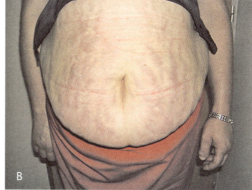

Fig. 3.3 ▪ **A.** Fácies em lua-cheia, pletora facial. **B.** Obesidade abdominal, com estrias purpúricas.

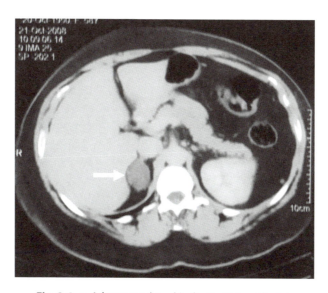

Fig. 3.4 ▪ Adenoma adrenal à direita (2,3 cm) (*seta*).

80
Distúrbios das Adrenais

■ **Sobre este caso, é possível afirmar que:**

I – A dosagem do cortisol salivar à meia-noite seria de grande utilidade neste caso.

II – Síndrome de Cushing exógena é a etiologia mais provável.

III – A paciente deve ser submetida a uma adrenalectomia direita.

IV – A dosagem do ACTH após estímulo com CRH ou DDAVP permitiria uma definição diagnóstica.

   a) Todos os itens estão incorretos.

   b) Apenas os itens I e IV estão corretos.

   c) Somente o item III está correto.

   d) Apenas o item II está correto.

Comentários:

A síndrome de Cushing exógena secundária ao uso de prednisona ou outros glicocorticoides sintéticos se caracteriza por níveis suprimidos de cortisol e ACTH. Pode resultar do uso prolongado dessas medicações por qualquer via, inclusive preparações tópicas, inalatórias, intranasais, colírios etc. Tais medicações frequentemente são omitidas pelos pacientes.

No caso da nossa paciente, posteriormente se descobriu que ela fazia uso havia alguns meses de Nasonex spray nasal® (furoato de mometesona) para tratamento de rinite alérgica.

A tumoração visualizada na TC abdominal representa um incidentaloma adrenal, cuja principal etiologia são adenomas não funcionantes. São encontrados em até 4,4% das TC abdominais.

☑ **Resposta: D.**

Referências: 5, 6 e 113.

Um homem de 35 anos de idade procurou o endocrinologista com queixas de ganho de peso, astenia e falta de força nos membros inferiores. Ao *exame físico*: IMC = 25,9 kg/m², PA = 150/90 mmHg; presença de estrias violáceas abdominais, com espessura > 1 cm (Fig. 3.5), além de equimoses em membros superiores. A *avaliação laboratorial* revelou os seguintes resultados: glicemia de jejum = 105 mg/dL (VR: 60-99); cortisol sérico (CS) basal às 8 horas = 30 µg/dL (VR: 5-25); cortisol salivar à meia-noite = 312 ng/dL (VR: até 100); cortisol livre urinário (UFC) = 312 µg/24 h (VR: 4,2-60); CS das 8 horas após supressão noturna com 8 mg de dexametasona (HDDST) = 24 µg/dL; ACTH plasmático = 40 e 46 (basal; VR: 5-46) e 64 pg/mL (pico após 10 µg de DDAVP por via intravenosa); K^+ sérico = 3,4 mEq/L (VR: 3,6-5,1). A ressonância magnética (RM) da sela túrcica foi normal.

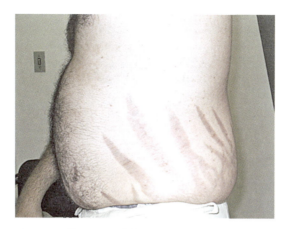

Fig. 3.5 ■ Estrias violáceas no abdome e no dorso com espessura > 1 cm.

■ *Sobre este caso, é possível afirmar que:*

I – A etiologia do hipercortisolismo é a doença de Cushing (DC) por causa da hiper--resposta do ACTH ao DDAVP (pico > 35%).
II – A síndrome do ACTH ectópico (SAE) é excluída porque o ACTH basal está normal.
III – O paciente tem de se submeter obrigatoriamente a um cateterismo do seio petroso inferior (CSPI).
IV – O quadro clínico com manifestações cushingoides tão evidentes praticamente confirma o diagnóstico de DC.
  a) Existe apenas um item incorreto.
  b) Somente os itens I e III estão corretos.
  c) Somente os itens II e IV estão corretos.
  d) Todos os itens estão incorretos.
  e) Somente o item III está correto.

Comentários:

Em casos de síndrome de Cushing ACTH-dependente, o CSPI é feito rotineiramente em alguns serviços, enquanto em outros ele é reservado para as situações em que a combinação de RM e testes dinâmicos não invasivos não promove uma definição etiológica. No caso em questão, em que a RM hipofisária foi normal, não houve redução do cortisol sérico > 50% no HDDST (resposta compatível com SAE), mas houve resposta exagerada do ACTH (pico de 40%) após estímulo com DDAVP (resposta compatível com DC). Portanto, o CSPI estaria obrigatoriamente indicado.

Tipicamente, o ACTH está normal (60% dos casos) ou aumentado em casos de DC, ao passo que ele se encontra elevado na SAE. Contudo, na série do NIH, 25 de 79 (31,6%) pacientes com SAE tinham ACTH normal (Ilias e cols., 2005). Pico do ACTH > 35% após estímulo com DDAVP ou CRH é sugestivo de DC, porém também ocorre em cerca de 10% dos casos de SAE. Esse percentual pode ser ainda maior, se considerarmos apenas os casos de carcinoides brônquicos (causa mais comum de SAE). Como esses tumores têm habitualmente crescimento lento, as manifestações clínicas do hipercortisolismo tendem a se expressar plenamente e não há como distinguir clinicamente esses casos de pacientes com DC. Ao contrário, na presença de tumores mais agressivos (p. ex., carcinoma pulmonar de pequenas células), a tendência é a predominância de manifestações de neoplasia maligna (astenia, anemia, perda de peso etc.), associadas a hiperglicemia, hipertensão e hipocalemia.

O paciente foi submetido a um CSPI, cujo resultado foi compatível com SAE: gradiente de ACTH centro/periferia de 1,2 (basal) e 1,7 (pós-estímulo com DDAVP). A radiografia simples e a tomografia computadorizada (TC) de tórax mostraram nódulo de 2 cm na base do pulmão esquerdo (Fig. 3.6). Diagnóstico final: carcinoide brônquico secretor de ACTH.

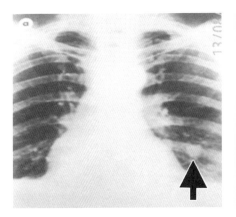
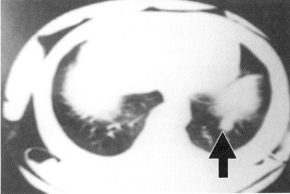

Fig. 3.6 ▪ Nódulo de 2 cm na base do pulmão esquerdo visualizado por radiografia simples e TC torácicas (setas). Diagnóstico final: carcinoide brônquico secretor de ACTH.

☑ **Resposta: E.**

Referências: 5, 6, 15, 122 e 123.

P.C.G., 33 anos de idade, sexo masculino, apresentara, 4 anos antes, dor lombar esquerda com irradiação para hipogástrio e que cedeu com o uso de analgésicos. A mesma dor se repetiu 2 anos após, acompanhada de cefaleia, hipertensão arterial, rubor facial, sudorese e palidez cutânea. Há 1 ano, a dor voltou acompanhada de arritmia cardíaca e hipertensão arterial, mantendo-se até o presente internamento. Ao *exame físico*, o paciente encontrava-se taquicárdico (FC = 120 bpm) e com pressão arterial (PA) de 160/100 mmHg. A *investigação laboratorial* mostrou: ácido vanilmandélico (VMA) = 8,7 mg/24 h (VR: 2-7), adrenalina urinária = 18,9 μg/24 h (VR: até 20); noradrenalina urinária = 96 μg/24 h (VR: 15-80); dopamina urinária = 14,5 pg/mL (VR: < 30); metanefrina urinária = 220 μg/24 h (VR: 26-230) e normetanefrina urinária = 435 μg/24 h (VR: 44-450). A tomografia computadorizada evidenciou uma massa de 10 × 8 cm com áreas de necrose central, acometendo a adrenal direita (Fig. 3.7). A cintilografia com ^{131}I-MIBG mostrou formação expansiva na adrenal direita (Fig. 3.8).

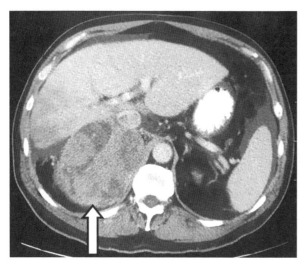
Fig. 3.7 ▪ Tomografia computadorizada mostrando massa de 10 x 8 cm na adrenal direita, com áreas de necrose central (*seta*).

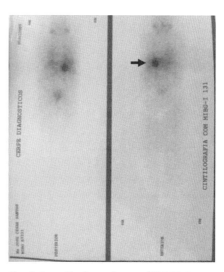
Fig. 3.8 ▪ Cintilografia com ^{131}I-MIBG mostrando formação expansiva na adrenal direita (*seta*).

- **Sobre este caso, é possível afirmar que:**
    a) Os exames laboratoriais minimamente alterados descartam a possibilidade de feocromocitoma (FEO).
    b) Sudorese, palidez e taquicardia constituem a tríade clássica para FEO, mas ela tem baixas sensibilidade e especificidade.
    c) FEO adrenais grandes podem metabolizar os hormônios e levar a valores hormonais plasmáticos e urinários normais ou minimamente alterados.
    d) A cintilografia com ^{131}I-MIBG não tem boa especificidade para diagnosticar FEO.
    e) A dosagem do VMA ainda é um dos melhores exames para diagnosticar FEO.

Comentários:

O paciente apresenta sintomatologia típica de FEO, porém há uma discordância entre clínica e laboratório, já que as metanefrinas, adrenalina e dopamina urinárias se mostraram normais, enquanto um aumento discreto foi observado na noradrenalina urinária (20%) e no VMA (25%).

A tríade clássica do FEO (sudorese, cefaleia, taquicardia) em paciente hipertenso tem sensibilidade de 90,9% e especificidade de 93,8%. Não existe, entretanto, correlação entre os níveis de catecolaminas circulantes e a presença de hipertensão nos casos de FEO.

Os exames de imagem confirmaram a presença do tumor adrenal e mostraram uma importante área de necrose. A cintilografia com ^{131}I-MIBG, apesar de baixa sensibilidade (78%), tem elevada especificidade para FEO (95%), além de ser informativa quanto à localização anatômica e à caracterização funcional do tumor.

Apesar de ser simples e barata, a dosagem do VMA é pouco confiável devido à alta frequência de resultados falso-negativos (sensibilidade de 64 a 81%). Assim, mesmo tendo uma especificidade relativamente boa (88-96%), sua utilização não deve ser mais recomendada.

O tamanho tumoral parece ser importante no desenvolvimento de sintomas. Lesões > 50 g metabolizam mais rapidamente as catecolaminas dentro do próprio tumor e causam menos sintomas, tendendo a evoluir com níveis mais baixos de catecolaminas plasmáticas e valores variáveis de metabólitos urinários. Ao contrário, tumores < 50 g tendem a produzir mais sintomas e ser mais facilmente diagnosticados, devido aos valores mais elevados das catecolaminas plasmáticas. Nessa situação, a dosagem das metanefrinas livres plasmáticas mostra-se muito útil, já que elas não sofrem metabolização intratumoral e seus níveis estão quase sempre elevados em casos de FEO (sensibilidade de 95 a 100%). No entanto, infelizmente, esse exame ainda não está disponível em nosso meio.

Após preparo específico, o paciente foi submetido à adrenalectomia, baseando-se no tamanho do tumor e no resultado da cintilografia. A patologia confirmou neoplasia adrenal compatível com FEO e o paciente evoluiu com normalização da PA.

☑ **Resposta: C.**

Referências: 114 a 116.

Mulher de 36 anos de idade procura a assistência médica em função de tonturas, astenia e perda de peso nos últimos meses. Refere também estar amenorreica há 6 meses. *Exames laboratoriais* iniciais: glicemia de jejum = 67 mg/dL; potássio = 4,7 mEq/L (VR: 3,5-5-5); sódio = 129 mEq/L (VR: 136-145); hemácias = 3,4 milhões/μL; Hb = 10,7 g/dL; TSH = 0,67 mcUI/mL (VR: 0,3-5); T_4 livre = 0,98 ng/dL (VR: 0,7-1,8); cortisol sérico (CS) às 8 horas = 3,7 μg/dL (VR: 5-25); ACTH = 4,2 pg/mL (VR: < 46), PRL = 48,6 μg/L (VR: 2,8-29,2); LH = 1,2 UI/L; FSH = 0,9 UI/L; estradiol = 20 pg/mL; IGF-I, normal. A paciente posteriormente foi submetida à dosagem do CS após estímulo com 250 μg de ACTH sintético (Cortrosina®), tendo o pico do CS atingido 25,6 μg/dL após 60 minutos.

■ **Sobre este caso, é possível afirmar que:**

I – A paciente não tem insuficiência adrenal (IA), já que a resposta do cortisol ao ACTH foi normal (pico > 20 μg/dL).

II – A paciente deve ser submetida ao teste de tolerância à insulina (ITT).

III – Se o pico do cortisol no ITT for < 20 μg/dL, está indicada uma ressonância magnética da hipófise.

IV – IA secundária estará excluída se o pico do cortisol no ITT for > 20 μg/dL.

    a) Todos os itens estão incorretos.

    b) Apenas o item I é incorreto.

    c) Somente os itens II e III estão corretos.

    d) Existe apenas um item correto.

Distúrbios das Adrenais

Comentários:

> Um teste de estímulo com Cortrosina® normal (pico do cortisol < 20 µg/dL) praticamente exclui o diagnóstico de IA primária, sem contudo descartar a possibilidade de IA secundária. O ITT é considerado o padrão-ouro para confirmação da IA secundária. Um pico do cortisol < 20 µg/dL é indicativo do diagnóstico e, nessa situação, uma RM hipofisária deve ser feita para a pesquisa de alguma patologia da região selar (p. ex., tumores, hipofisite, doenças infiltrativas, metástases etc.).
> Na paciente em questão, o pico do CS no ITT foi de 6,6 µg/dL e a RM mostrou espessamento da haste hipofisária. O diagnóstico final foi de IA secundária à hipofisite linfocítica. Esta última costuma causar hipopituitarismo em graus variados (raramente, deficiência isolada de ACTH, como aparentemente é o caso desta paciente), hiperprolactinemia e diabetes insípido.

☑ ***Resposta: B.***

Referências: 117 e 118.

Mulher de 42 anos de idade, com queixas de amenorreia e aumento de peso nos últimos 12 meses. Na investigação hormonal foram encontrados: cortisol das 8 horas basal = 32 µg/dL (VR: 5-25); cortisol livre urinário = 352 µg/24 h (VR: 21-111); cortisol das 8 horas após supressão *overnight* com 8 mg de dexametasona = 25 µg/dL; ACTH plasmático = 80 e 95 pg/mL (VR: até 46). À ressonância magnética (RM), a hipófise mostrou-se sem anormalidades. Foi também realizada tomografia computadorizada (TC) abdominal, que revelou nódulo de 2,2 × 1,5 cm na adrenal esquerda.

■ *Sobre este caso, é possível afirmar que:*

I – A doença de Cushing (DC) é improvável nessa paciente.
II – Adrenalectomia esquerda deve ser considerada.
III – O cateterismo do seio petroso inferior (CSPI) torna-se obrigatório neste caso.
IV – O teste do CRH ou DDAVP permitiria uma clara distinção entre DC e secreção de ACTH ectópica (SAE).
   a) Todos os itens estão corretos.
   b) Apenas os itens I e II estão corretos.
   c) Somente o item III está correto.
   d) Somente os itens II e III estão corretos.
   e) Apenas o item IV está incorreto.

Comentários:

> Níveis persistentemente elevados do ACTH excluem a possibilidade de um tumor adrenal produtor de cortisol. Portanto, neste caso, o "nódulo" adrenal representa um incidentaloma adrenal, presente em até 4,4% das TC abdominais. A DC é a provável etiologia para o

hipercortisolismo nesta paciente, considerando que se trata de uma mulher de meia-idade, com progressão lenta dos sintomas e, principalmente, porque a DC responde por, no mínimo, 85% dos casos de síndrome de Cushing ACTH-dependente. Convém lembrar que em pelo menos um terço dos casos de DC a RM é normal. O CSPI é o melhor exame na distinção entre a DC e a SAE. Sua maior indicação é para os casos em que a combinação da RM hipofisária com os testes dinâmicos não invasivos não permita uma definição diagnóstica. Entretanto, em alguns serviços, ele é feito rotineiramente em todo paciente com síndrome de Cushing ACTH-dependente. Incrementos do cortisol > 20% e do ACTH > 35% após estímulo com CRH ou DDAVP são indicativos do diagnóstico de DC. Contudo, tal resposta é também observada em pelo menos 10% dos casos de SAE. Um incremento do ACTH > 50% pós-CRH ou DDAVP é muito sugestivo de DC e, em dois estudos (Invitti e cols., 1999; Vilar e cols., 2008), teve 100% de especificidade.

☑ *Resposta: C.*

Referências: 5, 6, 10 e 121 a 123.

Em uma mulher de 28 anos de idade, com suspeita clínica de feocromocitoma (FEO), as metanefrinas urinárias se revelaram normais. Os níveis de catecolaminas plasmáticas (CP) foram de 1.300 pg/mL (VR: 123-671), reduzindo-se para 450 pg/mL 3 horas após a ingestão de 0,3 mg de clonidina. A ressonância magnética (RM) mostrou uma massa na adrenal direita (3 × 2,2 cm) cujo aspecto foi similar em T1 e T2.

■ *Podemos afirmar que:*

   a) O diagnóstico de FEO está confirmado.
   b) O diagnóstico de FEO é bastante improvável.
   c) Devem ser dosadas as catecolaminas livres urinárias.
   d) Deve-se fazer o teste de estímulo com glucagon.
   e) Diante dos achados da RM, nenhum exame de imagem adicional se faz necessário.

Comentários:

Muito provavelmente a paciente não tem FEO. Uma resposta normal ao teste de clonidina (valores de CP < 500 pg/mL 2-3 horas após a tomada de 0,3 mg do medicamento) só excepcionalmente é vista no FEO (3% em um estudo de 32 casos). Resultados falso-positivos apenas ocorrem em 1,5% dos hipertensos essenciais. Além disso, em alguns estudos, um sinal hiperintenso em T2 foi observado em quase 100% casos de FEO. Se o grau de suspeita clínica fosse muito alto, o exame adicional mais útil seria a cintilografia com ^{131}I-MIBG, cuja especificidade é de 94 a 100%.

☑ *Resposta: B.*

Referências: 114 e 124.

Mulher de 37 anos de idade, com diagnóstico de hipertensão há 3 anos, vem evoluindo com hipocalemia persistente (K^+ = 2,7-3,3 mEq/L; VR: 3,5-5,1), sem causa aparente. Na investigação para hiperaldosteronismo primário, os seguintes resultados foram obtidos: aldosterona plasmática (AP) [em repouso] = 42 ng/mL (VR: 2-16); atividade plasmática de renina (APR) = 0,09 ng/mL/h (VR: 0,4-0,7); CAP ao teste de postura = 41 ng/dL; relação AP/APR = 466; aldosterona urinária (após 3 dias em dieta sem restrição de sódio) = 46 ng/dL. Na tomografia computadorizada (TC) abdominal, nenhuma massa adrenal foi visualizada.

■ **Qual o diagnóstico mais provável nesta paciente?**

a) Adenoma produtor de aldosterona (APA).
b) Adenoma produtor de aldosterona responsivo à angiotensina.
c) Hiperaldosteronismo idiopático (HAI).
d) Hiperplasia adrenal primária (HAPr).
e) Hiperaldosteronismo supressível com glicocorticoide.

Comentários:

O teste de postura é o método não invasivo mais sensível e específico na distinção entre APA e HAI. Nesse teste, a AP se eleva > 30% quando o hiperaldosteronismo primário resulta de hiperplasia adrenocortical bilateral e permanece inalterada, sofre uma franca queda ou – mais raramente – tem aumento discreto (< 30%) nos pacientes com APA. Entretanto, 15% dos adenomas têm resposta falso-negativa ao teste da postura (aumento da AP > 30%), caracterizando a entidade denominada APA responsivo à angiotensina (APA-RA). Da mesma maneira, cerca de 20% dos pacientes com hiperplasia adrenal apresentam resposta falso-positiva (ausência de elevação da AP em resposta ao teste), caracterizando a chamada HAPr. Por isso, em alguns serviços, esse teste tem sido abandonado, priorizando-se o cateterismo bilateral das veias adrenais (CBVA) para dosagem de aldosterona.

No caso em questão, a ausência de lesões visíveis à TC e a falta de elevação da AP ao teste da postura apontam para o diagnóstico de HAPr. O diagnóstico definitivo foi obtido pelo CBVA, que confirmou a HAPr.

☑ **Resposta: D.**

Referências: 110 a 112.

■ **Qual o tratamento mais indicado para o caso anterior?**

a) Adrenalectomia bilateral.
b) Adrenalectomia unilateral.
c) Terapia crônica com espironolactona.
d) Associação de um diurético + inibidor da ECA.
e) Dexametasona.

Comentários:

O adenoma produtor de aldosterona e a hiperplasia adrenal primária têm como tratamento de escolha a adrenalectomia unilateral. Em contraste, o hiperaldosteronismo idiopático e o aldosteronismo supressível com glicocorticoides devem ser tratados clinicamente.

☑ **Resposta: B.**

Referências: 110 a 112.

Paciente do sexo feminino, 26 anos de idade, procura médico por dificuldade para engravidar. Relata menstruações irregulares, acne e discreto hirsutismo desde a menarca aos 11 anos. Desde os 15 anos faz uso contínuo de anticoncepcional oral com regularização dos ciclos menstruais. Há 6 meses suspendeu o anticoncepcional oral, pois desejava engravidar e, desde então, apresenta amenorreia, hirsutismo e acne. *Exame físico*: acne em face, hirsutismo com escore 15 na escala de Ferriman-Gallway, ausência de hipertrofia muscular e de clitorimegalia. Na investigação, foram obtidos: LH = 9,6 UI/L (VR: 1,3-13); FSH = 2,3 UI/L (VR: 0,9-15); androstenediona = 320 ng/dL (VR: 60-250); testosterona = 168 ng/mL (VR: 20-80); 17-hidroxiprogesterona (17-OHP) = 310 ng/dL (VR: 10-130).

■ **Quais o diagnóstico e a conduta mais apropriados nesta paciente?**

   a) Tumor virilizante adrenal; solicitar tomografia abdominal.
   b) Síndrome dos ovários policísticos; iniciar citrato de clomifeno.
   c) Hiperplasia adrenal congênita por deficiência da 21-hidroxilase forma não clássica; iniciar glicocorticoide.
   d) Síndrome dos ovários policísticos; solicitar ultrassonografia pélvica.
   e) Hiperplasia adrenal congênita por deficiência da 21-hidroxilase forma não clássica; solicitar teste de estímulo com ACTH sintético (Cortrosina®).

Comentários:

A forma não clássica da hiperplasia adrenal congênita por deficiência da 21-hidroxilase (NC-21-OH) é uma doença autossômica recessiva frequente, com prevalência de 1% na população e 6% nas mulheres com hiperandrogenismo. É classificada em formas sintomática e assintomática. A primeira se manifesta na infância, por pubarca precoce, ou na vida adulta, com quadro de hirsutismo, acne, alterações menstruais e infertilidade. A forma assintomática é diagnosticada, geralmente, durante a investigação dos familiares de um paciente afetado. Clinicamente, a NC-21-OH não pode ser diferenciada da síndrome de ovários policísticos (SOP). O diagnóstico de NC-21-OH deve ser sempre suspeitado diante de um caso de hiperandrogenismo, e para confirmá-lo deve-se dosar a 17-OHP. Na mulher adulta, é importante dosar a 17-OHP na fase folicular do ciclo menstrual. Segundo as diretrizes da Endocrine Society, quando os valores basais

Distúrbios das Adrenais

da 17-OHP estiverem entre 200 e 1.000 ng/dL, faz-se necessário realizar um teste de estímulo com Cortrosina®, de modo que valores entre 1.700 e 10.000 ng/dL após ACTH confirmam o diagnóstico de NC-21-OH. Para valores entre 1.000 e 1.700 ng/dL, recomenda-se realizar o estudo molecular do gene CYP21 para diferenciação entre portador da doença e heterozigoto. Entretanto, ressalta-se que o estudo molecular não é disponível em todos os centros e, portanto, nesses casos, os parâmetros clínicos de excesso de andrógenos, como avanço de idade óssea, clitorimegalia, hirsutismo grave e infertilidade devem ser considerados para a terapêutica adequada.

☑ **Resposta: E.**

Referências: 125 a 127.

Homem de 36 anos de idade, portador de AIDS, queixa-se de fraqueza, anorexia, perda de peso, diarreia e hiperpigmentação cutânea generalizada. A investigação hormonal revelou: cortisol das 8 horas = 32 µg/dL (VR: 5-25); cortisol das 8 horas após supressão noturna com 1 mg de dexametasona = 10 µg/dL; ACTH plasmático = 64 pg/mL (VR: < 46).

■ **Qual o diagnóstico mais provável?**

a) Doença de Addison.
b) Síndrome do ACTH ectópico.
c) Síndrome de Nelson.
d) Resistência adquirida ao cortisol.
e) Existem duas opções corretas.

Comentários:

O diagnóstico mais provável é resistência ao cortisol, caracterizada pela presença de sintomas similares aos encontrados na doença de Addison, associados a hipercortisolemia, hipercortisolúria e discreto aumento do ACTH. Em alguns estudos, resistência ao cortisol foi observada em até 20% dos pacientes com AIDS.

☑ **Resposta: D.**

Referência: 128.

Um homem de 38 anos de idade procurou o endocrinologista com queixas de ganho de peso e disfunção erétil. Ao *exame físico*: IMC = 27,9 kg/m²; PA = 160/90 mmHg; presença de estrias violáceas abdominais, com 1 cm de espessura. A *avaliação laboratorial* revelou os seguintes resultados: glicemia de jejum = 113 mg/dL (VR: 70-99); cortisol sérico (CS) basal às

8 horas = 36,7 µg/dL (VR: 5-25); cortisol salivar à meia-noite = 210 ng/dL (VR: até 100); CS das 8 horas após supressão noturna com 8 mg de dexametasona (HDDST) = 15 µg/dL; ACTH plasmático = 84 e 102 pg/mL (VR: 5-46); testosterona = 310 ng/dL (VR: 240-816); K⁺ sérico = 3,9 mEq/L (VR: 3,6-5,1). Ao teste de estímulo com DDAVP, o ACTH elevou-se de 104 para 178 pg/mL e o CS de 38,2 para 77,8 µg/dL. A ressonância magnética da sela túrcica revelou uma massa intrasselar, com extensão suprasselar medindo 2,2 × 1,2 cm (Fig. 3.9).

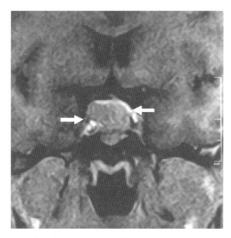

Fig. 3.9 ▪ Ressonância magnética da sela túrcica revelou uma massa intrasselar, com extensão suprasselar, medindo 2,2 x 1,2 cm (*setas*) [corte coronal, em T1].

■ *Qual a melhor conduta para este caso?*

a) Cateterismo do seio petroso inferior (CSPI).
b) Cirurgia transesfenoidal para retirada do adenoma hipofisário.
c) Radioterapia estereotáxica.
d) Radioterapia convencional.
e) Cirurgia transesfenoidal + radioterapia estereotáxica.

Comentários:

Diante de uma síndrome de Cushing ACTH-dependente, com resposta positiva ao teste de estímulo com CRH ou DDAVP (incremento do ACTH > 50%) e ao HDDST (supressão do CS > 50%), a presença de um macroadenoma hipofisário é suficiente para se estabelecer o diagnóstico da doença de Cushing, tornando desnecessário o CSPI. Portanto, para este paciente, a abordagem de escolha seria a cirurgia transesfenoidal. A radioterapia (estereotáxica ou convencional) habitualmente fica reservada para os casos de hipercortisolismo persistente ou recidivante após a cirurgia, ou diante de recusa ou contraindicação cirúrgica.

☑ **Resposta: B.**

Referências: 5, 6 e 113.

Uma massa sólida de 4,4 cm na adrenal esquerda foi descoberta casualmente durante tomografia computadorizada (TC) de abdome em homem de 44 anos. A avaliação hormonal para feocromocitoma e hipercortisolismo foi negativa, enquanto o valor do sulfato de deidroepiandrosterona (DHEA-S) foi de 20 µg/dL (VR: 26-250).

- **Neste caso, qual dos parâmetros abaixo seria menos útil na diferenciação entre adenoma e carcinoma adrenal?**

  a) Tamanho da lesão.
  b) Níveis do DHEA-S.
  c) Densidade pré-contraste à TC.
  d) Citologia obtida por biópsia aspirativa percutânea com agulha fina (BAAF), guiada por ultrassonografia ou TC.
  e) Velocidade de clareamento do contraste intravenoso durante a TC.

Comentários:

Diante de um incidentaloma adrenal, o tamanho representa o fator mais importante na distinção entre lesões benignas e malignas. As massas adrenais benignas raramente excedem 6 cm, a menos que sejam cistos ou mielolipomas, os quais têm aspectos bem característicos à TC ou à ressonância magnética.

Os adenomas habitualmente se mostram como lesões pequenas (geralmente < 3 cm), ovais ou arredondadas, com contornos bem delimitados. Os carcinomas, em contraste, têm como aparência mais característica uma lesão > 6 cm, com contornos irregulares e, muitas vezes, calcificações e necrose. Em um estudo italiano multicêntrico com cerca de 1.000 casos de incidentalomas adrenais, os carcinomas foram as lesões maiores (até 25 cm, com média de 7,5 cm), ao passo que o diâmetro médio dos adenomas foi de 3,5 cm (variação de 1-15 cm) e o das metástases, 6,4 cm (variação de 3,5-12).

Em virtude de seu elevado teor de lipídios, os adenomas usualmente se apresentam à TC com uma atenuação (densidade) pré-contraste < 18 HU (< 10 HU, na maioria dos casos), além de um rápido clareamento do contraste intravenoso (> 50% após 10 minutos). Em contrapartida, carcinomas e metástases se caracterizam por densidade pré-contraste > 20 HU e clareamento mais lento do contraste intravenoso. No entanto, até 30% dos adenomas têm baixo teor de lipídios e podem cursar com valores de atenuação pré-contraste > 10 ou 20 HU.

Enquanto baixos níveis do DHEA-S são encontrados em até 65% dos adenomas e em até 50% dos adenomas, níveis elevados desse hormônio sugerem a presença de um carcinoma, sendo esse achado excepcional em casos de adenomas.

A BAAF tem como principal limitação não diferenciar o adenoma do carcinoma adrenal. Sua maior utilidade é na distinção entre uma neoplasia adrenal primária e uma lesão metastática (sensibilidade de 81-100% e especificidade de 83-100%).

☑ **Resposta: D.**

Referências: 119 e 120.

Mulher de 33 anos de idade, portadora de doença de Cushing por microadenoma, foi submetida à adrenalectomia bilateral. Três anos após a cirurgia, a paciente desenvolveu hiperpigmentação cutânea generalizada e marcante elevação do ACTH (de 56 para 2.412 pg/mL). Nessa ocasião, à ressonância magnética hipofisária, constatou-se crescimento tumoral (de 0,8 cm para 2,2 × 1,8 cm).

■ ***Diante deste quadro, foi estabelecido o diagnóstico de síndrome de Nelson (SN), sobre a qual é incorreto afirmar que:***

a) Usualmente, se manifesta dentro de 4 a 8 anos após a adrenalectomia bilateral.
b) Pode ser prevenida pela radioterapia hipofisária.
c) Normalização do ACTH é frequentemente conseguida com a cirurgia.
d) SN é mais comum em pacientes com idade < 30 anos à época da adrenalectomia bilateral.
e) Normalização do ACTH pode ser obtida com a cabergolina.

Comentários:

Quanto mais jovem o paciente, maior o risco para SN. Em uma casuística de 66 casos de doença de Cushing submetidos à adrenalectomia bilateral, SN ocorreu em 100% dos pacientes com menos de 20 anos e em 35% daqueles entre 20 e 39 anos, mas em nenhum com idade > 40 anos (Kemink e cols., 1997). Geralmente, a SN se manifesta entre 4 e 8 anos, mas pode manifestar-se bem mais tarde. Há casos descritos em que surgiu três décadas após a adrenalectomia bilateral. Hoje a SN em sua forma clássica é raramente vista, já que a disponibilidade da ressonância magnética e de ensaios sensíveis para ACTH torna possível seu diagnóstico precoce.

O tratamento cirúrgico propicia normalização dos níveis de ACTH em apenas 20 a 25% dos pacientes. Na literatura existem alguns relatos de completa remissão da SN durante a terapia com a cabergolina (Casulari e cols., 2004). Em algumas séries, a radioterapia hipofisária reduziu em até 50% o surgimento da SN. Em outros estudos, contudo, esse benefício não foi confirmado.

☑ ***Resposta: C.***

Referências: 129 a 132.

Em uma mulher com 42 anos de idade, uma massa sólida de 5,7 cm em seu diâmetro maior (Fig. 3.10) foi detectada acidentalmente na adrenal esquerda por tomografia computadorizada (TC), realizada na investigação de dor abdominal.

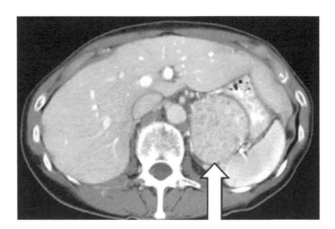

Fig. 3.10 ▪ Massa sólida, heterogênea, com 5,7 cm em seu diâmetro maior e densidade de 25 HU (seta), detectada acidentalmente na adrenal esquerda.

▪ Qual a melhor conduta para este caso?

a) Indicar adrenalectomia unilateral, independentemente do *status* funcional da lesão.
b) Encaminhar para cirurgia apenas se o incidentaloma for funcionante.
c) Fazer biópsia aspirativa percutânea com agulha fina (BAAF) para verificar se se trata de adenoma ou carcinoma adrenal.
d) Repetir a TC 6 meses após e encaminhar para cirurgia se tiver havido crescimento tumoral.
e) Realizar ressonância magnética e indicar cirurgia se a lesão se apresentar com um sinal hiperintenso em T2.

Comentários:

Em função do maior risco para malignidade, existe um consenso de que todo incidentaloma adrenal (IA) > 6 cm deva ser ressecado (com exceção dos cistos adrenais). Da mesma maneira, a maioria dos especialistas indica cirurgia para lesões não funcionantes sólidas entre 4 e 6 cm. Antes da adrenalectomia, deve-se, contudo, investigar a possibilidade diagnóstica de uma lesão funcionante para se evitarem complicações peri- ou pós-operatórias. Por exemplo, crise hipertensiva pode ser desencadeada por indução anestésica e/ou manipulação do tumor, se este for um feocromocitoma. Além disso, insuficiência adrenal pós-cirúrgica pode surgir se o IA for um adenoma secretor de cortisol. IA funcionantes devem ser sempre tratados com cirurgia, tomando-se os devidos cuidados pré-, peri- e pós-operatórios.

A maior utilidade da BAAF é promover a diferenciação entre uma neoplasia adrenal primária e uma lesão metastática. Contudo, ela não distingue adenomas de carcinomas.

☑ ***Resposta: A.***

Referências: 119 e 120.

Mulher de 46 anos de idade foi submetida há 6 anos a cirurgia e radioterapia (RxT) hipofisárias para tratamento de um adenoma clinicamente não funcionante. Retorna ao endocrinologista com queixas de tonturas e astenia progressivas, bem como diminuição da libido. Está sem menstruar há 2 anos. Ao *exame físico*: IMC = 23,2 kg/m²; RCR, FC= 96 bpm; PA = 110/60 mmHg (deitada) e 110/50 (de pé); tireoide não palpável. Na *investigação laboratorial*: TSH = 0,5 mcUI/mL (VR: 0,3-5); T_4 livre = 0,32 ng/dL (VR: 0,7-1,8); cortisol sérico às 8 horas = 3,5 µg/dL (VR: 5-25); ACTH = 8,4 pg/mL (VR: até 46); estradiol baixo (12,5 pg/mL); FSH, LH, glicemia, calcemia e ionograma, normais. A paciente foi, então, submetida a um teste de tolerância à insulina (ITT), com pico de cortisol de 12 µg/dL.

■ **Qual das seguintes medicações, a priori, seria menos útil para esta paciente?**

   a) Fludrocortisona.
   b) Prednisona.
   c) Estradiol.
   d) Deidroepiandosterona (DHEA).
   e) L-tiroxina.

Comentários:

Como complicações da RxT e cirurgia hipofisárias, a paciente desenvolveu deficiência de TSH (confirmada pelo T_4 livre baixo), gonadotrofinas (evidenciada pela amenorreia e estradiol baixo, com LH e FSH normais) e de ACTH (confirmada pelo pico de cortisol < 20 µg/dL durante o ITT). Portanto, a paciente necessita de reposição de L-tiroxina, estradiol e um glicocorticoide. Uma vez que o sistema renina-angiotensina-aldosterona sofre pouca influência da secreção do ACTH, a reposição do mineralocorticoide fludrocortisona apenas raramente se faz necessária na insuficiência adrenal (IA) secundária.

A reposição de DHEA pode ser útil para mulheres com IA. Na dose de 50 mg/dia, promove melhora da sensação de bem-estar e da sexualidade (aumento da libido). Além disso, possibilita a normalização dos níveis circulantes de androstenediona, testosterona e da relação testosterona/SHBG. A DHEA é bem tolerada, mas podem surgir efeitos colaterais, como sudorese aumentada, acne e prurido no couro cabeludo, todos reversíveis com a suspensão do tratamento.

☑ **Resposta: A.**

Referências: 117, 118 e 133.

Na investigação de hipertensão arterial em mulher de 33 anos de idade foram detectadas massas em ambas as adrenais (12 cm à esquerda e 1,8 cm à direita) à tomografia computadorizada (Fig. 3.11) *Exames laboratoriais*: aldosterona plasmática (em repouso) = 14,3 ng/mL (VR: 2-16); atividade plasmática de renina = 0,6 ng/mL/h (VR: 0,4-0,7); metanefrinas urinárias = 866 µg/24 h (VR: 95-475); noradrenalina urinária = 271 µg/24 h (VR: 15-80); adrenalina urinária = 91 µg/24 h (VR: até 20); dopamina urinária = 163 µg/24 h (VR: 65-400). A cintilografia com ^{131}I-MIBG mostrou captação adrenal bilateral (Fig. 3.12).

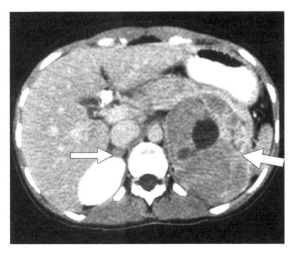
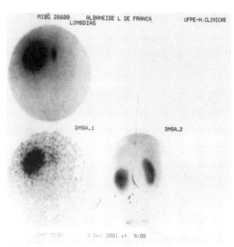

Fig. 3.11 ▪ Massas em ambas as adrenais (12 cm à esquerda e 1,8 cm à direita) à tomografia computadorizada (TC).

Fig. 3.12 ▪ Cintilografia com ^{131}I-MIBG mostrando captação em ambos os tumores adrenais visualizados pela TC.

▪ **Entre os exames seguintes, qual seria o menos importante na investigação adicional desta paciente?**

   a) Catecolaminas plasmáticas.
   b) Calcitonina.
   c) Dosagem da calcemia.
   d) Ressonância magnética das adrenais.

Comentários:

A paciente tem um feocromocitoma (FEO) bilateral, que representa cerca de 10% dos casos. Diante de um FEO bilateral, deve-se obrigatoriamente investigar a possibilidade de tumor familiar. Neste contexto, a dosagem da calcitonina e da calcemia seria fundamental na pesquisa da neoplasia endócrina múltipla tipo 2A (MEN-2A), cujas manifestações principais são FEO, carcinoma medular de tireoide e hiperparatireoidismo primário.

Em pacientes com níveis inquestionavelmente elevados de catecolaminas e metanefrinas urinárias, pouca informação adicional é obtida com a dosagem das catecolaminas plasmáticas na confirmação diagnóstica do FEO. Esse exame, de limitada especificidade, tem sua indicação maior quando os exames urinários são normais ou duvidosos em pacientes com forte suspeita clínica de FEO.

Classicamente, a RM fornece um sinal hiperintenso em T2 nos casos de FEO (quase 100% de sensibilidade). Entretanto, sua especificidade é de cerca de 70%. Já a cintilografia com ^{131}I-MIBG, de acordo com diferentes estudos, apresenta sensibilidade e especificidade diagnósticas de 78 a 89% e 94 a 100%, respectivamente.

☑ ***Resposta: A.***

Referências: 114, 115 e 124.

Na investigação de dor abdominal em mulher de 46 anos, descobriu-se casualmente massa de 2,7 cm na adrenal direita, por meio de tomografia computadorizada (TC). Ao *exame físico*: RCR, FC = 88 bpm; pressão arterial (PA) = 120/85 mmHg. Os *exames bioquímicos* iniciais revelaram glicemia, perfil lipídico e ionograma normais. Ao ser questionada, a paciente negou a ocorrência de sintomas paroxísticos, como elevação da PA, dor torácica, sudorese, cefaleia etc.

■ *Sobre este caso, é possível afirmar que:*

I – A investigação do hipercortisolismo subclínico é mandatória.

II – Aldosterona plasmática e atividade plasmática da renina devem obrigatoriamente ser solicitadas.

III – Uma vez que a paciente é assintomática e normotensa, não há necessidade de investigar feocromocitoma.

IV – Se a massa for não funcionante, a paciente deve ser acompanhada clinicamente, por meio de TC periódicas durante 2 anos, para detecção de algum eventual crescimento da lesão.

  a) Todos os itens estão corretos.
  b) Apenas o item II é incorreto.
  c) Somente os itens I e IV estão corretos.
  d) Existe apenas um item correto.

Comentários:

Em torno de 10-20% dos incidentalomas adrenais (IA) são funcionantes: os secretores de cortisol são os mais comuns (5-47% dos IA), seguidos dos feocromocitomas (FEO – 1,5-23%) e aldosteronomas (1,6-3,8%). Estes últimos devem prioritariamente ser pesquisados no paciente hipertenso, uma vez que sua ocorrência é excepcional na ausência de hipertensão (HAS). Em contraste, FEO devem ser investigados em todos os casos, já que podem cursar sem HAS (cerca de 10% dos casos) e sem os sintomas clássicos da doença. Convém salientar que FEO "silenciosos" não deixam de ser potencialmente letais, e uma crise hipertensiva pode ser desencadeada pela indução anestésica e/ou a manipulação perioperatória do tumor, daí a grande importância do diagnóstico pré-cirúrgico.

Em uma revisão de 18 estudos (Barzon *et al.*, 1999), envolvendo um total de 873 pacientes com IA não submetidos à cirurgia e seguidos por um período médio de 3 anos, verificou-se aumento > 1 cm da massa adrenal e/ou aparecimento de uma lesão na glândula contralateral em 9% dos casos. Verificou-se também que hiperatividade endócrina (sobretudo hipersecreção de cortisol) pode surgir em até 20% dos pacientes durante o seguimento, mas é improvável que isso ocorra em lesões < 3 cm. Portanto, esses pacientes devem ser acompanhados com realização de TC após 6, 12 e 24 meses, bem como com avaliação hormonal anual (teste de supressão noturna com 1 mg de dexametasona e dosagem de metanefrinas urinárias) durante 3 a 4 anos.

☑ *Resposta: C.*

Referências: 119, 120, 134 e 135.

Homem de 44 anos de idade foi encaminhado ao endocrinologista por causa de hiperglicemia (glicemias de jejum de 152 e 167 mg/dL). Ao *exame físico*, chamava a atenção a presença de pletora facial, obesidade abdominal e estrias violáceas localizadas no tórax e no abdome. A PA era de 160/90 mmHg e o IMC, 28,4 kg/m². Na *investigação laboratorial* complementar foram observados: cortisol sérico (CS) às 8 horas = 28,5 µg/dL (VR: 5-25); cortisol livre urinário (UFC) = 150 µg/24 h (VR: 4,2-60); ACTH = 92,6 pg/mL (VR: até 46) e 102,8 pg/mL (pico pós-DDAVP); CS pós-supressão noturna com 8 mg de dexametasona (HDDST) = 24,3 µg/dL. Como a ressonância nuclear magnética (RNM) de crânio foi normal, o paciente foi submetido ao cateterismo do seio petroso inferior (CSPI), que revelou gradientes de ACTH centro-periferia de 1,2 (basal) e 1,6 (pós-DDAVP). Diante desses achados, realizou-se RNM de tórax e abdome, que evidenciou massa de 2,8 cm na adrenal direita, com hipersinal em T2 (Fig. 3.13).

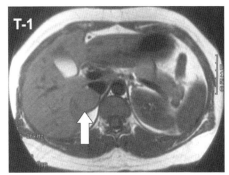 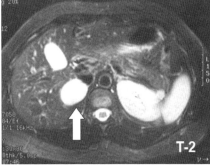

Fig. 3.13 ▪ Massa de 2,8 cm na adrenal direita, com hipossinal em T1 e hipersinal em T2 (*setas*) à ressonância magnética.

- ***Baseando-se nos aspectos laboratoriais do paciente, pode-se dizer que:***
   a) O paciente tem um tumor adrenal produtor de cortisol.
   b) Deve-se investigar feocromocitoma.
   c) O paciente tem a síndrome do ACTH ectópico e a cintilografia com ¹¹¹In-pentetreotida (OctreoScan®) se impõe.
   d) O paciente tem doença de Cushing + incidentaloma adrenal e deve ser encaminhado ao neurocirurgião.
   e) Existe mais de uma afirmativa correta.

Comentários:

Níveis elevados de ACTH excluem a possibilidade de um tumor adrenal secretor de cortisol que cursa com supressão do ACTH ou, raramente, valores no limite inferior da normalidade.

Feocromocitomas devem ser pesquisados em qualquer paciente com um tumor adrenal descoberto ao acaso, mesmo na ausência de hipertensão e sintomas paroxísticos.

O cateterismo do seio petroso tem sido considerado o exame mais acurado na distinção entre doença de Cushing (DC) e secreção de ACTH ectópica (SAE). Classicamente, um gradiente > 2 (basal) e > 3 pós-CRH ou DDAVP confirma a DC. Valores menores apontam para SAE. Resultados falso-negativos podem ocorrer em casos de hipercortisolismo intermitente e em pacientes em uso de medicações que reduzam o cortisol (p. ex., o cetoconazol). Resultados falso-positivos (ou seja, pacientes com SAE comportando-se como se tivessem DC) são menos comuns.

A demonstração de um gradiente pós-DDAVP < 3, supressão do CS < 50% no HDDST e pico do ACTH pós-DDAVP < 35%, na presença de uma RNM hipofisária normal, praticamente descarta o diagnóstico de DC.

Somente excepcionalmente o OctreoScan® revela um tumor torácico ou abdominal secretor de ACTH não visualizado pela TC ou RNM.

☑ *Resposta: B.*

Referências: 5, 6 e 113.

Na investigação para feocromocitoma (FEO) no paciente do caso anterior, os seguintes achados foram observados: metanefrinas urinárias = 902 µg/24 h (VR: 90-690); noradrenalina urinária = 136 µg/24 h (VR: 15-80); adrenalina urinária = 42 µg/24 h (VR: até 20); dopamina urinária = 135 µg/24 h (VR: 65-400). A cintilografia com ^{131}I-MIBG mostrou captação na adrenal direita. O paciente foi submetido à adrenalectomia e o histopatológico confirmou ser o tumor um feocromocitoma. O paciente foi reavaliado 30 dias após, constatando-se normalização das metanefrinas e catecolaminas livres urinárias, bem como do cortisol, UFC e ACTH.

■ Qual a explicação mais provável para essa normalização hormonal?

a) Produção de cortisol pelo FEO.
b) FEO secretor de catecolaminas e ACTH ou CRH.
c) FEO + síndrome do ACTH ectópico com hipercortisolismo intermitente.
d) FEO + doença de Cushing com hipercortisolismo intermitente.

Comentários:

Feocromocitomas podem secretar várias substâncias, entre elas ACTH e CRH, causando, raramente, uma síndrome de Cushing ACTH-dependente.

O paciente muito provavelmente tinha um FEO secretor de ACTH ou CRH, o que justificaria a aparente cura da síndrome de Cushing ACTH-dependente pela adrenalectomia. Tal situação é bastante rara, mas existem relatos na literatura. A imuno-histoquímica do tumor confirmaria essa hipótese diagnóstica, mas não foi possível sua realização. A possibilidade de hipercortisolismo intermitente também é viável e se confirmaria caso os níveis de ACTH e cortisol voltassem a se elevar posteriormente.

☑ *Resposta: B.*

Referências: 5, 6, 114, 136 e 137.

Distúrbios das Adrenais

99

Menor do sexo masculino, de 4 anos de idade, é levado ao endocrinologista com queixa de progressão dos caracteres sexuais, desde os primeiros meses de vida, progressiva irritabilidade e aumento da velocidade de crescimento. Encontra-se com idade-altura de 11 anos, estádio puberal P4G4, sem aumento de volume testicular e presença de acne. *Exames laboratoriais*: idade óssea (método de Greulich-Pyle) = 13 anos; 17-OH-progesterona (17-OHP) = 1.350 ng/dL (VR: até 139); testosterona = 280 ng/dL (VR: até 50); androstenediona = 2,9 ng/dL (VR: 0,4 a 1,6 [pré-púberes]); LH = 0,6 (VR: até 0,9 [pré-púberes]); FSH: 1,1 (VR: até 2,0 [pré-púberes]); Na^+ = 139 mEq/L (VR: 135-145); K^+ = 4,5 mEq/L (VR: 3,5-5,1).

■ *Pode-se afirmar que:*

I – Trata-se de uma pseudopuberdade precoce, pois os valores de LH estão baixos.
II – Certamente é um caso de hiperplasia adrenal congênita, por deficiência da 21-hidroxilase.
III – Somente o teste do GnRH pode diferenciar a fonte de andrógenos neste caso.
IV – Apesar de provavelmente ser um hiperandrogenismo de fonte adrenal, não é possível afirmar ser deficiência da 21-hidroxilase.

    a) Todas as assertivas estão erradas.
    b) Somente a III está correta.
    c) As assertivas I e IV estão corretas.
    d) Somente a assertiva II está correta.
    e) Todas as assertivas estão corretas.

Comentários:

Este caso descreve uma evolução típica da HAC no sexo masculino, com grande avanço de idade óssea, maturação sexual, aceleração de crescimento e perda de altura final. A hipótese de pseudopuberdade precoce é levantada pela desproporção entre o tamanho dos testículos e a idade óssea, bem como os níveis de testosterona. Os níveis de LH também podem fazer-nos supor essa hipótese, não sendo necessário, portanto, neste caso, o teste do GnRH. Apesar de ser a forma mais frequente de HAC (cerca de 90%), a deficiência da 21-hidroxilase não pode ser confirmada, já que o menor não apresentou quadro de perdas de sal e os valores de 17-OHP, apesar de elevados, não são compatíveis com a forma clássica da deficiência da 21-hidroxilase.

☑ *Resposta: C.*

Referências: 127 e 138.

■ *Qual dos exames abaixo poderia, de maneira isolada, confirmar o tipo de HAC neste caso?*

    a) Testosterona.
    b) Androstenediona.

c) 17-OHP pós-Cortrosina®.
d) 21-deoxicortisol.
e) Cortisol pós-estímulo com Cortrosina®.

Comentários:

Na forma clássica da HAC por deficiência da 21-hidroxilase, esperam-se valores basais muito elevados de 17-OHP. Quando o quadro clínico é bastante sugestivo da forma clássica, mas os valores não são tão elevados, deve-se sempre suspeitar da deficiência da 11-hidroxilase (CYP11). Na deficiência da 21-hidroxilase, a enzima CYP11 está funcionante e o produto da metabolização da 17-OHP por essa enzima é o 21-deoxicortisol. Esta é uma via alternativa, presente na deficiência da 21-hidroxilase. Dessa maneira, podem ser diferenciadas as duas formas de HAC (deficiência da 21 e da 11-hidroxilase).

☑ *Resposta: D.*

Referências: 127 e 138.

Paciente de 19 anos de idade procura o endocrinologista em razão de um quadro de hirsutismo. Apresentou pubarca precoce de evolução lenta aos 7 anos, telarca aos 9 anos e menarca aos 11 anos. Mantém-se com ciclos menstruais oligoespaniomenorreicos. No *exame físico*, escala de Ferriman-Gaulley 12 (especialmente em buço, mento e tórax). *Exames laboratoriais*: LH = 3,0 UI/L; FSH = 1,9 UI/L; testosterona = 122 ng/mL (VR: 9-83); 17-OH-progesterona (17-OHP) = 280 ng/dL (VR: até 100), androstenediona = 3,0 ng/mL (VR: 0,2-3,08); 17-OHP pós-Cortrosina® = 1.540 ng/dL (VR: > 1.200). A ultrassonografia (US) transvaginal foi considerada normal.

■ *Sobre este caso, é possível afirmar que:*

I – A história de pubarca precoce aos 7 anos exclui o diagnóstico de hiperplasia adrenal congênita.

II – A paciente tem a forma não clássica da deficiência de 21-hidroxilase, evidenciada por níveis elevados de 17-OHP após estímulo.

III – A paciente tem a forma não clássica da deficiência de 21-hidroxilase, evidenciada por níveis elevados de 17-OHP basais.

IV – Pode-se afirmar que a paciente é portadora de hirsutismo idiopático, já que não houve confirmação diagnóstica.

    a) Apenas os itens I e IV estão corretos.
    b) Todos os itens estão incorretos.
    c) Somente os itens II e IV estão corretos.
    d) Somente o item II está correto.

Distúrbios das Adrenais

Comentários:

A HAC não clássica apresenta-se com um amplo espectro de manifestações clínicas, variando desde quadros de hiperandrogenismo importante até formas crípticas ou oligossintomáticas. A elevação dos níveis de testosterona nessa forma de HAC também é variável, podendo apresentar-se dentro dos limites de referência do método. A presença do hiperandrogenismo adrenal pode justificar a oligomenorreia e o hirsutismo. É descrito que mulheres com a forma não clássica da HAC podem apresentar importante alteração na fertilidade. Níveis de 17-OHP basais podem ser normais, sendo, nesses casos, obrigatória a realização do teste da Cortrosina®, importante para estabelecer o diagnóstico. A pubarca precoce pode ser um achado isolado, entretanto pode também sugerir ativação do eixo hipófise-adrenal.

☑ *Resposta: D.*

Referências: 127 e 138.

■ ***Na paciente do caso anterior, qual dos seguintes fármacos mostrar-se-ia mais eficaz para tratar o hirsutismo?***

   a) Prednisona em doses elevadas para suprimir ACTH.
   b) Dexametasona e fludrocortisona.
   c) Espironolactona.
   d) Metformina.
   e) Ciproterona + etinilestradiol.

Comentários:

O uso de glicocorticoides na HAC não clássica não é obrigatório, podendo, até mesmo, ser prejudicial, se os efeitos cushingoides prevalecerem. O quadro clínico deve ser bem avaliado, e somente se utilizam glicocorticoides se for identificada a diminuição de reserva adrenal. Grandes séries acompanharam pacientes com hirsutismo. Nos casos de HAC na forma não clássica e diagnóstico na idade adulta, não se encontrou indicação para reposição de mineralocorticoide. Apesar de a espironolactona apresentar-se como um antiandrogênio com bons resultados no hirsutismo, ela não está indicada na HAC, pois poderia agravar uma discreta deficiência mineralocorticoide. A metformina melhora as alterações hormonais e os distúrbios menstruais na síndrome dos ovários policísticos (SOP), sem efeito importante sobre o hirsutismo. Desse modo, vários autores demonstraram que o uso de antiandrogênios associados aos estrógenos pode ser mais eficaz no hirsutismo.

☑ *Resposta: E.*

Referências: 127, 138 e 139 .

Mulher de 37 anos de idade, branca, teve hipertensão arterial detectada há 5 anos em consulta de rotina. Desde então, vem se mantendo com níveis pressóricos elevados, a despeito de vários esquemas anti-hipertensivos tentados. Na última consulta, sua pressão arterial (PA) era de 160 × 115 mmHg e estava em uso regular de doses terapêuticas de captopril, amlodipino e clortalidona. Usa cloreto de potássio (KCl) em suco de laranjas para prevenção de parestesias. Um teste de postura mostrou: aldosterona (A) sérica em repouso de 28 ng/dL (VR: 5-15) e após 2 horas em pé de 52 ng/dL, com atividade plasmática de renina (APR) de < 0,4 ng/mL/h nas duas situações (relação A:APR de 70 e 100); Na^+ = 144 mEq/L (VR: 136-145) e K^+= 3,6 mEq/L (VR: 3,6-5,1). Após infusão de NaCl 0,9% (2 L/4 h), a concentração de aldosterona caiu para 19 ng/dL. Tomografia computadorizada (TC) com cortes finos das adrenais mostrou massa de 2,7 cm de diâmetro em adrenal direita, de contornos nítidos, aspecto homogêneo e coeficiente de atenuação de 8 HU, consistente com presença de lipídio.

- ■ *O diagnóstico de hiperaldosteronismo primário (HAP) nesta paciente parece ser:*

I – Improvável, já que seus níveis de potássio são normais e a PA é resistente ao tratamento anti-hipertensivo.

II – Duvidoso, necessitando da dosagem de aldosterona nos efluentes venosos após cateterismo seletivo de veias adrenais.

III – Provavelmente associado a hiperaldosteronismo idiopático (hiperplasia adrenal), com a presença de um incidentaloma em adrenal direita.

IV – Possivelmente devido a um adenoma produtor de aldosterona (APA) responsivo à angiotensina.

a) Todos os itens estão incorretos.
b) Apenas o item II está correto.
c) Somente os itens II e III estão corretos.
d) Não é possível estabelecer esse diagnóstico.
e) Apenas o item IV está correto.

Comentários:

Níveis indetectáveis de APR em presença de excesso de aldosterona (e relação A:APR > 30) não supressível após infusão de salina são característicos de HAP, cuja prevalência atinge até 10% da população de hipertensos. APR suprimida e relação A:APR > 30, mesmo em uso de captopril e clortalidona, até fortalecem esse diagnóstico. Atualmente, a principal etiologia do HAP é a hiperplasia adrenal (hiperaldosteronismo idiopático), que à TC ou ressonância magnética pode se apresentar nodular e cursa com níveis de aldosterona que se elevam > 30% em resposta ao teste da postura (desde que o cortisol não se eleve). Contudo, a presença de imagem única, pequena, bem-delimitada e de baixa densidade sugere um APA que, normalmente, não responde com elevação da aldosterona ao estímulo postural, exceto em 8% dos casos,

Distúrbios das Adrenais

caracterizados como APA responsivos à angiotensina, cujo exame patológico mostra presença de células glomerulosas, em contraste com a predominância de células fasciculadas do APA clássico. Resistência ao tratamento anti-hipertensivo é um aspecto relevante do HAP, bem como a hipertensão em adultos jovens. HAP é detectado em até 5% dos incidentalomas de adrenal. Embora específica, a presença de hipocalemia é, atualmente, encontrada em menos de 50% dos pacientes diagnosticados com HAP.

☑ **Resposta: E.**

Referências: 110 a 112.

Paciente de 37 anos de idade foi encaminhada ao endocrinologista por conta de intolerância aos carboidratos, astenia, aumento de peso de 90 para 110 kg, cefaleia, parestesias nas mãos e pés, episódios de depressão e irregularidade menstrual, tendo tais queixas começado há cerca de 1 ano. Há 2 anos houve um episódio de hemoptise, cuja avaliação médica nada revelou de anormal. Ao *exame físico*: altura = 1,62 m; peso = 110 kg; PA = 150 × 100 mmHg (em uso de clortalidona [25 mg/dia], amlodipino [5 mg/dia] e enalapril [10 mg/dia]); aumento da gordura no dorso da coluna cervical e nas fossas supraclaviculares; pletora facial; hirsutismo e acne faciais discretos; extremidades delgadas em relação ao resto do corpo. Não há estrias. Força muscular diminuída nos membros superiores e inferiores; edema maleolar +/4. Estavam normais as auscultas cardíaca e pulmonar, bem como os reflexos tendinosos.

Exames laboratoriais iniciais: glicemia de jejum = 120 mg/dL (VR: 60-99); TSH e T_4 livre, normais; cortisol sérico (CS) após supressão noturna com 1 mg de dexametasona (DMS) = 10 μg/dL; cortisol livre urinário (UFC) = 98,5 μg/24 h (VR: 21-111). No ionograma, estavam baixos o K^+ sérico (3,2 mEq/L; VR: 3,6-5,1) e o bicarbonato (15 mEq/L; VR: 23-29).

■ **Sobre este caso, é possível afirmar que:**

I – A sintomatologia apresentada pela paciente não possibilita a distinção plena entre síndrome de Cushing (SC) e obesidade.

II – A ausência de supressão do CS com 1 mg de DMS torna o diagnóstico de SC bastante provável.

III – Na distinção entre obesidade e SC, o teste de supressão com 0,5 mg de DMS de 6/6 h durante 48 h (LDDST) é bastante útil.

IV – Níveis normais do UFC descartam a possibilidade de SC.

    a) Todos os itens estão corretos.
    b) Apenas o item III está correto.
    c) Somente os itens I e III estão corretos.
    d) Apenas o item IV está incorreto.

Comentários:

Aumento da gordura retrocervical e supraclavicular, acne e hirsutismo faciais, bem como irregularidades menstruais, têm pouco valor na distinção entre SC e obesidade. Em contrapartida, equimoses de aparecimento fácil, estrias purpúricas com > 1 cm de largura, miopatia proximal e osteoporose em uma paciente obesa são muito sugestivas de SC.

Em até 10% dos casos de obesidade, pode-se observar não supressão do CS (valor > 1,8 µg/dL) durante o teste de supressão noturna com 1 mg de DMS. No entanto, quase 100% dos obesos apresentam supressão do CS durante o LDDST, enquanto esse percentual usualmente não excede 2% na SC. Cerca de 5-10% das dosagens de UFC podem mostrar-se normais em indivíduos com SC confirmada. Inadequação na coleta da amostra urinária de 24 horas é a principal causa desses resultados falso-negativos.

Hipocalemia é observada em cerca de 10% dos pacientes com doença de Cushing e em 70-100% daqueles com secreção de ACTH ectópica. No caso em questão, um fator etiológico adicional seria a terapia com clortalidona.

☑ *Resposta: C.*

Referências: 5 e 6.

A avaliação hormonal subsequente da paciente do caso anterior confirmou o diagnóstico de síndrome de Cushing (SC): cortisol sérico (CS) de 12,3 µg/dL no LDDST e cortisol salivar à meia-noite de 265 ng/dL (VR: até 100). Dosou-se, então, o ACTH plasmático, cujos níveis estavam elevados (86 pg/mL; VR: até 46). Para distinção entre doença de Cushing (DC) e síndrome do ACTH ectópico (SAE), a paciente foi submetida ao teste de supressão noturna com 8 mg de DMS (HDDST) e à dosagem do ACTH após estímulo com 10 µg de DDAVP. No HDDST, o CS caiu de 32,8 para 27,2 µg/dL, enquanto o estímulo com DDAVP elevou o ACTH de 90 para 105 pg/mL. A ressonância magnética (RM) mostrou uma hipófise normal.

■ *Baseando-se nos dados acima, pode-se dizer que:*

I – As respostas ao HDDST e ao teste do DDAVP são compatíveis com o diagnóstico de DC.

II – A RM hipofisária normal exclui o diagnóstico de DC.

III – A realização do cateterismo do seio petroso inferior (CSPI) se faz imperativa para definição da etiologia da SC.

IV – Caso a paciente tivesse SAE, o valor de ACTH esperado teria de ser bem mais elevado do que o encontrado (77 pg/mL).

    a) Todos os itens estão corretos.

    b) Apenas o item III está correto.

    c) Somente os itens II e III estão corretos.

    d) Apenas os itens I e III estão corretos.

    e) Apenas o item IV está incorreto.

Distúrbios das Adrenais

Comentários:

No teste de supressão com doses altas de DMS (HDDST), supressão do CS > 50% é indicativa de DC (sensibilidade de 80%), mas também ocorre em 10-15% dos pacientes com SAE, sobretudo naqueles com tumores carcinoides brônquicos. Incremento do ACTH pós-DDAVP ou pós-CRH > 35% sugere DC (sensibilidade de 90%), mas também é visto em cerca de 10% dos casos de SAE. Em contrapartida, supressão do CS > 80% e resposta positiva ao HDDST e ao teste do DDAVP (ou CRH) são quase patognomônicas da DC. No caso em questão, tanto a supressão do CS como o incremento do ACTH não excederam 20%.

Corticotropinomas têm diâmetro médio de 0,5 cm; alguns medem de 2 a 3 mm. Por isso, cerca de 40% desses tumores não são visualizados pela RM. Em função da resposta aos testes mencionados e da RM hipopisária normal, optou-se pela realização do CSPI, que tem sensibilidade e especificidade de 94% no diagnóstico da DC. Os gradientes de ACTH centro/periferia foram de 1,3 (basal) e 2,3 (pós-DDAVP), confirmando o diagnóstico de SAE. Na DC, esses gradientes tipicamente são > 2 (basal) e > 3 (pós-DDAVP ou CRH).

Os níveis de ACTH mostram-se normais (em 60% dos casos) ou aumentados (em 40%) na DC, enquanto os percentuais correspondentes na SAE são 0-25% e 75-100%, respectivamente. Ainda que na SAE haja uma tendência a valores mais elevados de ACTH, existe uma grande superposição entre os valores do hormônio nas duas condições.

Uma vez que a radiografia de tórax foi normal, a paciente foi submetida à TC torácica, que mostrou nódulo de 1,3 cm no terço inferior do pulmão esquerdo. Esse nódulo foi retirado cirurgicamente, tendo os exames histopatológico e imuno-histoquímico confirmado tratar-se de um tumor carcinoide brônquico secretor de ACTH.

☑ *Resposta: B.*

Referências: 5, 6, 122 e 123.

Mulher de 40 anos de idade com queixas de anorexia, perda de peso importante (cerca de 12 kg em 1 ano), tonturas ao levantar-se, astenia, dificuldade em levantar objetos em casa, principalmente na última parte do dia. Não observou mudança na cor da pele, mas refere amenorreia (há 4 meses) e diminuição tanto da libido como dos pelos pubianos. Ao *exame físico*: estado geral regular; altura = 1,56 m; peso = 44 kg; PA = 90/60 mmHg (sentada) e 80/50 mmHg (de pé); presença de vitiligo na perna esquerda, bem como de hiperpigmentação de áreas da pele expostas ao sol, gengivas e linhas das palmas das mãos. *Exames laboratoriais:* hemácias = 3,5 milhões/mm³; Hb = 10,4 g/dL; glicemia de jejum = 70 mg/dL (VR: 70-99); sódio = 128 mEq/L (VR: 136-145); potássio = 5,8 mEq/L (VR: 3,5-5,1); creatinina = 1,4 mg/dL (VR: 0,6-1,1); ureia = 78,4 mg/dL (VR: 13-43).

Diante desses achados clínicos e laboratoriais, levantou-se a hipótese diagnóstica de doença de Addison e realizou-se *investigação hormonal*: cortisol sérico (CS) às 8 horas = 5,2 µg/dL (VR: 5-25); ACTH = 445 pg/mL (VR: até 46); CS 60 minutos após estímulo com ACTH sintético (Cortrosina®) = 10,6 µg/dL; TSH = 9,2 mcUI/mL (VR: 0,3-5,0); T_4 livre = 1,21 ng/dL (VR: 0,93-1,7); anti-TPO = 480 UI/mL (VR: < 35); PRL = 44,5 ng/mL (VR: 2,8-29,2).

Baseando-se nesses exames, pode-se afirmar que:

I – O diagnóstico de IA é questionável, já que o CS está normal.

II – A paciente comprovadamente tem hipotireoidismo subclínico e deverá ser medicada concomitantemente com L-tiroxina e um glicocorticoide.

III – A tomografia abdominal (TC) deve, obrigatoriamente, ser feita nesta paciente para se chegar a uma definição etiológica do caso.

IV – A terapia mineralocorticoide deve ser iniciada de imediato.

    a) Todos os itens estão corretos.

    b) Somente os itens I e III estão corretos.

    c) Somente os itens II e IV estão corretos.

    d) Todos os itens estão incorretos.

Comentários:

Valores basais do CS < 3 μg/dL confirmam o diagnóstico de IA e níveis > 19 μg/dL o excluem. Entretanto, muitos pacientes com IA têm níveis basais do CS dentro da normalidade e, assim, vão necessitar do estímulo com 250 μg de ACTH sintético (Cortrosina®) para confirmação diagnóstica. Nesse teste, um pico de cortisol < 20 μg/dL confirma a IA; um pico > 20 μg/dL exclui IA primária, mas não descarta a IA secundária. Para confirmação desta última, o melhor meio é o teste de tolerância à insulina (ITT).

A paciente tem IA primária confirmada por ACTH elevado e baixo pico de cortisol após estímulo com ACTH associado com elevação do ACTH. A presença concomitante de vitiligo e tireoidite de Hashimoto (TH) ratifica o diagnóstico de adrenalite autoimune. Nesta última, as adrenais têm tamanho normal ou diminuído à TC; em contraste, estão quase sempre aumentadas em pacientes com tuberculose, outras doenças granulomatosas ou metástases. Portanto, a realização da TC está prioritariamente indicada para os casos em que a etiologia autoimune não está implícita ou evidente.

A paciente tem TH, mas não necessariamente hipotireoidismo subclínico, uma vez que a elevação do TSH e da PRL pode ser consequência do hipocortisolismo *per se* não tratado. Nessa situação, os dois hormônios se normalizam após a introdução da corticoterapia.

Cerca de 10 a 20% dos pacientes com DA não vão necessitar da reposição de fludrocortisona, apenas de um glicocorticoide (GC). Por isso, deve-se sempre dar preferência a um GC com maior atividade mineralocorticoide (p. ex., prednisona, em vez da dexametasona). O GC ideal é a hidrocortisona, porém, no Brasil, esta geralmente está disponível apenas em farmácias de manipulação.

☑ **Resposta: D.**

Referências: 117 e 118.

Paciente de 30 anos de idade foi encaminhada pelo esposo, médico que, devido a uma cefaleia persistente, detectou hipertensão arterial (150 × 102 mmHg). Apresentou hipocalemia (3,2 mEq/L), mas já em uso de tiazídico. Avaliação subsequente com tomografia computadorizada (TC) de adrenais identificou um nódulo isolado em adrenal esquerda

Distúrbios das Adrenais

(E), de 2,2 cm de diâmetro, que foi removido cirurgicamente após concluir tratar-se de hiperaldosteronismo primário (HAP). Vinte e sete anos depois, a paciente leva sua filha de 29 anos à consulta com endocrinologista, suspeitando que ela esteja com o mesmo problema, após hipertensão arterial ser detectada em exame de rotina. Investigação complementar mostrou: potássio sérico (K^+s) = 3,0 mEq/L (VR: 3,5-5,0), aldosterona plasmática (aldo) = 38 ng/dL (VR: 5-18) e atividade plasmática de renina (APR) = < 0,2 ng/mL/h (VR: 0,5-2,5). O teste de supressão com dexametasona (2 mg/dia por 7 dias) não reduziu os níveis elevados de aldo. A TC de adrenais reforçou o diagnóstico de HAP devido a um adenoma na adrenal esquecida, de 1,8 cm de diâmetro, removido com sucesso por videolaparoscopia, após controle clínico prévio com espironolactona (50 mg/dia).

- **A respeito desses casos, é possível afirmar que:**

I – Mãe e filha tiveram o mesmo diagnóstico casualmente, já que o HAP é uma condição relativamente comum.
II – O diagnóstico de HAP na mãe poderia não estar correto.
III – O HAP pode dever-se a causas familiais (genéticas).
IV – A não supressão da aldo pela dexametasona é suficiente para excluir o diagnóstico de "hiperaldosteronismo (HA) supressível por dexametasona".
 a) Nenhum dos itens está correto.
 b) Apenas os itens I e II estão corretos.
 c) Apenas os itens III e IV estão corretos.
 d) Somente o item III está correto.

Comentários:

Além de esporádico, o HAP (tanto o APA [adenoma produtor de aldosterona] como a HAB [hiperplasia adrenal bilateral]) pode ocorrer de forma familial. O HAP familiar do tipo I (HF-I, também chamado HASD [HA supressível por dexametaxona] ou HARG [HA remediável por glicocorticoides]) é uma condição rara, conhecida desde 1966, de herança autossômica dominante, caracterizada por hipertensão familiar e presença frequente de casos de hemorragia cerebral em jovens. Acompanha-se de normo- ou hipocalemia, supressão de renina e elevação da aldosterona e, caracteristicamente, dos esteroides híbridos: 18-oxo e 18-hidroxicortisol.

A doença é causada pela formação de um gene híbrido derivado de fusão da sequência 5'-regulatória responsiva ao ACTH do gene CYP11B1 (11β-hidroxilase) com a região 3'-codificadora do gene CYP11B2 (aldo sintetase), no *locus* gênico 8q21, que pode ser facilmente detectável por um teste de PCR longo. Dessa maneira, a produção de aldo torna-se dependente do ACTH, sendo reversível com doses baixas de glicocorticoides.

Seu fenótipo é variável, mesmo dentro de uma mesma família, podendo haver desde ausência até hipertensão grave. Essa diversidade está associada a raça e gênero (mais branda na mulher e incomum em negros) e à posição na qual os genes se cruzam para formar a quimera. Da mesma maneira, a morfologia das adrenais não é consistente, podendo ocorrer alterações unilaterais, hiperplasia bilateral simples ou multinodular.

> Já o HAP familiar do tipo II (HF-II) é mais comum que o HF-I e caracteriza-se pela presença familiar de APA, HAB ou ambos, acompanhados de normo- ou hipocalemia, supressão de renina e elevação da aldo. É transmitido por herança autossômica dominante provável e, tipicamente, não é reversível com glicocorticoides.
>
> Sua apresentação clínica, bioquímica e morfológica é indistinguível de casos esporádicos de HAP (APA/HAB), e o diagnóstico somente pode ser estabelecido pela documentação de HAP em outros membros da família e pela exclusão do HF-I por teste genético.
>
> Análise de *linkage* mostrou-se positiva para uma região de 2 Mb no cromossomo 7p22, mas nenhuma mutação foi identificada até o momento, tendo sido excluídos os genes: CYP11B2, AT1, MEN1, PRKAR1B e os genes candidatos dentro do *locus* 7p22: RBaK, PMS2 e GNA12 (genes esses envolvidos em tumorigênese e controle do ciclo celular, reparo do DNA e em predisposição tumoral).
>
> Uma terceira forma de HAP familial (HF-III), extremamente rara (descrita em uma única família), caracteriza-se por hiperplasia adrenal "maciça", hipertensão grave com início na infância, resistência a qualquer medicação (incluindo dexametasona, amilorida e espironolactona), hipocalemia, elevação da aldosterona, supressão da renina e valores extremamente elevados de 18-oxoF e 18-OHF. Somente adrenalectomia bilateral corrigiu a hipertensão.

☑ *Resposta: D.*

Referências: 111 e 140.

Uma jovem de 16 anos de idade foi encaminhada ao ginecologista em razão de ausência de desenvolvimento de caracteres sexuais secundários e amenorreia primária. Ao exame físico: altura = 1,71 cm, peso = 52 kg, ausência de mamas e de pilificação pubiana e axilar (estádio M1P1 de Tanner), genitália externa de aspecto normal, PA = 144 × 92 mmHg, FC = 80 bpm. A *avaliação hormonal* mostrou estradiol baixo (14 pg/mL), elevação de LH (60 UI/L) e FSH (80 UI/L) e prolactina (PRL) normal. A paciente foi diagnosticada como tendo hipogonadismo hipergonadotrófico de causa a esclarecer e foi iniciada terapia de reposição com estradiol e um progestágeno. Foi então encaminhada ao endocrinologista que, à palpação da região inguinal, notou duas massas nas proximidades dos grandes lábios e solicitou um cariótipo, cujo resultado foi 46,XY normal.

- **I – Qual das possibilidades diagnósticas abaixo é a menos pertinente neste caso?**

   a) Disgenesia gonadal XY.
   b) Deficiência de 5α-redutase.
   c) Síndrome de resistência androgênica.
   d) Deficiência de 17α-hidroxilase.
   e) Retardo puberal constitucional.

Em avaliação posterior, após interrupção por 45 dias da terapia com estradiol e progestágeno (que resultou em moderado estímulo mamário, mas obviamente sem menstruações), foram solicitadas dosagem de progesterona (mostrou-se elevada [680 ng/dL])

Distúrbios das Adrenais

e avaliação bioquímica da hipertensão arterial. Os exames laboratoriais revelaram: sódio = 145 mEq/L (VR = 135-145), potássio = 2,9 mEq/L (VR: 3,5-5,0); atividade plasmática
de renina (APR) = < 0,2 ng/mL/h (VR: 0,5-2,5). Uma tomografia computadorizada (TC) de
adrenais mostrou hiperplasia bilateral.

■ *II – Qual diagnóstico se mostra, agora, mais provável?*

   a) Hiperaldosteronismo primário por hiperplasia bilateral.
   b) Síndrome de resistência androgênica e hipertensão arterial com renina baixa.
   c) Hiperplasia adrenal congênita por deficiência de 17α-hidroxilase.
   d) Pseudo-hermafroditismo masculino por deficiência de 11β-hidroxilase.
   e) Tumor gonadal produtor de progesterona.

■ *III – Quais exames adicionais promoveriam o esclarecimento definitivo do caso?*

   a) Dosagem de 17α-hidroxiprogesterona e 11-deoxicortisol.
   b) Dosagem de deoxicorticosterona (DOC) e corticosterona.
   c) Dosagem de aldosterona e relação testosterona:di-hidrotestosterona (DHT).
   d) Pesquisa de mutações/polimorfismos no cromossomo Y.
   e) Videolaparoscopia abdominal exploratória.

Comentários:

A investigação de casos de pseudo-hermafroditismo masculino (46,XY ADS) susci-
ta todas as possibilidades diagnósticas apresentadas no item I, exceto a opção "e". A
17α-hidroxilase/17,20-liase é uma enzima-chave na biossíntese dos esteroides adrenocorticais e gonadais e sua deficiência impede a formação tanto de cortisol como de esteroides
sexuais (andrógenos e estrógenos). A expressão da CYP17 está reduzida nas adrenais e nas
gônadas, uma vez que ela é codificada por um único gene (CYP17), localizado no cromossomo 10q24-25. A impossibilidade de 17-hidroxilar a pregnenolona e a progesterona impede a
formação de glicocorticoides e hormônios sexuais, resultando em falência gonadal primária e
ausência de desenvolvimento de caracteres sexuais secundários em ambos os sexos. A maioria dos pacientes é fenotipicamente feminina, independentemente do cariótipo. O diagnóstico de deficiência de 17α-hidroxilase é usualmente suspeitado por volta da puberdade, em
virtude das queixas de amenorreia primária, ausência de desenvolvimento sexual e hábito
eunucoide (hipogonadismo hipergonadotrófico), em associação com hipertensão e hipocalemia. Pseudo-hermafroditismo masculino é típico do paciente afetado 46,XY. O perfil hormonal
característico dessa condição inclui: ausência de todos os compostos 17-hidroxilados na urina
(17-KS e 17-OHCS) e níveis plasmáticos reduzidos ou virtualmente ausentes de cortisol e esteroides sexuais. DOC e corticosterona (B) estão usualmente muito elevados, resultando em
um estado de excessso mineralocorticoide com supressão de renina e, subsequentemente,
de aldosterona. Manifestações clínicas de hipocortisolismo não costumam ocorrer em razão
da abundante produção de corticosterona (aumento de 100 vezes em relação à faixa normal).
Terapia de reposição continuada com glicocorticoides resulta em bloqueio do ACTH e subsequente normalização dos níveis de DOC, B, 18-OH-B e 18-OH-DOC, reduzindo os níveis pressó-

ricos e normalizando os de potássio. A ativação gradual do sistema renina-angiotensina, que ocorre paralelamente à elevação dos níveis de potássio, resulta em normalização da produção de aldosterona. Uma vez que tanto pacientes 46,XX como 46,XY são geralmente criados como mulheres, terapia de reposição com estrógenos (e algumas vezes também com andrógenos/anabolizantes) é necessária para complementar a feminização e promover, entre outros efeitos, uma adequada massa mineral óssea.

☑ **Respostas: (I) E, (II) C e (III) B.**

Referências: 138, 141 e 142.

Uma mulher de 38 anos de idade, com diagnóstico de hipoacusia bilateral há 1 ano (com anticorpos anticóclea positivos), é encaminhada ao endocrinologista por suspeita de doença de Addison. Queixava-se de cansaço, fraqueza e astenia havia cerca de 6 meses, seguidos de náuseas e vômitos frequentes e escurecimento de pele nos últimos 3 meses. Menstruações eram regulares. Trazia uma TC de tórax com a presença de dois nódulos pulmonares pequenos, calcificados e incaracterísticos e uma TC de abdome total, mostrando atrofia adrenal bilateral, sem calcificações. Ao *exame físico*: emagrecida e apática. PA = 90 × 50 mmHg, FC = 92 bpm; pele e mucosas com escurecimento evidente. Dor à palpação abdominal. *Exames laboratoriais*: sódio = 133 mEq/L (VR: 135-145), potássio = 5,7 mEq/L (VR: 3,5-5,0), cortisol sérico = 2,4 µg/dL (VR: 5-25), ACTH plasmático > 1.250 pg/mL (VR: 20-50), aldosterona = 2,0 ng/dL (VR: 4-18), APR = 6,2 ng/mL/h (VR= 0,5-2,5). Teste tuberculínico com PPD = enduração de 18 mm após 72 h (não reatores = < 5 mm). Anticorpos anti-21-hidroxilase = 23 U/mL (VR = < 1,0). Anticorpos antitireoidianos negativos (com função tireoidiana normal). Anticorpos anti-GAD negativos (com glicemia normal).

■ *I – Qual o esquema terapêutico mais indicado para ser iniciado nesta paciente?*

a) Internação, hidratação com solução fisiológica e infusão intravenosa de dexametasona (4 mg/dia, por 7 dias).

b) Reposição combinada com glicocorticoide (GC) e mineralocorticoide e suplementação de sal na dieta.

c) Esquema tríplice com rifampicina, isoniazida e pirazinamida.

d) Uso de imunossupressores (incluindo GC) e antieméticos.

e) Reposição com estrógenos + progesterona e, se necessário, com GC.

Após ser tratada por 3 meses com prednisolona, 5 mg/dia (7,5 mg/dia nas primeiras semanas), e fludrocortisona, 0,1 mg/dia, a paciente refere melhora clínica evidente, com ganho de peso, desaparecimento dos sintomas gastrintestinais e da sensação de lipotimia e clareamento da pele e mucosas. Na evolução, percebe que sua pilificação axilar e pubiana está rarefeita e salienta que a libido está praticamente ausente. Uma nova avaliação mostrou: DHEA-S = < 10 (VR: 55-320), testosterona = 34 ng/dL (VR: 20-65); LH, FSH e PRL, normais.

- **II – Qual seria a conduta mais apropriada?**

  a) Recomendação para colega psicoterapeuta.
  b) Introdução de terapia cíclica de reposição hormonal com estrógenos + progesterona.
  c) Teste terapêutico com DHEA, 50 mg VO/dia.
  d) Administração de decanoato de nandrolona, 25 mg IM a cada 3-4 semanas.
  e) As opções "c" e "d" estão corretas.

Comentários:

Quando do diagnóstico, portadores de doença de Addison (insuficiência adrenal primária crônica) geralmente já demonstram produção deficiente de cortisol, aldosterona e andrógenos adrenais que, dependendo da magnitude e da duração, resulta em quadros de cansaço, fadiga, astenia, desconforto gastrintestinal, anorexia, perda de peso, avidez por sal, hipoglicemia, hipotensão arterial com lipotimia, redução da pilificação corporal em mulheres (em especial, pubiana e axilar), ausência de libido e hiperpigmentação cutaneomucosa. Não havendo "crise adrenal", quando internação para hidratação intravenosa e administração de glicocorticoides se faz mandatória, o tratamento se baseia na reposição continuada, por via oral, de glicocorticoides (hidrocortisona ou prednisolona) e mineralocorticoides (fludrocortisona) em esquemas variados, mas respeitando a fisiologia hormonal. Embora controverso, a reposição androgênica na mulher, especialmente se jovem, visa restaurar a libido e a atividade sexual, a promoção de efeitos anabólicos e a pilificação corporal, além de benefícios na esfera emocional. Estudos mostram que a reposição oral com deidroepiandrosterona (DHEA), em doses de 25 a 50 mg/dia, propicia resultados positivos no bem-estar geral e na qualidade de vida. Efeito semelhante, senão melhor, pode ser obtido pela administração de anabólicos esteroides, como a nandrolona, em doses de 25-50 mg IM a cada 3-4 semanas. Acompanhamento é importante, uma vez que o uso de DHEA e de anabolizantes eleva os níveis séricos de andrógenos e estrógenos, podendo, em teoria, aumentar o risco de cânceres hormônio-dependentes, como de próstata, mamas e ovários. Efeitos colaterais são infrequentes (dose-dependentes e reversíveis após descontinuação da terapia) e incluem: aumento da sudorese, seborreia, acne facial, hirsutismo e alopecia.

☑ **Respostas: (I) B e (II) E.**

Referências: 117 e 118.

Um menino de 13 anos de idade, diagnosticado desde a infância com hiperplasia adrenal congênita (HAC) por deficiência de 21-hidroxilase, forma perdedora de sal, vem sendo tratado com prednisolona (2 mg/m^{2}SC – atualmente com 3 mg/dia de uma solução oral, em dose única matinal) e fludrocortisona 0,1 mg/dia VO, pela manhã. Seu pediatra percebe que, apesar da boa evolução clínica (estatura adequada, sem ganho de peso e sem avanço significativo da idade óssea), seus níveis de testosterona e de 17-hidroxiprogesterona (17-OHP) estão se elevando mais recentemente. Tendo confirmado a boa adesão ao tratamento e nenhum indício de má-absorção do medicamento, decide-se elevar a dose de prednisolona para 4 mg/dia que, entretanto, não reduz significativamente os níveis hormonais elevados e associa-se com aumento do apetite e moderado ganho ponderal nos 4 meses seguintes. O pediatra consulta um colega endocrinologista, que por acaso é você! Ao *exame físico*: altura = 1,52 m (> P25 < P50), peso = 61 kg (> P50 < P75), PA = 108 × 72 mmHg, FC = 74 bpm. Presença de pelos axilares e pubianos, testículos estimulados (P3G2-3) e alguma acne facial e no dorso. Alguns exames são solicitados.

■ *Pela sua análise do caso, o que você faria?*

I – Manteria o reajuste terapêutico realizado, já que o rapaz está na idade de contestações e reduziu a adesão.

II – Pediria dosagens séricas de LH e FSH para avaliar o possível início de puberdade.

III – Solicitaria novas dosagens de testosterona e 17-OHP em outro laboratório mais confiável.

IV – Iniciaria tratamento com antiandrogênicos e trocaria o glicocorticoide por um outro de ação mais prolongada.

    a) Apenas o item II está correto.

    c) Apenas o item III está correto.

    d) Os itens III e IV estão corretos.

    d) Nenhuma das assertivas está correta.

Comentários:

O tratamento da HAC por deficiência de 21-hidroxilase (21-OHase), mesmo em crianças com a forma perdedora de sal e do sexo masculino, é habitualmente bem-sucedido, uma vez observados: (1) os princípios fisiológicos, (2) a orientação para uma boa aderência e (3) os ajustes de doses em momentos apropriados (baseados na evolução clínica e laboratorial). No caso do paciente, o controle clínico mostrava-se adequado com a dose e o esquema terapêutico vigente. Como regra, os parâmetros hormonais que devem ser monitorizados são os níveis séricos de testosterona e androstenediona e, secundariamente, os de 17-OHP.

O início da puberdade, especialmente no menino, se acompanha de elevação significativa dos níveis de testosterona secundária à elevação das gonadotrofinas. Sob o mesmo estímulo, os testículos também passam a secretar muita 17-OHP, fazendo com que ambos se elevem nesse momento do desenvolvimento e frequentemente induzam o médico a suspeitar de descontrole terapêutico. A 17-OHP, precursora imediata da 21-OH, torna-se, assim, totalmente imprópria para a monitorização, da mesma maneira que a testosterona, já que a puberdade está se instalando. Entretanto, o 21-deoxicortisol (21-DF), um produto da 11-hidroxilação da 17-OHP de origem exclusivamente adrenal, também encontra-se significativamente elevada na deficência de 21-OHase e torna-se agora o melhor parâmetro para monitorização (Fig. 3.14).

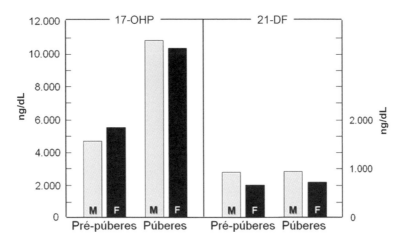

Fig. 3.14 ▪ 17-OHP e 21-DF em 131 pacientes com deficiência de 21-hidroxilase, conforme o estádio puberal (adaptado da Ref. 138).

☑ *Resposta: A.*

Referências: 127 e 141.

- **Reavaliando os dados do caso anterior, e após discuti-lo com seu professor, o que você faria agora?**

  I – Solicitaria uma dosagem de 21-deoxicortisol (e, se possível, também uma outra, em amostra de sangue anterior)
  II – Confirmaria laboratorialmente a instalação da puberdade com dosagens séricas de LH e FSH.
  III – Explicaria ao paciente e a seus pais que algum aparente descontrole hormonal pode ocorrer na puberdade, mas que não se deve a nenhum descuido deles, e sim à puberdade em si.
  IV – Ligaria para seu professor e agradeceria pelas orientações.
  a) Nenhum dos itens está correto.
  b) Apenas o item I está correto.
  c) Apenas o item IV está correto.
  d) Todos os itens estão corretos.

☑ *Resposta: D.*

Referências: 126, 127, 138 e 141.

Distúrbios do Sistema Reprodutivo

Capítulo 4

Luiz Augusto Casulari ▪ Lucio Vilar ▪ Alberto Ramos ▪ Luiz Griz ▪ Fábio Moura
Fabiano Serfaty ▪ Soraya Pontes ▪ Lisete Pontes ▪ Viviane Canadas

---

J.A.F., masculino, branco, 58 anos, divorciado. Enviado para avaliação pela urologia, pois estava com glicemia alterada e testosterona baixa. No interrogatório sintomatológico, o paciente queixou-se de diminuição da libido, dificuldade para ter e manter ereções e astenia. Negava diminuição de pelos corporais ou da força muscular, bem como tabagismo ou etilismo. O paciente era sedentário e hipertenso (em uso de atenolol, 50 mg/dia).

Ao exame físico, apresentava bom estado geral; PA = 140/90 mmHg; FC = 64 bpm; tireoide sem anormalidades à palpação. Ausculta cardiorrespiratória normal. Caracteres sexuais adequados para gênero e idade; testículos com volume normal. Ausência de ginecomastia. Altura = 172 cm; envergadura = 175 cm; peso = 85 kg; IMC = 26,8 kg/m²; circunferência abdominal = 107 cm.

Exames laboratoriais iniciais: glicemia de jejum (GJ) = 109 mg/dL (VR: 60-99); LH = 5,0 (VR: até 9 UI/L); FSH = 4,5 (VR: até 10 UI/L) e testosterona total (TT) = 247 ng/dL (VR: 240-850). *Exames laboratoriais subsequentes*: GJ = 106 mg/dL; HbA1c = 6,2% (VR: 4,8-5,9); TT = 242 ng/dL; SHBG = 30 nmol/L (VR: 30-72), com testosterona livre calculada = 54 pg/mL (VR: 60-312); PRL = 6,9 ng/mL (VR: 2,6-18,1); TSH = 2,5 mcUI/mL (VR: 0,35-5,5). Ressonância magnética de crânio normal.

■ *Sobre este caso, é possível afirmar que:*

a) O paciente tem hipogonadismo central.
b) O paciente tem hipogonadismo masculino tardio (HMT).
c) O paciente não tem hipogonadismo e a redução nos níveis de testosterona está de acordo com o esperado para sua faixa etária.
d) O paciente não tem hipogonadismo e os níveis baixos de testosterona são resultantes da redução da SHBG, a qual é secundária à obesidade.

Comentários:

Envelhecimento, hipotireoidismo e obesidade são causas de redução dos níveis da SHBG e, consequentemente, da testosterona total (TT), porém a testosterona livre permanece normal (reduz-se apenas quando há hipogonadismo).

Diferentemente do que ocorre na menopausa, nos homens não se observa uma queda acentuada e relativamente abrupta dos hormônios sexuais. De fato, essa redução é habitualmente muito mais lenta e gradual.

O termo hipogonadismo masculino tardio (do inglês LOH = *late onset hypogonadism*) tem sido sugerido para a associação de baixos níveis de testosterona sérica (dois exames) e sinais/sintomas decorrentes dessa alteração que acomete homens a partir dos 40 anos de idade. Seria causado por disfunção tanto nos testículos (diminuição do número de células de Leydig e de sua sensibilidade ao LH/FSH) como na hipófise (diminuição no número e na intensidade dos pulsos de LH).

É um diagnóstico polêmico por vários motivos. De fato, diminuição progressiva dos níveis de testosterona a partir dos 40 anos pode ser um fenômeno "fisiológico" e não há consenso sobre qual valor de TT seria patológico (abaixo de 300, 250 ou 200 ng/dL?), o que cria dificuldades não só para o diagnóstico, mas também para a realização de estudos de prevalência e comparação dos tratamentos. No último consenso conjunto da ISSAM/ISA/EAU foram adotados os seguintes pontos de corte para TT: $\geq$ 340 ng/dL como definitivamente normais, < 240 ng/dL como definitivamente baixos, enquanto valores intermediários foram considerados duvidosos. Nesses casos, e na avaliação de obesos e idosos, deve-se sempre dosar a SHBG para calcular a testosterona livre (TLC), além de prolactina, ferritina, LH e FSH. A RNM não é obrigatória, e a necessidade de realizá-la deve ser considerada caso a caso. Além disso, os sintomas são muitos e inespecíficos (astenia, osteopenia, diminuição de massa muscular, diminuição da libido [DB], disfunção erétil [DE] etc.), sendo DB e DE os mais frequentes. No exame físico não há sinais importantes, embora exista uma forte associação entre a síndrome metabólica (SM), como foi observado neste caso, e o hipogonadismo tardio: os pacientes com LOH têm mais SM, e vice-versa.

Com o aumento da população de idosos, essa é uma entidade cujo diagnóstico e tratamento provavelmente serão cada vez mais discutidos nos próximos anos.

☑ ***Resposta: B.***

Referências: 143 e 144.

■ ***A reposição de testosterona para o paciente do caso anterior (J.A.F.):***

I – Traria inquestionáveis benefícios para a qualidade de vida.
II – Implicaria risco aumentado de doenças prostáticas.
III – Resultaria em aumento da densidade mineral óssea (DMO) e da massa magra.
IV – Propiciaria melhora dos parâmetros metabólicos.

    a) Todos os itens estão corretos.
    b) Apenas os itens II e III estão corretos.
    c) Os itens I e IV estão corretos.
    d) Existe apenas um item incorreto.

Distúrbios do Sistema Reprodutivo

Comentários:

Em vários estudos, a reposição de testosterona (RT) nos pacientes com LOH melhorou os diversos parâmetros da síndrome metabólica (composição corporal, pressão arterial, tolerância à glicose e resistência à insulina, além do perfil lipídico). Aumento da DMO foi também relatado, mas sem evidências de redução no risco de fraturas. Quatro estudos randomizados controlados com placebo avaliaram o efeito da RT na qualidade de vida, propiciando resultados inconsistentes e imprecisos. Houve melhora significativa apenas para o domínio da função física. Dois estudos controlados com placebo sobre a função sexual também chegaram a resultados imprecisos.

Em uma revisão sistemática de 19 estudos randomizados para avaliar os efeitos adversos da RT em homens mais idosos (Calof e cols., 2005), a taxa combinada de todos os eventos prostáticos foi significativamente maior nos homens que receberam RT do que nos tratados com placebo. As taxas de câncer de próstata, PSA > 4 ng/mL, e biópsias de próstata foram numericamente maiores no grupo da testosterona do que no grupo placebo, embora as diferenças entre os grupos não tenham sido, em termos individuais, estatisticamente significativas.

☑ *Resposta: D.*

Referências: 143 a 148.

Homem de 62 anos de idade foi encaminhado ao endocrinologista por causa de redução da libido e disfunção da libido há cerca de 1 ano. Sabe ter hipertensão arterial há 5 anos. Nega diabetes melito e tabagismo. Faz uso de enalapril e amlodipino. Segundo a esposa, o paciente ronca muito à noite e, às vezes, acorda sufocado (sic).

Ao *exame físico*: PA = 140/90 mmHg; FC = 84 bpm; ausculta cardiorrespiratória normal; caracteres sexuais adequados para gênero e idade; testículos com volume normal; ausência de ginecomastia; altura = 175 cm; envergadura = 176 cm; IMC = 27,2 kg/m² e circunferência abdominal = 97 cm.

Exames laboratoriais iniciais: glicemia de jejum (GJ) = 104 mg/dL (VR: 60-99); LH = 15,6 (VR: até 9 UI/L); FSH = 34,5 (VR: até 10 UI/L); testosterona total (TT) = 124 ng/dL (VR: 240-850). *Exames laboratoriais subsequentes*: GJ = 112 mg/dL; HbA1c = 6,1% (VR: 4,8-5,9); TT = 144 ng/dL; SHBG = 28,2 nmol/L (VR: 12-75), com testosterona livre calculada = 39,2 pg/mL (VR: 60-312); PRL = 14,6 ng/mL (VR: 2,6-18,1); TSH = 2,9 mcUI/mL (VR: 0,35-5,5); PSA = 3,6 ng/mL (VR: até 4,0); hemoglobina = 15,9 g/dL; hematócrito (Htco) = 52%.

■ *O paciente tem hipogonadismo primário e poderia se beneficiar da reposição com testosterona. No entanto, ele apresenta algumas contraindicações para o tratamento, entre as quais não se inclui:*

a) PSA > 3 ng/mL.
b) Htco > 50%.
c) Apneia do sono.
d) Síndrome metabólica.

118 — Distúrbios do Sistema Reprodutivo

Comentários:

Segundo as diretrizes da Endocrine Society, a reposição com testosterona não está recomendada em alguns condições, como em pacientes com nódulo palpável na próstata ou PSA > 3 ng/mL sem avaliação urológica adicional, hipertrofia prostática benigna com escore de sintomas da IPSS >19, câncer de mama ou próstata, eritrocitose (Htco > 50%), hiperviscosidade, apneia do sono obstrutiva grave não tratada e insuficiência cardíaca grave não controlada.

☑ **Resposta: D.**

Referência: 144.

C.C.T., 18 anos de idade, sexo feminino, solteira, chega com história de ausência de menstruação há aproximadamente 5 meses. Foi submetida na investigação inicial a duas dosagens de β-hCG (negativas), a uma ultrassonografia pélvica ("útero normal e ovários diminuídos") e a um teste com medroxiprogesterona, que também foi negativo (ausência de menstruação), sendo, então, enviada para avaliação especializada.

A paciente estava assintomática e, ao ser questionada, negou fogachos, secura vaginal, acne, surgimento de pelos, alterações no timbre da voz, galactorreia, alterações no peso corporal e estresse emocional recente. No momento da avaliação, "estava muito ansiosa devido à falta de menstruação". A menarca ocorrera aos 11 anos e os ciclos menstruais foram normais até 5 meses atrás. Negava doenças prévias, assim como o uso de qualquer medicação ou cirurgias. Negava outros casos semelhantes na família; a mãe tinha hipotireoidismo.

Ao *exame físico*, apresentava caracteres sexuais secundários completamente desenvolvidos (mamas e pelos pubianos e axilares normais), ausência de sinais de virilização; eutrofismo (160 cm, 57 kg, IMC = 22,3 kg/m²); PA = 120/80 mmHg; tireoide impalpável.

Na *avaliação laboratorial*: E2 = 10 pg/mL; LH = 42 UI/L; FSH = 45 UI/L; PRL = 12 ng/mL (VR: 2,8-29,2); cortisol matinal = 18 µg/dL (VR: 5-25); ACTH = 15 pg/mL (VR: < 46); TSH e T_4 livre normais; anti-TPO = 540 UI/mL (VR: < 35). Foi realizado um cariótipo, que se mostrou normal. Os anticorpos antiovarianos foram positivos, enquanto o anti-ICA, o anti-GAD, a anti-21-hidroxilase e o FAN foram negativos.

■ *Sobre este caso, é possível afirmar que:*

I – O diagnóstico mais provável é falência ovariana precoce (FOP) de etiologia autoimune (FOP-AI).

II – A FOP-AI é a causa mais comum de FOP.

III – A paciente deve ser esclarecida sobre sua incapacidade de procriar.

IV – A paciente tem risco aumentado de desenvolver doença de Addison.

    a) Todos os itens estão corretos.

    b) Existe apenas um item incorreto.

    c) Somente o item I está correto.

    d) Somente os itens I e IV estão corretos.

Distúrbios do Sistema Reprodutivo

Comentários:

A paciente tem falência ovariana precoce (FOP) de etiologia autoimune (FOP-AI), associada à tireoidite de Hashimoto, muito provavelmente como parte da síndrome poliglandular autoimune tipo 2.

FOP é definida como a falência gonadal que ocorre antes dos 40 anos de idade. Clinicamente, pode se manifestar como oligomenorreia, amenorreia súbita e até sangramento uterino disfuncional, não havendo um padrão característico. Laboratorialmente, caracteriza-se por hipogonadismo hipergonadotrófico (estradiol baixo com LH e FSH elevados).

FOP pode ser causada por dois mecanismos: depleção folicular e disfunção folicular. A primeira situação resulta da diminuição do número inicial de folículos (disgenesia gonadal), atresia folicular acelerada (síndrome de Turner), infecções (varicela), medicamentos (quimioterápicos), autoimunidade, galactosemia, ou pode ser idiopática. Disfunção folicular decorre de déficits enzimáticos, déficits de sinalização e autoimunidade.

A FOP de etiologia autoimune é a segunda causa mais frequente, sendo responsável por 20% dos casos. Seu diagnóstico nem sempre é fácil e baseia-se na presença de autoanticorpos (anticorpos antiovarianos, antirreceptor de gonadotrofinas, antizona pelúcida e anticélulas produtoras de esteroides), na história familiar de autoimunidade e na presença de doenças autoimunes associadas. Os anticorpos antiovarianos são os mais frequentemente encontrados, principalmente na fase inicial da doença, estando presentes em 65% dos casos de FOP isolada e em 75% dos casos de FOP associada a outras doenças autoimunes. Infelizmente, além de apresentarem baixa especificidade, eles podem desaparecer em fases mais tardias da doença. Os anticorpos anticélulas produtoras de esteroides são os mais específicos, embora pouco frequentes. Os demais têm importância questionável.

As doenças autoimunes mais frequentemente associadas com FOP são as tireopatias, seguidas da adrenalite autoimune, da doença celíaca, do diabetes tipo 1 e da *miastenia gravis*.

O tratamento da FPO tem dois objetivos: o primeiro e mais simples é o alívio dos sintomas de menopausa e a prevenção de osteoporose, o que pode ser conseguido mediante reposição hormonal. O segundo, mais difícil, é a restauração da fertilidade, o que pode ser tentado mediante o uso de glicocorticoides. Convém, contudo, comentar que, em alguns casos de FOP-AI, já foi relatada regressão espontânea do quadro, com restauração da fertilidade.

☑ ***Resposta: D.***

Referências: 149 a 152.

Paciente com história de menarca aos 12 anos de idade, seguindo-se de atrasos menstruais de até 3 meses. Aos 14 anos, a ultrassonografia (US) mostrou ovários policísticos e foi prescrito anticoncepcional oral (ACO) que usou, sem interrupção, até os 18 anos, quando foi avaliada por endocrinologista. Três meses após a suspensão do ACO, a paciente submeteu-se à *avaliação hormonal*, que apresentou os seguintes resultados: prolactina (PRL) = 60 ng/mL (VR: 2,8-29,2); FSH = 6 UI/L; LH = 3 UI/L; estradiol = 65 pg/mL; 17-hidroxiprogesterona (17-OHP) = 80 ng/dL (VR: até 110) e TSH = 1,5 μUI/mL (VR: 0,45-4,5). A pesquisa de macroprolactina foi negativa.

120 Distúrbios do Sistema Reprodutivo

- ■ *A paciente não usa nenhuma medicação. Qual a melhor conduta?*
  a) Retornar com o anticoncepcional oral.
  b) Iniciar tratamento com bromocriptina ou cabergolina.
  c) Iniciar tratamento com metformina.
  d) Realizar ressonância magnética (RM) da região selar.
  e) A hiperprolactinemia não necessita de tratamento, pois faz parte das manifestações da síndrome dos ovários policísticos (SOP).

Comentários:

A SOP constitui a endocrinopatia mais frequente entre mulheres em idade reprodutiva e é considerada uma disfunção ovariana primária (exclusão de outras etiologias de disfunção ovariana), associada a, no mínimo, dois dos seguintes critérios: (1) oligomenorreia (oligo--ovulação) e/ou anovulação; (2) sinais clínicos e/ou laboratoriais de hiperandrogenismo; (3) presença de ovários policísticos à US.

Em função de a hiperprolactinemia causar anovulação crônica e imagens de ovários policísticos em exames de US, muitos investigadores associaram a SOP com hiperprolactinemia. Contudo, a maior crítica a esses trabalhos seria o viés de não ter sido pesquisada de maneira sistemática a origem dessa hiperprolactinemia, principalmente pela ausência de recursos de imagem, como a RM, que é capaz de detectar microadenomas de até 3 mm. Em estudo recente foi demonstrado que a pesquisa sistemática da causa da hiperprolactinemia mostra diferentes etiologias que não a SOP: uso de medicamentos, adenoma hipofisário e macroprolactinemia, sugerindo, assim, que a hiperprolactinemia não faria parte das manifestações da SOP. Por isso, na paciente em questão, após retirado o uso do ACO e descartado o hipotireoidismo primário, que sabidamente são causas de hiperprolactinemia, deveria ser realizada RM com o objetivo de pesquisar um tumor da região selar.

☑ *Resposta: D.*

Referências: 153 e 154.

Mulher de 29 anos de idade, com amenorreia secundária e infertilidade. Ela teve desenvolvimento normal da puberdade e menarca aos 13 anos, seguido por oligomenorreia e, finalmente, amenorreia. As mamas e os pelos eram estádio 5 de Tanner. Seus pais eram primos de primeiro grau. A ultrassonografia pélvica revelou útero e ovários de dimensões normais, endométrio atrófico e ovários com múltiplos folículos antrais não restritos à periferia. As concentrações de estradiol e progesterona no soro estavam nos limites normais baixos para a fase folicular do ciclo menstrual. O FSH era normal, mas o LH revelou-se indetectável. Após o estímulo com o hormônio liberador das gonadotrofinas (GnRH), o FSH teve resposta normal e o LH continuou indetectável. As avaliações de outros hormônios e a ressonância magnética da região selar foram normais.

Distúrbios do Sistema Reprodutivo

■ *O diagnóstico mais provável seria:*

a) Síndrome dos ovários policísticos.
b) Síndrome de Kallmann.
c) Falência ovariana precoce.
d) Deficiência seletiva do LH.
e) Síndrome da resistência à insulina.

Comentários:

A paciente tinha uma nova mutação em homozigose no gene da subunidade beta do LH, que comprometeu a secreção do LH. A deficiência seletiva desse hormônio, condição rara, não impede o desenvolvimento de mama e a menarca por não comprometer a secreção de estrogênio. Contudo, ela seria essencial para a obtenção da ovulação (Lofrano-Porto e cols., 2007). A falência ovariana precoce caracteriza-se por estradiol baixo, com LH e FSH elevados. Na síndrome de Kallmann, tipicamente, o LH e FSH respondem ao estímulo com o GnRH, já que o defeito básico é a deficiência de GnRH.

☑ *Resposta: D.*

Referências: 149, 152 e 153.

Homem de 38 anos de idade, filho de pais consanguíneos, apresentou-se com hipogonadismo. Tinha aparência eunucoide, voz infantil e ginecomastia bilateral, pelos axilares escassos e nenhum facial. Na escala de Tanner, a genitália era 1 e os pelos púbicos, 4. Tinha micropênis e testículos atrofiados na bolsa escrotal. Sua altura era de 181 cm, peso de 87 kg e envergadura de 193 cm. O LH não foi detectável e o FSH era alto antes e após o estímulo com o GnRH. A concentração de testosterona no soro foi baixa. A glicemia, a função tireoidiana e os níveis de prolactina eram normais. A ultrassonografia mostrou testículos de volume reduzido, heterogêneos e com microcálculos difusos. A ressonância magnética da região selar foi normal. O cariótipo foi 46,XY.

■ *I – Qual seria o diagnóstico mais provável?*

a) Síndrome de Kallmann.
b) Síndrome "apenas das células de Sertoli".
c) Deficiência seletiva do LH.
d) Hipogonadismo hipogonadotrófico idiopático.
e) Síndrome da resistência à insulina.

Comentários:

O paciente tem uma nova mutação em homozigose no gene da subunidade beta do LH, que comprometeu a secreção do LH. A deficiência seletiva desse hormônio compromete o desenvolvimento da puberdade porque se associa à deficiência da secreção de androgênios.

- **II – Entre os achados esperados na biópsia de testículo não se incluiriam:**
  a) Ausência de células de Leydig.
  b) Espessamento fibroso intersticial.
  c) Túbulos seminíferos hipoplásicos.
  d) Bloqueio da espermatogênese.
  e) Ausência das células de Sertoli.

Comentários:

O LH é o hormônio responsável pelo desenvolvimento e a função das células de Sertoli.

☑ **Respostas: (I) C e (II) E.**

Referências: 156 a 158.

Jovem com 17 anos de idade procura seu médico por causa de amenorreia primária. Ao *exame físico* apresenta-se com 158 cm de altura, 52 kg, normotensa (PA = 120/80 mmHg), mamas bem-desenvolvidas (Fig. 4.1), genitália externa feminina e escassos pelos pubianos. Ausência de clitorimegalia, hirsutismo ou aumento da massa muscular. Os *exames laboratoriais* revelaram elevados níveis de testosterona (420 ng/dL; VR para mulheres: até 75) e LH, estradiol baixo, além de FSH e prolactina normais.

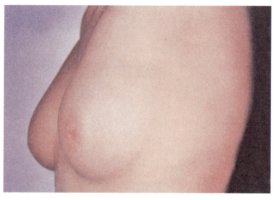

Fig. 4.1 ▪ Mamas bem-desenvolvidas em paciente com ausência de pelos axilares e escassez de pelos pubianos.

Distúrbios do Sistema Reprodutivo

■ *Sobre este caso, é possível afirmar que:*

 I – A deficiência de 5α-redutase deve ser a principal impressão diagnóstica.
 II – Provavelmente, essa jovem tem o cariótipo 46,XY.
III – A paciente deve ser portadora de hiperplasia adrenal congênita (HAC) por deficiência de 17α-hidroxilase em razão de seu fenótipo feminino e amenorreia primária.
IV – Essa jovem deve ser portadora de resistência androgênica completa.
    a) Apenas o item I está correto.
    b) Não há nenhum item correto.
    c) Os itens II e IV estão corretos.
    d) Apenas o item II está correto.

Comentários:

A paciente citada provavelmente é portadora de resistência androgênica completa (síndrome de Morris ou de feminilização testicular), que se caracteriza fenotipicamente por genitália externa feminina, grandes lábios hipoplásicos, vagina em fundo cego e estruturas müllerianas (útero e trompas) ausentes ou vestígios. Os testículos estão presentes no abdome, no canal inguinal ou nos grandes lábios. Caracteristicamente, as mamas são bem-desenvolvidas e os pelos pubianos e axilares, escassos ou ausentes. A partir da adolescência, o excesso de LH decorrente da falta do receptor de androgênios no eixo hipotálamo-hipofisário faz com que os testículos secretem grande quantidade de estradiol, levando ao desenvolvimento dos caracteres sexuais femininos. O cariótipo é 46,XY, devendo ser realizada gonadectomia e posterior reposição dos hormônios sexuais femininos.

Genitália ambígua e virilização em graus variados na puberdade são as principais características da deficiência da 5α-redutase. A deficiência de 17α-hidroxilase quase sempre tem seu diagnóstico estabelecido no período pós-puberal em virtude da presença de amenorreia primária e ausência de desenvolvimento dos caracteres sexuais secundários, associadas a HAS e alcalose hipocalêmica.

☑ ***Resposta: C.***

Referências: 155 e 159.

Paciente de 20 anos de idade procura o endocrinologista devido à dificuldade em ter ereções. Nega alterações do olfato. Ao *exame físico*: altura = 1,74 m; envergadura = 1,81 m; IMC = 27,7 kg/m²; estádio puberal (Tanner) G2-P2, com testículos pequenos (2,5 cm³) e endurecidos; pênis com 5,1 cm; ginecomastia bilateral volumosa, indolor (Fig. 4.2). *Exames laboratoriais*: testosterona = 219 ng/dL (VR: 240-816); LH = 19 UI/L (VR: até 9); FSH = 29,9 UI/L (VR: até 10); prolactina = 12,5 ng/mL (VR: até 20); glicemia = 97 mg/dL. Diante desses achados, foi solicitado o cariótipo, que revelou-se como 46,XY/47,XXY.

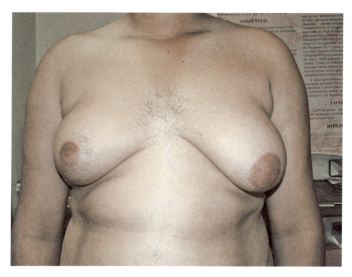

Fig. 4.2 ▪ Ginecomastia bilateral volumosa.

■ **Sobre este caso, é possível afirmar que:**

I – A correção cirúrgica da ginecomastia deve ser avaliada, em função do risco aumentado para câncer de mama.
II – O paciente deve ser alertado sobre sua absoluta impossibilidade de procriar.
III – Deve ser iniciada de imediato a reposição de testosterona.
IV – A perda de peso tende a melhorar a função gonadal.
    a) Todos os itens estão incorretos.
    b) Apenas os itens I e III estão corretos.
    c) Todos os itens estão corretos.
    d) Existe apenas um item correto.
    e) Existe apenas um item incorreto.

Comentários:

O paciente tem a síndrome de Klinefelter (SKF), que é a causa genética mais comum de hipogonadismo masculino. O defeito básico é a presença de um cromossomo X extra, resultante de não disjunção meiótica dos cromossomos durante a gametogênese. O cariótipo mais usual é o 47,XXY (forma clássica), presente em dois terços dos casos, seguido do 46,XY/47,XXY (forma mosaico). Outros possíveis cariótipos são 48,XXXY, 48,XXYY e 49,XXXXY.

A SKF se caracteriza pela presença de testículos pequenos e endurecidos (por fibrose e hialinização dos túbulos seminíferos), azoospermia, pilosidade facial reduzida (em 60 a 80%), pilosidade pubiana diminuída (em 30 a 60%) e de disposição triangular, pênis de tamanho reduzido (em 10 a 25%), criptorquidia (em 7%), alta estatura com proporções eunucoides, ginecomastia (em 50 a 85%) e hipogonadismo hipergonadotrófico. Esse fenótipo apenas se evidencia a partir da puberdade. Pacientes com mosaicismo 46,XY/47,XXY podem ter

Distúrbios do Sistema Reprodutivo

um fenótipo mais variável e cursar com testosterona sérica normal ou no limite inferior da normalidade. Alguns, excepcionalmente, são férteis.

O tratamento da SKF consiste na reposição de testosterona. A correção cirúrgica da ginecomastia em pacientes com SKF é defendida por alguns especialistas em função do risco aumentado para câncer de mama, condicionado, talvez, pela presença de um ou mais cromossomos X extras. No caso do paciente, a indicação maior seria pelo fato de a ginecomastia ser muito volumosa.

☑ **Resposta: B.**

Referências: 155 e 160.

Paciente de 22 anos de idade procurou o endocrinologista devido ao surgimento de ginecomastia há alguns anos. Ao ser interrogado, referiu também redução de sua capacidade olfatória e dificuldade em conseguir ereção. Ao *exame físico*: altura = 170 cm; envergadura = 179 cm; presença de lábio leporino; escassez de pelos faciais e pubianos; genitália, Tanner P2,G2; ginecomastia bilateral, não volumosa, indolor. *Exames laboratoriais*: testosterona = 164 ng/dL (VR: 240-816); função tireoidiana, prolactina, LH e FSH, normais; glicemia = 94 mg/dL.

■ **Sobre este caso, é possível afirmar que:**

I – O paciente tem hipogonadismo por deficiência de GnRH.

II – O hipogonadismo neste paciente vai exigir reposição de testosterona indefinidamente.

III – A ginecomastia deve ser corrigida cirurgicamente devido ao risco aumentado para câncer de mama.

IV – O paciente deve ser submetido à ressonância magnética (RM) para estudo da região selar.

    a) Somente os itens I e IV estão corretos

    b) Apenas os itens II e III estão corretos.

    c) Os itens I e II estão corretos.

    d) Existe apenas um item correto.

    e) Existe apenas um item incorreto.

Comentários:

O paciente tem síndrome de Kallmann (SKM), caracterizada por hipogonadismo hipogonadotrófico (HH) associado a hiposmia ou anosmia. Tal associação é decorrente da migração inadequada dos neurônios produtores de GnRH e olfatórios, determinando a agenesia ou hipoplasia dos bulbos e tratos olfatórios. A SKM é a causa mais comum de HH (incidência estimada em 1:10.000 homens e 1:50.000 mulheres).

A SKM é a forma mais comum de deficiência isolada das gonadotrofinas, com incidência estimada em 1/10.000 homens e 1/50.000 mulheres. Pode ocorrer sob a forma familiar ou esporádica e é geneticamente heterogênea. Seu modo de herança pode ser ligado ao cromossomo X (mais comum), autossômico dominante, ou como um traço autossômico recessivo. Até recentemente haviam sido identificadas mutações em cinco genes: *KAL1*, *FGFR1*, *FGF8*, *PROKR2* e *PROK2*. No entanto, essas mutações são encontradas em apenas 30% de todos os casos de SKM. Mutações no *FGFR1*, que codifica o receptor do fator de crescimento 1 dos fibroblastos, responde pela forma autossômica dominante da doença. Estima-se que mutações do gene *FGF1R*, também chamado KAL 2, seriam responsáveis por aproximadamente 10% dos casos de SKM. Mutações nos genes *PROKR2* e *PROK2*, codificadores do receptor-2 da procineticina e da procineticina-2, são provavelmente responsáveis pelos casos de SKM com modos de transmissão recessiva monogênica e digênica ou oligogênica. Finalmente, mutações ou deleções no KAL1, codificador da anosmina-1, causam a SKM ligada ao X. Elas seriam encontradas em 14% dos casos familiares e em 11% dos casos esporádicos de SKM.

O hipogonadismo na SKM não é necessariamente irreversível. Na literatura existe o relato de pelo menos 14 pacientes que, após anos de terapia de reposição com testosterona, conseguiram manter-se eugonádicos após a interrupção do hormônio. Diferentemente da síndrome de Klinefelter, a SKM não se associa a risco aumentado para diabetes melito e câncer de mama.

O principal diagnóstico diferencial da SKM é com o HH idiopático, que não cursa com hiposmia ou anosmia. Contudo, é importante lembrar que muitos pacientes com SKM não têm percepção de seu distúrbio olfatório. Esses pacientes podem ser reconhecidos por meio do teste "The Smell Identification Test" (www.smelltest.com).

Todo paciente com hipogonadismo hipogonadotrófico, a princípio, deve ser submetido à RM da região selar para pesquisa de algum processo tumoral. Em uma revisão dos achados da RM de crânio em 64 casos de SKM, Quinton e cols. observaram agenesia bilateral dos bulbos olfatórios em 56% (unilateral em 2%) e sulcos olfatórios anormais ou ausentes bilateralmente em 56% (unilateralmente, em 17%). Ao todo, em menos de 10% dos pacientes a RM foi normal.

☑ **Resposta: D.**

Referências: 155, 161 e 162.

Adolescente de 17 anos de idade procurou o endocrinologista por causa de amenorreia primária. Ao *exame físico*: 1,73 m; 57 kg; mamas Tanner I; PA = 170/110 mmHg; genitália externa feminina, sem clitorimegalia; não havia hirsutismo nem aumento da massa muscular. *Exames laboratoriais*: glicemia e função renal normais; K$^+$ sérico = 3 mEq/L (VR: 3,5-5,1); cariótipo 46,XY; testosterona = 32 ng/dL (VR: 6-82, sexo feminino; 241-877, sexo masculino); estradiol = 10 pg/mL; LH = 32 UI/L; FSH = 64 UI/L; prolactina, normal. A paciente tem uma irmã de 20 anos de idade que ainda não menstruou e também é hipertensa.

■ **Qual a hipótese diagnóstica mais plausível para este caso?**

a) Deficiência da 5α-redutase.
b) Hiperplasia adrenal congênita por deficiência da 17α-hidroxilase.

Distúrbios do Sistema Reprodutivo

c) Síndrome de Morris.
d) Síndrome de Reifenstein.
e) Hermafroditismo verdadeiro.

Comentários:

O diagnóstico de deficiência da 17α-hidroxilase deve ser suspeitado em todo caso de pseudo-hermafroditismo masculino associado a hipertensão hiporreninêmica e alcalose hipocalêmica. Em indivíduos geneticamente femininos, a doença deverá ser pesquisada quando amenorreia primária estiver associada a ausência de caraterísticas sexuais secundárias, hipertensão e hipocalemia.

Deficiência de 17α-hidroxilase (devida a mutações no gene *CYP17*) é um defeito que compromete as esteroidogêneses adrenal (produção excessiva dos mineralocorticoides DOC e corticosterona) e gonadal (hipogonadismo primário). Em indivíduos 46,XY, a genitália externa habitualmente é feminina, com uma vagina em fundo cego. Raramente observamos genitália externa masculina, com microfalia e hipospádia.

☑ *Resposta: B.*

Referências: 141 e 142.

Paciente de 21 anos de idade vem sendo tratada de maneira irregular para hirsutismo há 5 anos. Apresenta ciclos irregulares desde a menarca (aos 14 anos). Ao *exame físico*: hirsutismo com escore de 16 na escala de Ferriman-Gallway (normal, até 8). Na investigação para hirsutismo, os seguintes resultados foram observados: LH = 4,5 UI/L; FSH = 3,6 UI/L; testosterona = 184 ng/mL (VR: 9-83); 17α-OH progesterona (17-OHP)= 650 ng/mL (basal; VR: até 100) e 2.680 ng/mL (pico pós-ACTH). A ultrassonografia (US) transvaginal mostrou a presença de polimicrocistos ovarianos.

■ *I – Sobre o diagnóstico desta paciente, assinale a opção correta:*

a) A paciente tem a síndrome dos ovários policísticos (SOP).
b) A paciente tem a forma tardia ou não clássica da deficiência da 21-hidroxilase (FNC-21ase), evidenciada por hiper-resposta da 17-OHP ao estímulo com ACTH sintético.
c) Tumor virilizante adrenal ou ovariano não pode ser descartado e deve ser pesquisado em exame de tomografia computadorizada.
d) Existe mais de uma alternativa correta.

■ *II – Qual a melhor forma de tratamento para este caso?*

a) Prednisona, 10 mg/dia.
b) Espironolactona.

c) Espironolactona + anticoncepcional oral (ACO) contendo etinilestradiol (0,035 mg) e ciproterona (2 mg) [Diane 35®, Diclin®].

d) ACO contendo etinilestradiol (0,035 mg) e ciproterona (2 mg).

e) Existe mais de uma afirmativa correta.

Comentários:

O provável diagnóstico é FNC-21ase, que clinicamente muito se assemelha à SOP. Existe também uma grande superposição dos níveis de 17-OHP (basais e pós-estímulo) nas duas doenças. No entanto, pico de 17-OHP > 1.700 ng/dL após estímulo com ACTH sintético é observado apenas na FNC-21ase.

A despeito de a paciente ter FNC-ase, o tratamento do hirsutismo deve ser feito com antiandrogênios, que são mais eficazes do que os glicocorticoides. Considerando a intensidade do hirsutismo, certamente melhores resultados serão obtidos com a associação de Diane 35® com espironolactona do que com o uso isolado dessas substâncias.

☑ *Respostas: (I) B e (II) C.*

Referências: 163 e 164.

Adolescente de 15 anos de idade foi encaminhada ao endocrinologista em função do surgimento de aumento progressivo da massa muscular nos últimos 12 meses. Tem notado também que sua voz está "mais grossa". Ainda não menstruou. Relata que o mesmo problema vem acometendo uma de suas primas, cuja idade é 14 anos. Os dados clínicos da paciente são mais sugestivos de:

a) Deficiência da 5α-redutase tipo 2.

b) Deficiência da 17α-hidroxilase.

c) Síndrome de Morris.

d) Síndrome dos ovários policísticos.

e) Síndrome de Reifenstein.

Comentários:

A deficiência da 5α-redutase do tipo 2 é uma rara doença em que há uma conversão diminuída da testosterona em di-hidrotestosterona. Tem como manifestação mais característica a ocorrência de virilização, em graus variados, na época da puberdade, consequente a uma maior produção testicular de testosterona. Os pacientes habitualmente se apresentam com genitália ambígua, microfalia e hipospádia.

☑ *Resposta: A.*

Referência: 155.

Distúrbios do Sistema Reprodutivo

Mulher de 48 anos de idade, referindo irregularidade menstrual nos últimos 6 meses, queixa-se de fogachos intensos que dificultam seu sono à noite. Uma de suas irmãs teve câncer (CA) de mama. *Exames laboratoriais*: glicemia = 88 ng/mL; prolactina, TSH e T_4 livre, normais; FSH = 45 UI/L; estradiol = 17,2 pg/mL. Qual dos medicamentos abaixo seria menos apropriado para alívio da sintomatologia apresentada pela paciente?
a) Raloxifeno.
b) Progesterona natural micronizada.
c) Clonidina/gabapentina.
d) Tibolona.
e) Veraliprida.

Comentários:

A paciente encontra-se na perimenopausa. Em virtude da história familiar de CA de mama, ela tem contraindicação relativa para o uso de estrogênios, a terapia mais eficaz para alívio dos fogachos e outros sintomas vasomotores.

Entre as opções citadas, raloxifeno seria a menos apropriada, já que ele predispõe à ocorrência de fogachos, sobretudo nos primeiros 6 meses de tratamento. Câimbras nas pernas e risco aumentado para fenômenos tromboembólicos são outros inconvenientes desse fármaco. Os demais medicamentos podem ser úteis no alívio dos fogachos, particularmente quando eles não são muito intensos. Acupuntura também tem sido relatada como potencialmente útil para o alívio dos fogachos.

☑ *Resposta: A.*

Referências: 165 e 166.

Homem de 35 anos de idade procura o endocrinologista devido ao surgimento de ginecomastia bilateral nos últimos 2 anos. Nega queixas de disfunção erétil, bem como o uso de substâncias ilícitas. Ao *exame físico*: altura: 1,72 m; envergadura = 1,68 m; IMC = 24,2 kg/m²; ginecomastia bilateral, dolorosa à esquerda, sem galactorreia. *Exames laboratoriais*: prolactina = 14 µg/L (VR: até 20); testosterona = 408 ng/dL (VR: 240--816); estradiol (E2) = 38,6 ng/dL (VR: 0,8-4,3). O paciente não faz uso de nenhuma medicação. Qual dos exames abaixo seria de valor na avaliação diagnóstica adicional deste paciente?
a) Dosagem de β-hCG.
b) Ultrassonografia testicular.
c) Função tireoidiana.
d) Tomografia computadorizada abdominal.
e) Todos os exames mencionados seriam úteis.

130
Distúrbios do Sistema Reprodutivo

Comentários:

Níveis elevados de E2 em pacientes com ginecomastia podem resultar de tumores testiculares secretores de estrogênio ou gonadotrofina coriônica (hCG), tumores adrenais feminilizantes ou tumores extratesticulares secretores de hCG. No hipertireoidismo, a ginecomastia decorre de redução da testosterona livre (por aumento da SHBG) e elevação dos níveis plasmáticos de E2. O uso de estrogênios e o contato involuntário ou acidental com estrogênios são outras possíveis causas. Em um caso bizarro, um homem com ginecomastia bilateral e E2 elevado tinha o estranho hábito de beber a urina de suas parceiras sexuais, algumas das quais usavam creme vaginal à base de estrogênio.

☑ ***Resposta: E.***

Referências: 167 e 168.

Homem de 35 anos de idade procura o endocrinologista queixando-se de disfunção erétil (DE), expressa pela dificuldade em manter a ereção. Nega consumo excessivo de bebidas alcoólicas ou o uso de substâncias ilícitas. Vem sendo tratado com enalapril, hidroclorotiazida, propranolol, fenofibrato e citalopram. *Exame físico:* PA = 140 × 90 mmHg; IMC = 24,8 kg/m². *Exames laboratoriais:* glicemia = 82 mg/dL (VR: 70-99); prolactina = 86,2 ng/mL (VR: 2,6-18,1); testosterona = 512 ng/dL (VR: 240-816); estradiol = 2,8 pg/mL (VR: 0,8-4,3); TSH = 1,77 µUI/mL (VR: 0,35-5,5); T_4 livre = 0,82 ng/dL (VR: 0,7-1,8).

■ *I – Qual a melhor conduta para este caso?*

a) Iniciar bromocriptina ou cabergolina.
b) Submeter o paciente à ressonância magnética da sela túrcica.
c) Pesquisar macroprolactina.
d) Dosar a testosterona livre.

■ *II – O paciente foi submetido à pesquisa de macroprolactina, evidenciando-se uma PRL basal de 77 ng/L e de 17,6 ng/mL após precipitação do soro com polietilenoglicol (PEG). Baseando-se nesses novos dados, é incorreto afirmar que:*

a) O paciente tem macroprolactinemia.
b) Enalapril e propranolol podem estar envolvidos na ocorrência da DE.
c) O citalopram certamente está contribuindo muito para a DE.
d) O fenofibrato é um dos prováveis fatores etiológicos da DE.

Comentários:

A hiperprolactinemia do paciente decorre do excesso de macroprolactina (MP), cuja pesquisa se confirmou pela recuperação < 30% após a precipitação com PEG. MP tem baixa atividade biológica e,

Distúrbios do Sistema Reprodutivo

131

portanto, não contribui para a DE. Ademais, os níveis de testosterona (T) são normais. Pacientes com hipogonadismo por hiperprolactinemia monomérica sempre têm valores baixos de T.

Diversas substâncias podem estar envolvidas na gênese da DE (anti-hipertensivos, antidepressivos, hipolipemiantes, antiandrogênios, álcool etc.). Citalopram causa mais redução da capacidade orgástica do que DE propriamente dita.

☑ **Respostas: (I) C e (II) C.**

Referências: 7, 9, 26 e 167 a 171.

Homem de 44 anos de idade procura o endocrinologista com queixas de disfunção erétil (DE) nos últimos 6 meses. Nega consumo excessivo de bebidas alcoólicas e o uso de substâncias ilícitas. Há 3 meses, vem sendo medicado com fenofibrato (200 mg/dia) e excitalopram (10 mg/dia). Ao *exame físico*: PA = 140/90 mmHg; IMC = 31,9 kg/m²; circunferência abdominal = 98 cm. *Exames laboratoriais* iniciais: prolactina = 16,2 ng/mL (VR: 2,1-17,7); testosterona = 210 ng/dL (VR: 240-816); LH = 4,1 UI/L (VR: até 15); FSH = 1,2 UI/L (VR: até 10); TSH = 3,3 mUI/L (VR: 0,3-5,0); T_4 livre = 2,6 (VR: 0,7-1,8); colesterol (col.) total = 240 mg/dL; triglicerídeos = 350 mg/dL; col. LDL = 99 mg/dL; col. HDL = 35 mg/dL. Posteriormente, foram dosadas testosterona (236 ng/dL) e testosterona livre (15,5 pg/mL; VR:7,2-23).

■ **Sobre este caso, é possível afirmar que:**

I – O paciente tem hipogonadismo central.
II – A DE muito provavelmente está relacionada com o uso do excitalopram.
III – A DE pode ter etiologia psicogênica.
IV – O paciente deve ser submetido a um teste terapêutico com enantato de testosterona (Deposteron®).

    a) Somente o item I está correto.
    b) Apenas os itens II e III estão corretos.
    c) Os itens I e IV estão corretos.
    d) Apenas o item III está correto.
    e) Existe apenas um item incorreto.

Comentários:

O paciente não tem hipogonadismo e os níveis baixos de testosterona se devem à queda da globulina carreadora dos hormônios sexuais (SHBG), induzida pela obesidade e resistência insulínica. Notar que a testosterona livre está normal. Fibratos têm sido incriminados na gênese da DE, enquanto os inibidores da recaptação da serotonina (p. ex., citalopram, excitalopram etc.) podem levar à redução da capacidade orgástica.

☑ **Resposta: D.**

Referências: 155 e 169.

F.M.C., 37 anos de idade, sexo masculino, procurou o endocrinologista em virtude da diminuição progressiva da barba e dos pelos corporais. Durante interrogatório sintomatológico, o paciente referiu também diminuição da libido e dificuldade em manter a ereção.

Ao *exame físico*: bom estado geral; timbre de voz agudo ("infantil"); altura = 180 cm; envergadura = 187 cm; peso = 98 kg; circunferência abdominal = 98 cm; tireoide não palpável; ausência de pelos faciais e corporais, inclusive axilares e pubianos; sem ginecomastia; RCR, FC = 88 bpm; PA = 130/80 mmHg; pênis e testículos de tamanho e volume normais (7 cm e 20 mL, respectivamente).

Exames laboratoriais: TSH = 1,5 mcUI/mL (VR: 0,35-5,5); T_4 livre = 0,63 ng/dL (VR = 0,58-1,64); LH = 0,02 UI/L (VR: até 9,0); testosterona = 206 ng/dL (VR: 240-816); prolactina = 208 ng/mL (VR: 2,6-18,1) e, após diluição do soro, 214 ng/mL. Posteriormente, a PRL foi dosada após precipitação do soro com polietilenoglicol (PEG), obtendo-se um valor de 58,2 ng/mL.

■ *Com base nesses dados, pode-se dizer que:*

I – O paciente tem macroprolactinemia, a qual não exige tratamento.

II – O paciente tem hipogonadismo secundário e deve ser submetido à ressonância magnética hipofisária.

III – O paciente deve ser tratado com cabergolina.

IV – O paciente tem hipogonadismo secundário e deve ser tratado de imediato com Durateston®.

    a) Todas as afirmativas estão incorretas.

    b) Apenas os itens III e IV estão corretos.

    c) Apenas os itens I e II estão corretos.

    d) Somente o item I está correto.

Comentários:

O paciente em questão tem macroprolactinemia, uma forma de hiperprolactinemia em que existe predominância no soro de macroprolactina, a qual consiste, na grande maioria das vezes, em um complexo antígeno-anticorpo de PRL monomérica e IgG. O diagnóstico é estabelecido pela recuperação da PRL < 30% após precipitação do soro com PEG. Como a macroprolactina tem baixa atividade biológica, pacientes com macroprolactinemia não necessitam de tratamento com agonistas dopaminérgicos. No entanto, a macroprolactinemia não justificaria as queixas do paciente, tampouco os níveis baixos de testosterona. Além disso, a presença concomitante de hiperprolactinemia monomérica fica evidente pelos valores elevados de PRL após a precipitação do soro com PEG. Por isso, o paciente foi submetido à RM hipofisária, que mostrou um volumoso macroadenoma hipofisário (Fig. 4.3). Portanto, o paciente apresenta macroprolactinemia e hipogonadismo secundário, consequente a um macroadenoma não funcionante.

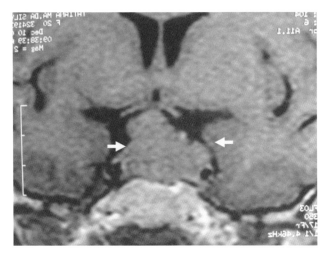

Fig. 4.3 ■ Macroadenoma hipofisário, com extensão infra- e suprasselar (*setas*).

☑ **Resposta: C.**

Referências: 9, 10 e 155.

Mulher de 30 anos de idade, com diagnóstico de síndrome dos ovários policísticos (SOP), resolveu mudar de endocrinologista por não estar satisfeita com a resposta ao tratamento do hirsutismo, problema que surgiu na adolescência e que se intensificou após os 20 anos de idade. A paciente foi inicialmente tratada com etinilestradiol (0,035 mg) e ciproterona (2 mg) [Diclin®, Diane 35®] que, como não propiciou a resposta terapêutica esperada, foi posteriormente associado à espironolactona (na dose inicial de 100 mg/dia). Atualmente, a paciente está em uso de Diclin® e espironolactona, 200 mg/dia, há 15 meses.

■ **Diante da ineficácia desse esquema, qual seria a melhor conduta?**

a) Aumentar a dose da espironolactona para 300 mg/dia.
b) Adicionar finasterida.
c) Adicionar metformina.
d) Substituir espironolactona por um análogo do GnRH.
e) Existe mais de uma conduta correta.

Comentários:

As opções terapêuticas para o hirsutismo incluem o tratamento cosmético e o uso de medicamentos para a supressão da produção androgênica e/ou bloqueio dos androgênios sobre o folículo piloso (ação antiandrogênica). Atualmente, há ainda a opção do uso da eflornitina (Vaniqa®), que retarda o crescimento do pelo, mediante seu uso tópico, para o hirsutismo facial.

Como terapia isolada, os antiandrogênios geralmente são mais eficazes do que os anticoncepcionais. Há potencialização da resposta quando se associa mais de uma classe medicamentosa: anticoncepcional oral (ACO) + antiandrogênios (espironolactona, finasterida ou ciproterona). Também pode ser tentado o uso de dois antiandrogênios de mecanismos distintos. A metformina pode ser acrescentada, mas tem uma ação modesta na melhora do hirsutismo. Uma outra opção terapêutica seriam os agonistas do GnRH, porém eles têm custo muito elevado e apresentam efeitos colaterais indesejáveis (sintomas de menopausa). Seu uso deve, portanto, ficar restrito aos casos de hirsutismo refratários às outras substâncias.

No caso da paciente citada, provavelmente não adiantaria aumentar a dose da espironolactona para 300 mg/dia, pois os melhores resultados são obtidos com 200 mg/dia. Doses maiores trazem poucos benefícios adicionais na redução dos pelos, além de causarem mais reações adversas. Para os casos mais graves de hirsutismo, como o caso apresentado, que não respondem bem às associações convencionais (antiandrogênio + ACO ou dois antiandrogênios), pode ser avaliada a associação do ACO com dois antiandrogênios. Na paciente em questão, a melhor conduta seria associar a finasterida (antiandrogênio que inibe a conversão da testosterona em di-hidrotestosterona).

☑ **Resposta: B.**

Referências: 173 a 175.

Paciente de 18 anos de idade procura o endocrinologista porque nunca menstruou. Queixa-se também de deficiência auditiva. *Ao exame físico*: mamas e pelos pubianos adequadamente desenvolvidos (Tanner M4 P4), com vagina ausente. O útero não foi visualizado à ultrassonografia. O cariótipo é 46,XX e não há clitorimegalia. Os níveis de LH, FSH e estradiol estavam normais.

■ **Sobre este caso, é possível afirmar que:**

I – Trata-se da síndrome de Morris.
II – As gonadotrofinas e a função ovariana devem estar normais.
III – A paciente tem uma rara causa de amenorreia primária.
IV – Anomalias renais e esqueléticas podem estar presentes.
    a) Todos os itens estão corretos.
    b) Todos os itens estão incorretos.
    c) Somente o item I está incorreto.
    d) Somente os itens II e IV estão corretos.
    e) Apenas o item I está correto.

Comentários:

O diagnóstico mais provável é de síndrome de Mayer-Rokitansky-Kuster-Hauser, cujas manifestações mais características são amenorreia primária e ausência congênita de vagina.

Distúrbios do Sistema Reprodutivo

135

Trata-se da segunda causa mais comum de amenorreia primária (a primeira é a síndrome de Turner). A função ovariana geralmente é normal, com secreção cíclica de gonadotrofinas e ovulação. O útero pode ser normal; entretanto, em mais de 90% dos casos ele é rudimentar ou está ausente. O cariótipo é 46,XX e não há clitorimegalia. Perda da audição é detectada em 25% dos casos. Anomalias renais (sobretudo agenesia ou ectopia renal unilateral) são vistas em um terço dos casos e anomalias esqueléticas, em 10%. Na síndrome de Morris (resistência androgênica completa ou feminização testicular), o cariótipo é 46,XY, os níveis de testosterona estão na faixa normal para homens, os pelos pubianos estão ausentes ou escassos e não há surdez nem anomalias esqueléticas ou renais.

☑ *Resposta: D.*

Referências: 176 e 177.

Em menino de 6 anos de idade foi constatado criptorquidismo unilateral. O tamanho do pênis, a idade óssea e a estatura estavam compatíveis com a idade cronológica.

■ *Sobre este caso, é possível afirmar que:*

I – Criptorquidismo implica risco aumentado para degeneração maligna tanto no testículo criptorquídico como no contralateral.

II – Deve-se esperar até os 8 anos de idade para realizar a correção cirúrgica do criptorquidismo.

III – Hipogonadismo é o fator causal mais habitual do criptorquidismo.

IV – Na maioria das vezes, os testículos criptorquídicos são intra-abdominais.

    a) Todos os itens estão corretos.
    b) Todos os itens estão incorretos.
    c) Somente o item I está correto.
    d) Somente os itens I e IV estão corretos.

Comentários:

Na maior parte dos casos, o criptorquidismo é um achado isolado, sem qualquer doença de base. Entretanto, várias situações podem contribuir para seu surgimento: hipogonadismo (hipo- ou hipergonadotrófico), defeitos da síntese de testosterona, insensibilidade periférica aos andrógenos, síndromes genéticas e, muito raramente, aplasia da parede muscular do abdome.

Em 208 casos consecutivos de criptorquidismo observou-se que cerca de 50% dos testículos impalpáveis eram inguinais, 20 a 25% eram intra-abdominais, 15% estavam abaixo do anel inguinal externo e 10%, ausentes. O risco de degeneração maligna testicular é 20 a 30 vezes maior em pacientes com criptorquidismo do que na população geral; um quarto desses tumores desenvolve-se no testículo contralateral. A incidência é maior nos testículos intra-abdominais do que nos intracanaliculares. Seminoma é o tumor mais comum, seguido do carcinoma de células embrionárias.

Como o descenso testicular espontâneo geralmente ocorre até o final do primeiro ano de vida, a orquidopexia está recomendada após a idade de 12 a 18 meses para o(s) testículo(s) que permaneça(m) criptorquídico(s). A cirurgia deve ser reservada para os casos não responsivos ao tratamento hormonal. O medicamento mais utilizado com essa finalidade é a gonadotrofina coriônica humana (hCG), cuja eficácia é de 70 a 80% nos pacientes com testículos retráteis e de 10 a 25% para os retidos. Como alternativa, dispomos dos agonistas do GnRH (p. ex., buserelina).

☑ *Resposta: C.*

Referências: 155 e 178.

■ *Ainda com relação ao manuseio do criptorquidismo, não se pode afirmar que:*

I – Deve-se esperar até a idade de 2 anos para tentar a correção (hormonal ou cirúrgica) do criptorquidismo.

II – O tratamento hormonal com hCG está contraindicado em crianças com idade < 2 anos.

III – A dose terapêutica com hCG varia de 50 a 100 UI/kg (uma vez por semana, durante 6 semanas).

IV – A longo prazo, a recidiva pós-operatória do criptorquidismo acontece em cerca de 10% dos pacientes.

   a) Todos os itens estão corretos.
   b) Todos os itens estão incorretos.
   c) Somente o item I está correto.
   d) Somente os itens III e IV estão corretos.

Comentários:

A idade ideal para o tratamento do criptorquidismo ainda não está bem estabelecida, mas costuma-se indicá-lo para todos os casos em que o(s) testículo(s) permaneça(m) criptorquídico(s) ao final do primeiro ano de vida. As principais contraindicações ao tratamento hormonal são hérnia inguinal, cisto de cordão, hidrocele e varicocele, em razão do risco de compressão do funículo espermático e isquemia testicular.

☑ *Resposta: D.*

Referências: 155 e 178.

Paciente de 23 anos de idade, IMC de 25,8 kg/m², procura o endocrinologista por causa de hirsutismo, surgido na adolescência. Menarca aos 14 anos com catamênios posteriores sempre irregulares. No momento, está há 4 meses sem menstruar. Já fez várias dietas

Distúrbios do Sistema Reprodutivo

137

para perder peso. *Exames laboratoriais*: LH = 11,4 UI/L; FSH = 3,2 UI/L; testosterona = 218 ng/dL (VR: 9-83); 17α-OH progesterona (17-OHP) = 633 ng/dL (VR: até 110). A ultrassonografia (US) transvaginal foi considerada normal.

■ *Sobre este caso, é possível afirmar que:*

I – A paciente tem a síndrome dos ovários policísticos.

II – A paciente tem a forma tardia da deficiência de 21-hidroxilase, evidenciada por níveis elevados de 17-OHP.

III – Tumor produtor de androgênio deve ser investigado, considerando-se os níveis de testosterona > 200 ng/dL.

IV – Um teste gravídico deve ser feito de imediato.

   a) Apenas os itens I e IV estão corretos.
   b) Todos os itens estão incorretos.
   c) Somente os itens II e IV estão corretos.
   d) Somente o item II está correto.

Comentários:

De acordo com o consenso de Roterdã, a presença de pelo menos dois dos seguintes parâmetros (anovulação, hiperandrogenismo clínico e/ou laboratorial e ovários policísticos à US) confirma o diagnóstico de SOP. Portanto, uma US normal não exclui necessariamente o diagnóstico de SOP. Além disso, mulheres que apresentam apenas sinais de ovários policísticos à US sem desordens de ovulação ou hiperandrogenismo não devem ser consideradas portadoras da SOP. De fato, 16 a 25% das mulheres normais e um percentual similar de pacientes com amenorreia de outras etiologias têm achados ultrassonográficos similares aos da SOP.

A elevação dos níveis de testosterona na SOP geralmente é discreta, mas raramente pode exceder 200 ng/dL. No caso de tumores virilizantes, a progressão do hirsutismo e de outros sinais de hiperandrogenismo geralmente é bem rápida. Na paciente em questão, o hirsutismo estava presente desde a adolescência. Níveis aumentados de 17-OHP são comuns na SOP (usualmente, < 800 ng/dL) e reduzem ou se normalizam com o tratamento adequado da síndrome.

☑ *Resposta: A.*

Referências: 163, 179 e 180.

■ *Na paciente do caso anterior, qual dos seguintes fármacos mostrar-se-ia menos eficaz no manejo do hirsutismo?*

   a) Ciproterona + etinilestradiol.
   b) Espironolactona.
   c) Metformina.
   d) Finasterida.
   e) Todos são igualmente eficazes.

138   Distúrbios do Sistema Reprodutivo

Comentários:

Metformina, por reduzir a resistência insulínica e a hiperinsulinemia, melhora as alterações hormonais e os distúrbios menstruais na SOP. Contudo, seu efeito sobre o hirsutismo geralmente é discreto.

☑ **Resposta: C.**

Referências: 163, 173 e 174.

Criança de 5 anos de idade é encaminhada ao endocrinologista para investigação de microfalia.

■ **Qual das seguintes condições não costuma vir associada com micropênis?**

a) Síndrome de Kallmann.
b) Síndrome de Prader-Willi.
c) Deficiência congênita de GH.
d) Deficiência isolada de LH (síndrome do eunuco fértil).
e) Hipotireoidismo congênito.

Comentários:

Qualquer situação que resulte em hipogonadismo no período compreendido entre a 14ª semana e o sexto mês de gestação pode resultar em microfalia. Antes desse período, o hipogonadismo levará à genitália ambígua. Outras causas de micropênis incluem deficiência congênita de GH, diversas síndromes genéticas (síndromes de Seckel, Noonan, Klinefelter, Silver--Russel, Prader-Willi etc.) e defeitos da estrutura cerebral (anencefalia, agenesia do corpo caloso, aplasia hipofisária congênita, displasia septo-óptica etc.). Há também o micropênis idiopático.

☑ **Resposta: E.**

Referências: 155 e 181.

Mulher de 32 anos de idade, filha de pais consanguíneos, tinha amenorreia primária e desenvolvimento parcial das mamas (estádios II a III de Tanner). As concentrações de estradiol no soro eram baixas e as de FSH, indetectáveis, mas as de LH eram altas. Após estímulo com GnRH, o FSH continuou indetectável e o LH teve resposta aumentada. Foram normais os outros hormônios estudados, a tomografia computadorizada de cérebro e o cariótipo.

Distúrbios do Sistema Reprodutivo

■ I – Qual o mais provável diagnóstico?

a) Falência ovariana prematura.
b) Deficiência seletiva de FSH.
c) Síndrome dos ovários policísticos.
d) Síndrome de Kallmann.
e) Microadenoma hipofisário secretor de LH.

Comentários:

A paciente tinha a deficiência seletiva de FSH por mutação homozigótica Tyr76X no gene que codifica a fração beta do FSH. As funções do FSH incluem desenvolvimento folicular e produção de esteroides sexuais necessários para a fertilidade da mulher. Em geral, as mutações humanas no gene dessa fração beta produzem estados de deficiências completas, nos quais o desenvolvimento puberal e a capacidade reprodutiva são inibidos. Contudo, ocorreram algumas evidências de puberdade nessa mulher, o que indica que outros fatores podem estar envolvidos na esteroidogênese gonadal na ausência de FSH.

☑ **Resposta: B.**

Referências: 182 e 183.

■ II – Com relação a casos semelhantes ao apresentado, não podemos afirmar que:

a) São sempre inférteis.
b) As produções de activina, folistatina e inibina podem estar normais.
c) O LH está sempre aumentado porque não existe a retroalimentação negativa dos esteroides sexuais.
d) A gravidez pode ser obtida mediante tratamento adequado com FSH.
e) A regulação da expressão dos receptores de LH no ovário pelo FSH é comprometida.

Comentários:

O FSH tem ação primordial na função das células da granulosa e é o único local nos ovários em que seus receptores estão presentes. Por isso, a produção desses hormônios está sempre comprometida.

☑ **Resposta: B.**

Referências: 182 e 183.

Homem de 30 anos de idade, filho de casal consanguíneo, com infertilidade, sem gine-cosmatia, teve puberdade normal, ereções normais e ejaculações. Tinha concentrações normais de testosterona no soro, LH basal alto e resposta aumentada ao estímulo com GnRH. Em contraste, o FSH basal era indetectável e não respondeu ao estímulo com GnRH. As demais avaliações hormonais e a ressonância da região da sela túrcica foram normais.

- **■ I – O diagnóstico mais provável seria:**
  - **a)** Deficiência seletiva de FSH.
  - **b)** Síndrome de Klinefelter.
  - **c)** Síndrome de Kallmann.
  - **d)** Microadenoma hipofisário secretor de LH.
  - **e)** Deficiência primária das células de Sertoli.

Comentários:

O paciente tinha a deficiência seletiva de FSH por mutação homozigótica Tyr76X no gene que codifica a fração beta do FSH. A função do FSH é estimular as células de Sertoli, mas ele pode estar envolvido na produção de androgênios, os quais são necessários para a fertilização. Contudo, devido à preservação da secreção e função do LH, o doente tinha testosterona normal e vida sexual normal.

☑ **Resposta: A.**

Referências: 182 e 183.

- **■ II – Entre as alterações esperadas na biópsia de testículo deste paciente, não se inclui:**
  - **a)** Hiperplasia das células de Leydig.
  - **b)** Aplasia de células germinativas.
  - **c)** Túbulos seminíferos pequenos e esparsos.
  - **d)** Fibrose peritubular.
  - **e)** Hiperplasia das células de Sertoli.

Comentários:

O FSH é responsável pela proliferação e maturação das células de Sertoli e sua ausência, como no caso apresentado, leva a atrofia dessas células.

☑ **Resposta: E.**

Referências: 182 e 183.

Distúrbios do Sistema Reprodutivo

III – O tratamento com FSH recombinante neste homem:

a) Levaria a aumento da produção de testosterona.
b) Não teria interferência na produção de testosterona porque os receptores de FSH são exclusivos das células de Sertoli.
c) Ocasionaria aumento importante na secreção de estradiol.
d) Não teria interferência na produção de testosterona porque o paciente já tem células de Leydig preservadas.
e) Não alteraria a secreção de estradiol.

Comentários:

O uso de FSH recombinante ocasionou aumento de testosterona e androstenediona neste paciente (Lofrano-Porto e cols., 2008). Foi a primeira vez que foi mostrado em humanos o efeito observado *in vitro* e *in vivo*, que sugeria que o estímulo do FSH nas células de Sertoli poderia intensificar a produção de testosterona pelas células de Leydig. É bem estabelecido que os receptores de FSH estão presentes exclusivamente nas células de Sertoli. Assim, esse efeito seria mediado indiretamente por fatores parácrinos secretados por essas células. Contudo, também é importante, neste caso, a demonstração de que as células de Leydig podem permanecer funcionalmente bem na completa ausência de ação do FSH.

Foi mostrado também que o uso isolado de hCG (gonadotrofina coriônica humana) ou de FSH não alterou de maneira importante a secreção de estradiol. Entretanto, quando se associaram os dois hormônios, houve aumento de duas vezes nos níveis séricos de estradiol. Isso sugere que a atividade da aromatase testicular neste paciente com déficit de FSH é regulada primariamente pelo LH (reproduzido pelo estímulo do hCG), mas é aumentada pela administração do FSH recombinante.

☑ **Resposta: A.**

Referências: 182 e 183.

Mulher de 54 anos de idade está há 6 anos sem menstruar. Fez TRH por via oral durante 2 anos porém, durante o tratamento, desenvolveu trombose venosa profunda no membro inferior esquerdo, o que motivou a interrupção do tratamento. No momento, queixa-se de intensos fogachos e diminuição da libido. Não faz uso crônico de nenhuma medicação. Ao exame físico: IMC = 25,2 kg/m²; PA = 135 × 85 mmHg. Ausculta cardíaca normal. *Exames laboratoriais*: glicemia de jejum = 88 mg/dL; cálcio ionizado = 1,25 nmol/L (VR: 1,11-1,40); colesterol total = 225 mg/dL; colesterol HDL = 43 mg/dL; colesterol LDL = 145 mg/dL; triglicerídeos = 185 mg/dL; 25 (OH) vitamina D = 36,4 ng/mL (VR: 30-60); TSH = 2,5 mcUI/mL (VR: 0,3-5); FSH = 66,8 U/L.

I – Qual a melhor conduta para o alívio dos fogachos nesta paciente?

a) Apenas orientação dietética e modificações no estilo de vida.
b) TRH (estrogênio + progestágeno) por via transdérmica.

c) Tibolona.
d) Apenas um progestágeno.
e) Existe mais de uma alternativa correta.

■ *II – Qual a melhor conduta para melhora da libido nesta paciente?*

a) Apenas orientação dietética e modificações no estilo de vida.
b) TRH transdérmica.
c) Tibolona.
d) TRH transdérmica + testosterona em baixas doses (se necessário).
e) Somente testosterona em baixas doses.
f) Existe mais de uma alternativa correta.

Comentários:

Os fogachos são o sintoma mais comum da menopausa, afetando até 80% das mulheres nesse período. Em muitas mulheres, os fogachos se apresentam de modo leve, mas podem ser intensos em outras, interferindo bastante na qualidade de vida. A terapia estrogênica é o tratamento de escolha, propiciando alívio rápido dos fogachos. A adição de progesterona não afeta os resultados, e não existe nenhuma diferença significativa entre os diversos tipos de estrógenos.

Nos casos de contraindicação ao uso de estrógeno, as opções para alívio dos fogachos seriam mudanças de estilo de vida, como evitar bebidas com cafeína e álcool, que podem provocar ondas de calor, agentes antidepressivos (paroxetina, venlafaxina etc.), clonidina, gabapentina, progesterona e tibolona. No entanto, nenhum desses medicamentos tem eficácia comparável à terapia estrogênica. Os inibidores seletivos de serotonina (SSRI) e os inibidores da serotonina e da norepinefrina/serotonina (SNRI) – incluindo a venlafaxina (37,5 mg)– aliviam discretamente os fogachos. A gabapentina, um medicamento aprovado para tratamento de convulsões, pode também ser usada na dor neuropática e é moderadamente eficaz na redução dos fogachos (dose de 900 mg/dia). O uso de um progestágeno (p. ex., acetato de medroxiprogesterona, 20 mg/dia) tem proporcionado algum alívio dos fogachos e não está associado a tromboembolismo venoso. A clonidina também pode ser usada, mas está associada a sonolência, tontura e secura na boca.

Com relação à tibolona, trata-se de um esteroide sintético com atividade estrogênica, progestogênica e androgênica. Esse composto é metabolizado em dois metabólicos estrogênicos, os quais circulam predominantemente em suas formas sulfatadas inativas e passam a ter atividade estrogênica quando é clivado pela enzima sulfatase nos tecidos-alvo. É aprovado em vários países da Europa, Austrália e América do Sul, mas não nos EUA. Alivia os sintomas da menopausa e a atrofia vaginal, não induz hiperplasia endometrial, reduz a incidência de fraturas vertebrais em mulheres com mais de 60 anos de idade e pode melhorar a função sexual em mulheres na pós-menopausa com baixa libido. No entanto, tem sido associado a aumento do risco de acidente vascular cerebral isquêmico em mulheres idosas. Em razão da sua ação androgênica, a tibolona melhora a função sexual quando medida pelo Índice de Função Sexual Feminino. A terapia com metiltestosterona, na dose de 1,25 a 2,5 mg/dia, ou testosterona transdérmica, na dose de 300 µg/dia, melhora o desejo sexual.

Com relação ao tromboembolismo venoso, estudos observacionais e de intervenções têm demonstrado que a terapia estrogênica aumenta o risco de tromboembolismo. A via de administração e dose de estrógeno e o tipo de progesterona podem ter um impacto no risco. O estrógeno por via transdérmica, por não ter a primeira passagem hepática, parece não aumentar ou aumentar discretamente o risco de tromboembolismo. Uma recente meta-análise avaliou o risco de tromboembolismo na vigência de terapia hormonal e mostrou um risco relativo (RR) aumentado naqueles em uso de estrógeno via oral de 2,5 e CI de 1,9-3,4. Observou-se aumento do risco também naqueles em uso de estrógeno via transdérmica. Entretanto, não foi alcançado valor estatístico nesse grupo (RR 1,2; CI 0,9-1,7). A afirmação de que a via transdérmica não aumenta o risco de tromboembolismo necessita de confirmação por meio de estudos clínicos randomizados de intervenção. Quanto à tibolona, um estudo mostrou que não houve aumento do risco de tromboembolismo. Entretanto, de acordo com o Endocrine Society Scientific Statement, o grau de referência é B em relação ao não aumento do risco de tromboembolismo. Por não ser referência A e ter atividade estrogênica, o emprego da tibolona em pacientes com história de tromboembolismo na vigência de terapia estrogênica deve ser evitado. Com relação à progesterona, um estudo de caso controle (Canonico e cols., 1997) não mostrou associação do aumento de risco com a progesterona micronizada e medroxiprogesterona.

☑ ***Respostas: (I) E e (II) E.***

Referências: 165, 166 e 184 a 186.

Distúrbios Endócrinos em Crianças e Adolescentes

Capítulo 5

Durval Damiani ▪ Jacqueline Araújo ▪ Lucio Vilar ▪ Marcela Lucena
Ana Lúcia Rabelo ▪ José Luciano Albuquerque ▪ Daniel Damiani
Bárbara Gomes ▪ Thereza Selma S. Lins

Paciente do sexo masculino, com 12 anos e 2 meses de idade, procura o Serviço de Endocrinologia Pediátrica em virtude da baixa estatura. Nasceu de termo, de parto normal, com peso de 3.200 g e comprimento de 50 cm. Aparentemente cresceu bem até os 3 anos de idade, quando se encontrava em percentil 50 de estatura (Fig. 5.1). Sua altura-alvo, baseada nas alturas dos pais (pai = 1,75 m; mãe = 1,62 m) era de 1,75 cm ± 8 cm (percentil 25-50 da curva do National Center for Health Statistics – NCHS). Menarca materna aos 14 anos de idade.

Nega doenças intercorrentes ou uso de medicações que pudessem interferir com seu crescimento. Desenvolvimento neuropsicomotor adequado; frequenta o 8º ano do ensino fundamental, com bom aproveitamento.

Ao *exame físico*, não apresentava características sindrômicas. Altura = 139 cm (percentil 5 da curva de crescimento do NCHS); peso = 31 kg (percentil 5); SS/SI = 1,0; envergadura = 141 cm; P2 G1, com testículos de 2 cm^3, palpados bilateralmente na bolsa escrotal. Pênis normal. Não havia outros achados significativos ao exame físico.

Foram solicitados alguns exames e o paciente foi novamente visto 4 meses depois, tendo crescido 2 cm nesse período (Fig. 5.1).

A avaliação laboratorial geral (hemograma, eletrólitos, ferro, ferritina, ureia, creatinina, proteínas totais e frações) não revelou alterações. A idade óssea mostrou-se atrasada (10 anos) em relação à idade cronológica (12,2 anos). O estudo da função tireoidiana detectou T_4 livre de 1,2 ng/dL (VR: 0,8 a 1,6) e TSH de 2,1 mUI/L (VR: até 0,3-5). Com esses dados, foi solicitada a dosagem do hormônio de crescimento (GH) durante o teste de estímulo com insulina Regular [IR] (administração de 0,1 U/kg de IR e coletas de glicemia e GH nos tempos 0, 30, 60 e 90 minutos). O paciente apresentou hipoglicemia de 38 mg/dL aos 30 minutos e seu GH, cujo valor basal era de 0,8 ng/mL, atingiu um pico de 4,1 ng/mL. Os níveis de IGF-1 e IGFBP-3 estavam dentro da faixa de normalidade para sexo e idade.

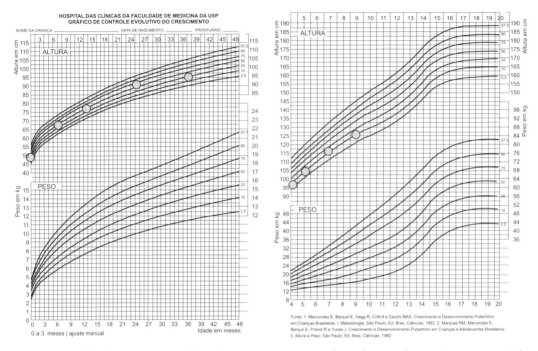

Fig. 5.1 ▪ Gráfico do paciente, trazido pela mãe, em que se nota desaceleração de crescimento a partir de 3 anos de idade.

Diante do resultado do teste de estímulo (considera-se resposta normal um valor > 5 ng/mL), o paciente foi submetido a um teste com clonidina, no qual o pico de GH foi de 3,8 ng/mL. A ressonância nuclear magnética de região hipotálamo-hipofisária foi normal.

▪ **Com base nesses dados, podemos afirmar que:**

I – Estamos diante de um paciente com deficiência de GH (possivelmente idiopática) e seu tratamento deve ser iniciado com rhGH na dose de 0,1 U/kg/dia.

II – Aguardaremos a evolução de sua velocidade de crescimento e de sua puberdade, pois podemos estar diante de um atraso constitucional de crescimento e puberdade e nenhum tratamento é requerido.

III – Na idade do paciente e em seu estádio puberal, a ausência de resposta do GH a dois testes de estimulação é incomum e atesta a deficiência do GH.

IV – Um adolescente com velocidade de crescimento de 6 cm/ano, impúbere, deixa muito distante a possibilidade de deficiência de GH, sendo essa avaliação antropométrica superior aos resultados de testes de estímulo para GH, no sentido de se tomarem condutas terapêuticas.

   a) O item I está correto.
   b) Os itens I e III estão corretos.
   c) Somente o item II está correto.
   d) Os itens II e IV estão corretos.
   e) Nenhum dos itens está correto.

Comentários:

O item I, que diz que este paciente tem deficiência de GH (DGH), poderia estar correto do ponto de vista de definição, já que dois testes de estímulo não responsivos são requisitos para diagnóstico de DGH. No entanto, a definição de DGH deve incluir outros aspectos que nosso paciente não apresenta. Um paciente deficiente em GH, sem sinais puberais, não cresce a uma velocidade normal. Nosso paciente cresceu 6 cm no último ano, o que, para um pré-púbere, representa um crescimento normal. Esse dado antropométrico tem valor maior que os testes de estímulo, os quais, no momento, têm pouco lugar nos esquemas diagnósticos da DGH.

Convém lembrar que mais de 60% das crianças normais, com crescimento normal, impúberes, não respondem a testes de estímulo para GH. Quando essas crianças normais iniciam a puberdade, cerca de 40% ainda não respondem aos testes, e somente em estádios IV e V 100% delas passam a responder aos testes. Portanto, é preciso ter muito cuidado ao diagnosticar DGH baseando-se apenas nos exames laboratoriais, tais como testes de estímulo para o GH. Assim, o item I está incorreto.

O atraso constitucional de crescimento e puberdade, uma das formas mais frequentes de baixa estatura, caracteriza-se por uma desaceleração de crescimento que ocorre por volta de 3 ou 4 anos de idade, retomando-se, a partir daí, um canal de crescimento uniforme, o que implica uma velocidade de crescimento normal. A idade óssea fica atrasada, sendo a altura baseada na idade óssea adequada para o alvo estatural do paciente. Em geral, há história familiar de atraso de puberdade, ao menos em um dos genitores. Nesses casos, do ponto de vista estatural, não há indicação de tratamento (Fig. 5.2). Em algumas situações, a questão assume um caráter social, sendo muito penoso para o adolescente conviver com um atraso puberal, tornando-se ele "diferente" de seus antigos amigos que, então, passam a discriminá-lo. Nessas condições, indica-se

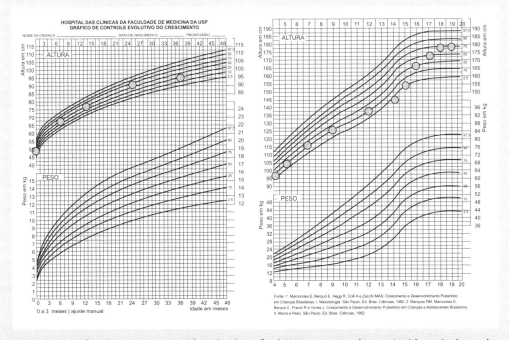

Fig. 5.2 ▪ Gráfico do paciente seguido até a altura final. Nota-se que a altura atingida está adequada para o padrão familiar do paciente, sem necessidade de intervenção terapêutica.

uma indução de puberdade, com doses pequenas de testosterona, que não prejudicarão sua altura final, mas que terão um efeito psicológico muito positivo, permitindo que o aguardo de sua puberdade normal seja feito sem grandes sofrimentos. Essas crianças atingirão seu alvo estatural, porém em idade posterior: no momento em que seus pares já pararam de crescer, elas continuarão a crescer e poderá ultrapassar a altura de muitos de seus colegas que, até então, eram bem mais altos. O item II está, portanto, correto.

Em um adolescente pré-púbere, não é incomum a ausência de resposta do GH a vários estímulos, como foi discutido no item I. Portanto, o item III está incorreto.

A interpretação dos testes de estímulo do GH deve sempre contemplar outros aspectos do crescimento e um dos melhores índices de suficiência de GH é a velocidade de crescimento (VC). Em um paciente impúbere, uma VC de 6 cm/ano, como é o caso do paciente em questão, deixa distante a possibilidade de DGH, quaisquer que sejam os resultados dos testes de estímulo para o GH. O item IV está, portanto, correto.

☑ **Resposta: D.**

Referências: 187 e 188.

Menina de 10 anos de idade procura o Serviço de Endocrinologia Pediátrica por apresentar alta estatura. Filha de pais não consanguíneos e saudáveis (mãe com 1,60 m e pai com 1,73 m), nasceu de parto normal a termo, pesando 3 kg e medindo 49 cm.

A partir de 8 anos de idade, a mãe passou a notar em sua filha crescimento acelerado, sem alterações visuais, convulsões ou outras manifestações que pudessem chamar atenção. A criança referia cefaleia esporádica, que também não chamou a atenção dos familiares. Há cerca de 6 meses, notou-se botão mamário bilateralmente. Também apresentava queixa de dores ósseas, especialmente em membros inferiores e, há cerca de 1 ano, apresentou uma fratura em braço direito, aparentemente sem ter sofrido um trauma intenso na região.

Ao *exame físico*, apresentava bom estado geral, sem deformidades, mancha café com leite, de bordos imprecisos, com cerca de 8 cm de diâmetro, na parte posterior do tronco. Não apresentava sinais puberais (M2 P1). Altura = 152 cm (acima do percentil 95 para idade e sexo); peso = 45 kg (percentil 90 para idade e peso); pressão arterial (PA) normal para idade e sexo.

A *avaliação laboratorial* mostrou: idade óssea (IO) = 10 anos; IGF-I = 850 ng/mL (VR: 111-771); IGFBP-3 = 7.200 ng/mL (VR: 2.300-8.200); GH basal = 15,2 ng/mL; prolactina (PRL) = 143 ng/mL (VR: < 25); LH = < 0,07 U/L; FSH = 1,3 U/L; glicemia de jejum = 92 mg/dL; T_4 livre = 1,2 ng/dL (VR: 0,7-1,8); TSH = 2,0 mUI/L (VR: 0,3-5,0). Os valores do GH durante o teste oral de tolerância à glicose (TOTG) com 75 g de glicose anidra estão especificados no Quadro 5.1.

A ultrassonografia pélvica revelou útero de 2,1 cm³, ovário direito com 0,6 cm³ e ovário esquerdo com 0,7 cm³, sem cistos ovarianos. A radiografia de ossos longos mostrava algumas lesões de displasia fibrosa, uma das quais próxima à região de fratura em úmero direito. A ressonância magnética de crânio detectou adenoma hipofisário, medindo 12 mm.

Distúrbios Endócrinos em Crianças e Adolescentes

Quadro 5.1 ▪ Comportamento do GH durante o TOTG com 75 g de glicose anidra

Tempos (min)	0	30	60	90	120
Glicemia (mg/dL)	92	131	172	160	158
GH (ng/mL)	3,4	4,3	8,0	6,3	5,8

▪ *Com relação a esta paciente, podemos afirmar que:*

I – Apresenta um tumor hipofisário produtor de GH e prolactina e pode se beneficiar de um tratamento com agonistas dopaminérgicos.

II – A presença de lesões ósseas de displasia fibrosa sugere que a etiologia desse gigantismo seja a síndrome de McCune-Albright, e atenção deve ser dada à concomitância de outros distúrbios endócrinos hiperfuncionantes.

III – A intolerância a hidratos de carbono, evidenciada no TOTG da paciente, deve tratar-se de um efeito secundário à hipersecreção de hormônios contrarreguladores de insulina.

IV – Como o GH tem, nas mamas, ações muito parecidas com as da PRL, entende-se que o aumento de tecido mamário possa estar ocorrendo sem que tenha sido desencadeada uma puberdade precoce central nesta paciente.

a) Apenas o item I está correto.

b) Os itens I e III estão corretos.

c) Todos os itens estão corretos.

d) Os itens II e IV estão corretos.

e) Nenhum dos itens está correto.

Comentários:

Os adenomas secretores de GH respondem por 20% dos tumores hipofisários de adultos e por, pelo menos, 95% dos casos de acromegalia. Ainda que o pico de incidência desses tumores se dê entre a 4ª e a 5ª década de vida, devemos estar alertas a sua ocorrência também na faixa etária pediátrica. Eles são, em cerca de 30% dos casos, cossecretores de prolactina e, por esse motivo, a tentativa de tratamento com agonistas dopaminérgicos (bromocriptina ou, de preferência, cabergolina) pode ser bem-sucedida.

Hipersercreção do GH acontece em cerca de 20% dos pacientes com a síndrome de McCune-Albright (SMA), cuja tríade característica inclui puberdade precoce (PP) independente de gonadotrofinas, displasia fibrosa poliostótica e manchas cutâneas café com leite. A síndrome é duas vezes mais frequente em meninas e decorre de mutação do gene GNAS, que codifica subunidade alfa estimulatória da proteína Gs e está localizado no cromossomo 20 (20q13.2). As mutações mais frequentemente presentes são Arg201Cys (onde uma cisteína substitui uma arginina na posição 201 da proteína) e Arg201His (substituição da arginina na posição 201 por histidina). Com a mutação, a proteína G fica ativada e desencadeia a produção de vários hormônios. Em função da mutação, ocorre prolongada estimulação da adenilciclase e, consequentemente, aumento da produção de AMP cíclico, resultando em hiperfunção dos tecidos afetados, como a tireoide, as gônadas, as adrenais, a hipófise, a pele e o osso.

A glândula tireoide é frequentemente acometida na SMA, de modo que hipertireoidismo é o segundo distúrbio endócrino mais comum, após a PP. Endocrinopatias hiperfuncionantes menos comuns incluem síndrome de Cushing não ACTH-dependente, hiperparatireoidismo, hiperprolactinemia e acromegalia/gigantismo.

A supressão do GH a concentrações inferiores a 0,3 ng/mL, na vigência de hiperglicemia, mostra que a hipófise está sob controle de mecanismos regulatórios e não tem uma secreção autônoma. Nos casos de adenomas produtores de GH, usualmente não ocorre tal supressão, como foi verificado em nossa paciente. Além disso, seu TOTG mostra intolerância a hidratos de carbono, consequência da hipersecreção de GH, que apresenta efeitos anti-insulina.

☑ *Resposta: C.*

Referências: 189 a 191.

Um menino de 8 anos de idade apresentou-se ao pediatra com dor abdominal à direita, há 1 mês. Ele não tinha história de vômitos, diarreia ou febre. O *exame físico* inicial revelou um menino normotenso sem achados notáveis à palpação abdominal. Ele foi tratado sintomaticamente com antiácidos. Contudo, por causa do mau alívio dos sintomas, realizou-se uma ultrassonografia abdominal, que revelou massa 3,4 × 3,7 cm na adrenal direita, com focos de calcificação, levantando a possibilidade de abscesso adrenal (Fig. 5.3). Uma avaliação adicional revelou estatura normal, sem características clínicas sugestivas de síndromes de excesso hormonal. A avaliação por imagem com tomografia computadorizada (TC) abdominal mostrou uma lesão arredondada, densa, com manchas periféricas da calcificação na adrenal direita (Fig. 5.4), sem outras lesões nos demais órgãos abdominais.

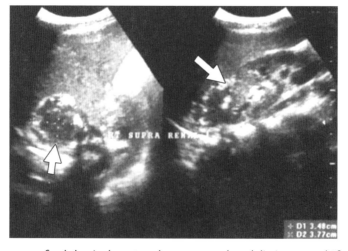

Fig. 5.3 ▪ Ultrassonografia abdominal mostrando massa na adrenal direita com calcificações (*setas*).

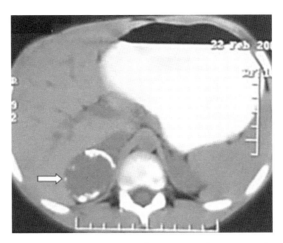

Fig. 5.4 ▪ TC mostrou lesão arredondada, com calcificações periféricas na adrenal direita (*seta*). A massa tinha densidade de 46 HU e o clareamento do contraste intravenoso mostrou-se retardado (25% com 15 minutos).

A massa apresentava valores de atenuação sólidos (46 UH) e mostrou o realce moderado e irregular após a administração de contraste, com retardo no clareamento do contraste (25% em 15 minutos). A *avaliação bioquímica* revelou excreção aumentada de catecolaminas urinárias nas 24 horas (noradrenalina = 165,8 µg/24 h [VR: 10-65]; adrenalina 56,9 µg/24 h [VR: até 14]; dopamina = 62,8 µg/24 h [VR: 65-400]).

A criança foi também submetida à ultrassonografia da região cervical anterior, que mostrou um nódulo no lobo direito tireoidiano com 0,5 cm. A dosagem de calcitonina foi normal.

O paciente não apresentava nenhuma evidência de metástases a distância e foi submetido à cirurgia. No perioperatório foi visto que uma grande massa retroperitoneal estava aderente ao rim, ao fígado e à veia cava inferior. No pós-operatório, o paciente teve uma recuperação sem problemas. O exame histopatológico revelou um tumor composto de células pequenas com núcleos hipercromáticos, juntamente com a característica formação de roseta de Homer Wright. O tecido tumoral corou positivamente para cromogranina.

▪ Qual o diagnóstico mais provável?

a) Neuroblastoma adrenal.
b) Neoplasia endócrina tipo 2.
c) Feocromocitoma.
d) Abscesso adrenal.
e) Mielolipoma.

Comentários:

O paciente certamente tem um neuroblastoma adrenal. Os neuroblastomas são tumores das células neuroblásticas primitivas que surgem no sistema nervoso simpático, nos gânglios

152
Distúrbios Endócrinos em Crianças e Adolescentes

e na medula adrenal. Dois terços dos neuroblastomas acontecem nas suprarrenais e o restante ocorre em sítios extra-adrenais, como mediastino, pescoço e pelve.

Neuroblastomas adrenais são comuns em crianças, representando cerca de 7 a 10% de todos os cânceres infantis. A formação do neuroblastoma envolve seja a perda do gene supressor de neuroblastoma no cromossomo 1, seja a amplificação do oncogene *N-myc*. Mais de 50% dos pacientes afetados têm doença metastática na apresentação e mais de 90% se apresentam com níveis elevados de catecolaminas urinárias.

Fatores que ajudam a diferenciar o neuroblastoma do feocromocitoma são: idade precoce de apresentação, características ausentes de excesso de catecolaminas, mínimo realce do tumor à TC após a injeção do contraste, presença de rosetas de Homer Wright na histopatolologia e achados genéticos moleculares. O prognóstico é pior com a idade mais avançada ao diagnóstico, a amplificação do *N-myc* e metástases.

Calcificações adrenais podem resultar de hemorragia (por trauma ou diátese hemorrágica) ou infecções (doenças granulomatosas) e podem estar associadas a vários tumores, como no paciente em questão.

☑ ***Resposta: A.***

Referências: 192 e 193.

Menino de 7 anos de idade, pré-púbere, com estatura abaixo do percentil 3 e do padrão familiar, velocidade de crescimento baixa para a idade cronológica (IC) e idade óssea de 6 anos. Ao *exame físico*, além da baixa estatura, chama a atenção a presença de escleróticas azuladas e de extensibilidade limitada do cotovelo. *Exames laboratoriais*: GH = 0,1 µg/L (VR: 0,002-0,97); IGF-I = 24 ng/mL (VR: 58-329); IGFBP-3 = 820 ng/mL (VR: 1.500-6.300); TSH = 0,3 mUI/L (VR: 0,3-5,0); T_4 livre = 0,4 ng/dL (VR: 0,7-1,8). À ressonância magnética, a hipófise mostrou-se difusamente aumentada, com alterações císticas.

■ *Qual a hipótese diagnóstica mais provável para este caso?*

   a) Deficiência de *PROP-1*.
   b) Síndrome de Laron.
   c) Deficiência de *PIT-1*.
   d) Craniofaringioma.
   e) Germinoma.

Comentários:

A deficiência de *PROP-1* é a causa genética mais frequente de hipopituitarismo esporádico ou familiar. A doença tem sempre herança autossômica recessiva. O início do hipopituitarismo geralmente é caracterizado por deficiências de GH (em cerca de 80% dos casos) e TSH (em torno de 20%), seguidas por hipogonadismo e, mais tardiamente, insuficiência adrenal subclínica ou manifesta. A lentificação do crescimento linear costuma tornar-se aparente após os 3 anos de idade.

Na deficiência de *PROP-1*, a puberdade frequentemente é retardada ou ausente, com resposta bastante atenuada do LH e do FSH ao estímulo com GnRH. Alguns pacientes entram espontaneamente na puberdade e, posteriormente (entre 15 e 20 anos), desenvolvem manifestações de hipogonadismo central, simulando um distúrbio adquirido. Outras manifestações clínicas da síndrome decorrente da mutação no gene *PROP-1* incluem baixa estatura, extensibilidade limitada do cotovelo e esclerótica azul.

À ressonância magnética, a hipófise apresenta-se, geralmente, com tamanho normal ou diminuído. Entretanto, em alguns pacientes, ela pode estar grosseiramente hiperplásica, com alterações císticas, simulando craniofaringioma ou cisto da bolsa de Rathke.

☑ **Resposta: A.**

Referências: 194 e 195.

C.D.P., sexo masculino, com 11 anos de idade, foi encaminhado ao endocrinologista para investigação de baixa estatura. Ao *exame físico*, chamava a atenção a presença de pescoço alado, implantação baixa e deformidades da orelha, fácies triangular, peito escavado, cúbito valgo e encurtamento do 4º e 5º quirodáctilos (Fig. 5.5). A função tireoidiana e os níveis de gonadotrofinas eram normais, e os da testosterona, pré-puberais.

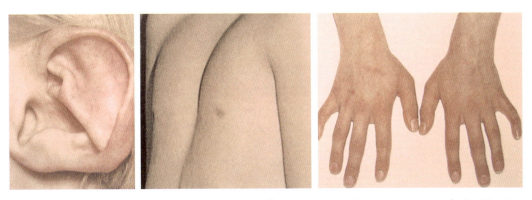

Fig. 5.5 ▪ Baixa implantação e deformidades da orelha, peito escavado e encurtamento do 4º e 5º quirodáctilos.

■ **Qual das seguintes afirmações sobre este paciente é incorreta?**

a) Seu cariótipo muito provavelmente é 46,XY.
b) Tem risco aumentado para cardiopatia congênita.
c) É bastante provável que tenha déficit mental.
d) É portador de uma síndrome que, na maioria dos casos, resulta de mutações no gene *PTPN11*.
e) Tem potencial de fertilidade reduzido.

Comentários:

Neste caso, o diagnóstico mais provável é a síndrome de Noonan (SN), que tem uma incidência estimada em 1:1000 a 1:5.000. Na SN estão presentes a baixa estatura e vários aspectos fenotípicos da síndrome de Turner. Contudo, o cariótipo habitualmente é 46,XY em meninos e 46,XX em meninas. Pacientes com SN têm risco aumentado para cardiopatia congênita, sobretudo a estenose da valva pulmonar (presente em 50 a 60% dos casos) e a cardiomiopatia hipertrófica (em 20%). Retardo mental é observado em apenas 15% dos casos. Criptorquidismo e deficiência androgênica são comuns, mas 50% dos pacientes têm função testicular normal.

A SN tem herança autossômica dominante e o gene inicialmente envolvido em sua etiologia foi o *PTPN11*, localizado na região 12q24.1. Mutações nesse gene estão presentes em até 60% dos pacientes clinicamente diagnosticados como SN e em até 100% dos casos familiares. Mais recentemente, outros genes que interferem na via de sinalização da RAS-MAPK (*mitogen activated protein kinase*) foram identificados como causadores da SN: *KRAS, SOS1, RAF1* e *MEK1*.

☑ **Resposta: C.**

Referências: 196 e 197.

Uma menina de 5 anos de idade é trazida para uma consulta porque há aproximadamente 1 ano vem se apresentando com desenvolvimento mamário progressivo e pelos pubianos. Ao *exame físico*, observou-se M3 P3 (Tanner). A ressonância magnética (RM) revelou uma sela túrcica normal e uma tumoração na região suprasselar com 2,1 cm (Fig. 5.6). As idades óssea e estatural eram de 8 anos.

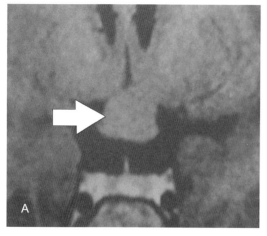 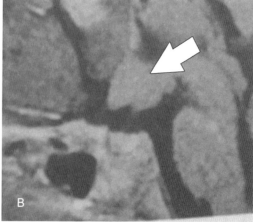

Fig. 5.6 ■ Imagem em T1 à RM (coronal – **A**; sagital – **B**), mostrando tumoração suprasselar com 2,1 cm (*setas*).

Distúrbios Endócrinos em Crianças e Adolescentes

■ *Considerando o caso citado, espera-se:*

a) Não modificação do FSH e LH após a administração de GnRH.
b) Elevação apenas do FSH após GnRH.
c) Níveis basais de LH > 0,6 UI/L (IFMA).
d) Pico de resposta do LH após GnRH > 6,9 UI/L (IFMA).
e) As alternativas "c" e "d" estão corretas.

Comentários:

O caso apresentado possivelmente retrata uma criança com puberdade precoce central (PPC) cujo diagnóstico é, em geral, confirmado pelo teste de estímulo com GnRH, se houver um padrão de resposta puberal das gonadotrofinas. Nesse teste, picos do LH > 6,9 UI/L em meninas e > 9,6 UI/L em meninos são diagnósticos da PPC. Com o desenvolvimento de novos imunoensaios mais sensíveis, como a imunofluorimetria (IFMA), tem sido proposto que valores basais do LH > 0,6 UI/L poderiam indicar o início da puberdade (ativação do eixo hipotá-lamo-hipófise-gônadas) em ambos os sexos. Há outros indícios do início da puberdade, como níveis persistentemente elevados de testosterona e PSA nos meninos. Contudo, para o sexo feminino, a dosagem do estradiol não é um método confiável.

Lembrar que em crianças normais até 2 anos de idade pode-se observar uma resposta púbere do LH e do FSH ao GnRH, eventualmente conduzindo a um falso diagnóstico de puberdade precoce central.

☑ *Resposta: E.*

Referências: 198 a 200.

■ *Ainda com relação ao caso da questão anterior, todas as seguintes assertivas são verdadeiras, exceto:*

a) É provável que a lesão suprasselar seja um hamartoma.
b) A lesão suprasselar está produzindo GnRH de forma pulsátil.
c) Os hamartomas hipotalâmicos podem também ser causa de acromegalia e síndrome de Cushing.
d) A paciente deve ser encaminhada à cirurgia para retirada do provável hamartoma.
e) O tratamento ideal consiste na utilização de um agonista do GnRH, visando dimi-nuir a secreção das gonadotrofinas e suprimir a progressão da maturação óssea.

Comentários:

Os hamartomas hipotalâmicos são frequentemente associados à puberdade precoce central (PPC), já que podem secretar GnRH de forma pulsátil. Podem também estar associados à acromegalia (produção de GHRH) e à síndrome de Cushing (produção de CRH). São áreas de heterotopia, ou seja, tecido nervoso desorganizado semelhante à substância cinzenta, de crescimento lento, podendo, raramente, alcançar grande volume.

À RM, os hamartomas apresentam-se isointensos à substância cinzenta em T1 e hiperintensos em T2, sem calcificação. A terapia específica do hamartoma em geral é desnecessária em função de sua evolução benigna. Agonistas do GnRH são considerados o tratamento de escolha para a PPC resultante de um hamartoma.

☑ **Resposta: D.**

Referências: 198 a 200.

Uma menina de 7 anos de idade foi encaminhada ao endocrinologista com diagnóstico de puberdade precoce (telarca surgiu aos 2 anos de idade e menarca aos 5 anos de idade). No *exame físico* são evidentes assimetria facial e presença de manchas café com leite com bordas irregulares no dorso (Fig. 5.7).

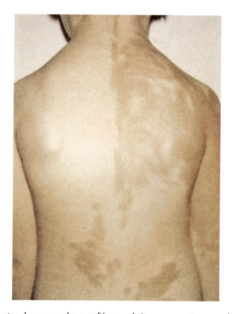

Fig. 5.7 ▪ Aspecto das manchas café com leite, presentes no dorso da paciente.

■ *Qual o diagnóstico mais provável?*

a) Síndrome de van Wyk-Grumbach.
b) Síndrome de McCune-Albright.
c) Síndrome de von Recklinghausen.
d) Germinoma.
e) Há duas afirmativas corretas.

Distúrbios Endócrinos em Crianças e Adolescentes

Comentários:

A paciente certamente tem a síndrome de McCune-Albright (SMA), uma condição rara que tem como tríade clínica característica puberdade precoce (PP) isossexual independente de gonadotrofinas, displasia fibrosa poliostótica e manchas cutâneas café com leite (presentes em até 85% dos casos). Assimetria facial e presença de cistos em ossos longos são algumas das anormalidades ósseas encontradas nessa síndrome.

PP é a manifestação endocrinológica mais comum da SMA e é diagnosticada muito mais frequentemente nas meninas do que em meninos. Outras manifestações endócrinas da SMA são acromegalia, hipertireoidismo, hiperparatireoidismo, hiperprolactinemia e hipercortisolismo.

☑ **Resposta: B.**

Referências: 198 e 201.

- **Com relação ao caso anterior, qual o melhor tratamento para a puberdade precoce (PP) apresentada pela paciente?**

  a) Tamoxifeno.
  b) Acetato de medroxiprogesterona.
  c) Analogos do GnRH.
  d) L-tiroxina.
  e) Anastrazole.

Comentários:

PP é diagnosticada muito mais frequentemente nas meninas do que em meninos. Meninas com SMA apresentam-se geralmente com início súbito de sangramento vaginal indolor, devido à resolução de grandes cistos ovarianos produtores de estrogênios. Características adicionais incluem desenvolvimento mamário leve, mas agudo, juntamente com estradiol elevado e gonadotrofinas suprimidas. Embora longos períodos de quiescência possam ocorrer, um subgrupo de meninas desenvolve PP progressiva, marcada por sangramento vaginal frequente, aumento da velocidade de crescimento e rápido avanço da idade óssea, com potencial para comprometer de maneira significativa a estatura adulta. É nessas pacientes que a intervenção farmacológica normalmente se faz necessária.

O tratamento da PP nas meninas com SMA inclui medicamentos destinados a reduzir o nível de estrogênio sérico ou minimizar seu efeito sobre os tecidos-alvo. O objetivo final da terapia é atenuar o sangramento vaginal, o desenvolvimento puberal, as taxas de maturação do esqueleto e a velocidade do crescimento.

O uso de acetato de medroxiprogesterona (AMP) demonstra um efeito benéfico na SMA em ambos os sexos. O mecanismo de ação do medicamento inclui supressão da liberação de gonadotrofina e um efeito direto na esteroidogênese gonadal, bloqueando várias etapas enzimáticas. A dose habitualmente utilizada é de 10 a 50 mg por via oral por dia ou 50 a 100 mg por via intramuscular a cada 2 semanas, com as doses sendo tituladas de acordo com a resposta clínico-laboratorial. Efeitos colaterais, como edema, dor de cabeça crônica, ganho de peso, estrias purpúreas e insuficiência adrenal, são fatores frequentes de restrição à aplicação clínica do AMP.

Anastrazole é um inibidor de aromatase (IA) de terceira geração. Apesar de reduzir os níveis séricos do estradiol, não se mostrou útil no tratamento da PP em meninas com SMA. Melhores resultados foram relatados com letrozole, o mais potente IA de terceira geração.

Tamoxifeno tem sido considerado a melhor opção terapêutica para a PP da SMA em meninas. Na dose de 10 a 20 mg/dia, por via oral, diminui a frequência de episódios de sangramento vaginal, reduz a velocidade de crescimento e desacelera a maturação esquelética.

☑ **Resposta: A.**

Referências: 188, 202 e 203.

Um menino de 7 anos foi trazido ao endocrinologista em razão de progressiva ginecomastia que se desenvolvera em um prazo de 2 anos. O *exame físico* revelou uma criança saudável, com lesões pigmentadas nos lábios e volumosa ginecomastia bilateral, com 6,2 cm de diâmetro, correspondente ao estádio feminino Tanner B3 (Fig. 5.8). Seu volume testicular era de 4 mL bilateralmente. O pênis era infantil e não havia pelos axilares ou pubianos. A altura era de 134 cm (+ 3 desvios-padrão [DP]), com uma velocidade de crescimento (VC) de 9 cm/ano (+ 4 DP para a idade) e peso normal para a altura. A altura-alvo era de 179 cm (+ 1 DP). A idade óssea era de 10 anos. Não havia história familiar de ginecomastia na infância, apenas ginecomatia puberal em primos.

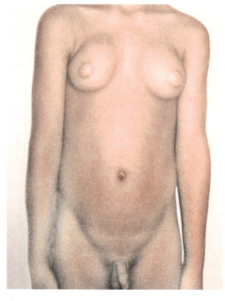

Fig. 5.8 ■ Ginecomastia volumosa bilateral.

Exames laboratoriais: função tireoidiana e prolactina, normais; β-hCG, negativa; testosterona = 23,5 ng/dL (VR: até 40); estradiol = 8,8 ng/dL (VR: 0,8 a 4,3). Uma tomografia computadorizada (TC) abdominal, realizada para excluir um tumor adrenal secretor de estrogênio, mostrou glândulas adrenais de tamanho normal. Uma ultrassonografia testicular revelou calcificações bilaterais multifocais com 0,5 a 1 mm, e ambos os testículos mediam 2,5 cm × 1,5 cm (Fig. 5.9). Uma ultrassonografia detectou uma lesão no testículo esquerdo difusamente hiperecoica, com sombra acústica e hipervascularização (Fig. 5.9A). Na TC evidenciou-se que essa lesão tinha uma densa calcificação central (Fig. 5.9B), sem evidências de metástases. O paciente submeteu-se à excisão cirúrgica. O diagnóstico histopatológico final foi tumor benigno testicular de grandes células de Sertoli calcificantes.

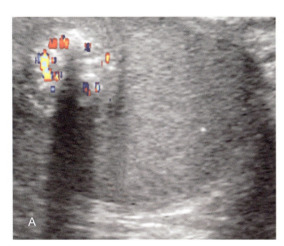 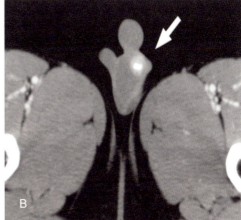

Fig. 5.9 ▪ **A.** A US detectou uma lesão no testículo esquerdo difusamente hiperecoica, com sombra acústica e hipervascularização. **B.** A TC mostrou que essa lesão tinha uma densa calcificação central (*seta*).

- ***Com base nos dados supracitados, qual o diagnóstico mais provável?***
    a) Síndrome de McCune-Albright.
    b) Síndrome de Peutz-Jeghers.
    c) Tumor testicular produtor de hCG.
    d) Síndrome de van Wyk-Grumbach.
    e) Testotoxicose familiar.

Comentários:

O diagnóstico mais provável é a síndrome de Peutz-Jeghers (SPJ), uma condição rara, autossômica dominante, caracterizada por múltiplos pólipos hamartomatosos gastrintestinais, pigmentação mucocutânea e predisposição aumentada a várias neoplasias. Mutações germinativas inativadoras do gene *LKB1/STK11*, que codifica a serina/treonina quinase, têm sido encontradas em pacientes com SPJ. Entre as manifestações endócrinas da SPJ inclui-se ginecomastia. Ela resulta da produção de estrogênio por tumores testiculares de células de Sertoli calcificadas, frequentemente bilaterais e multifocais, normalmente denominados tumores de grandes células de Sertoli calcificantes (TGSC).

☑ **Resposta: B.**

Referências: 204 a 206.

S.F.S, 6 anos de idade, com sangramento vaginal irregular, mamas Tanner III, galactorreia e retardo importante na idade óssea (Fig. 5.10).

À ultrassonografia pélvica foram evidenciados cistos ovarianos múltiplos.

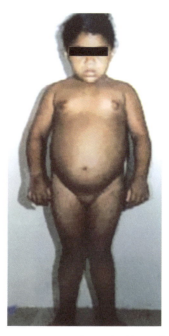

Fig. 5.10 ■ S.F.S, 6 anos de idade, com sangramento vaginal irregular, mamas Tanner III e retardo importante na idade óssea.

■ *Que exame deveria ser solicitado a seguir?*
  a) Teste do LHRH.
  b) Dosagem do TSH e T_4 livre.
  c) Avaliação radiológica do crânio e ossos longos.
  d) Dosagem do estradiol.
  e) Tomografia computadorizada abdominal.

Distúrbios Endócrinos em Crianças e Adolescentes

Comentários:

Os achados clínicos e laboratoriais citados são muito sugestivos da síndrome de van Wyk-Grumbach, caracterizada por puberdade precoce (PP) periférica secundária a hipotireoidismo primário grave e/ou de longa duração. Trata-se da única condição em que se tem PP com crescimento deficiente e retardo na idade óssea. Esse diagnóstico foi posteriormente confirmado pela avaliação hormonal: TSH = 44 mUI/L (VR: 0,30-5,0); T_4 livre = 0,4 ng/dL (VR: 0,7-1,8); anti-TPO = 82 UI/mL (VR: < 35); prolactina = 58 µg/L (VR: 2,8-29,2). Os sinais de PP reverteram completamente 6 meses após a normalização da função tireoidiana pela reposição de L-tiroxina.

☑ *Resposta: B.*

Referências: 198 e 199.

Em investigação de baixa estatura em menina de 11 anos foi diagnosticada a síndrome de Turner. Apresentava-se na ocasião com 128 cm (percentil 5) e alterações somáticas características da síndrome (implantação baixa de cabelos na nuca, pescoço curto e alado, aumento da distância intermamilar, cúbito valgo bilateral etc.). *Exames laboratorais*: idade óssea de 9 anos; LH = 2,1 UI/L (VR: até 1,5); FSH = 18,2 UI/L (VR: até 4,0); GH = 2,6 µg/L (VR: 0,02-3,61); TSH, T_4 livre e IGF-I, normais; cariótipo: 45,X.

■ *Sobre este caso, é possível afirmar que:*

I – A paciente vai se beneficiar da terapia com GH recombinante humano (rhGH) na melhora da estatura final.
II – Estrogenioterapia deve ser iniciada de imediato.
III – Oxandronolona é uma outra opção útil para induzir ganho estatural.
IV – Estrogenioterapia deve ser iniciada apenas quando a idade óssea estiver em torno dos 12 anos.
    a) Apenas o item I está correto.
    b) Somente o item II está correto.
    c) Todos os itens estão incorretos.
    d) Somente os itens I e IV estão corretos.
    e) Apenas os itens I, III e IV estão corretos.

Comentários:

A síndrome de Turner é a alteração cromossômica mais comum em mulheres, afetando 1:1.500 a 1:2.500 nascidas vivas. Podem ser observadas desde alterações estruturais até a deleção completa de um cromossomo X (45,X). Baixa estatura e falência ovariana são as manifestações clínicas mais frequentes, sendo a altura final, em média, 20 cm mais baixa do que a média populacional nos casos não tratados.

O tratamento com rhGH está indicado, propiciando melhora na estatura final, com ganho médio de 8 cm. Os principais fatores envolvidos no sucesso da terapia são: **idade de início do tratamento** – quanto mais jovem, melhor, devendo-se iniciar o tratamento assim que for verificada a queda na velocidade de crescimento; **idade de início da puberdade** – não sendo indicada a reposição estrogênica antes dos 14 anos de idade cronológica (ou 12 anos de idade óssea), já que a ação estrogênica levará a menor ganho estatural por fechamento das cartilagens epifisárias; e a **dose do rhGH** – doses maiores são mais efetivas, sendo recomendada uma dose 25-50% maior do que a usada na deficiência de GH – 0,05 a 0,07 mg/kg/dia (0,15-0,20 UI/kg/dia).

Em um grande estudo randomizado, o emprego da associação GH + oxandrolona levou a um ganho de altura 1,2 cm maior do que com o uso de GH em monoterapia. Entretanto, esse resultado não foi estatisticamente significativo. Consideramos que a associação pode ser válida, embora ainda não haja consenso estabelecido.

☑ *Resposta: E.*

Referências: 104, 207 e 208.

Adolescente de 12 anos de idade, sexo masculino, foi encaminhado ao endocrinologista para investigação de baixa estatura. Entre os *exames laboratoriais*, chamaram a atenção os seguintes resultados: cálcio sérico = 7,1 mg/dL (VR: 8,6-10,3); fósforo sérico = 6,2 mg/dL (VR: 2,7-4,5); fosfatase alcalina = 359 U/L (VR: até 390); 25(OH)D = 55 ng/mL (VR: 15-80); 1,25(OH)$_2$D = 16,8 pg/mL (VR: 22-67); PTH = 89,2 pg/mL (VR: 10-65).

■ *Qual o diagnóstico mais provável?*

a) Hiperparatireoidismo normocalcêmico.
b) Raquitismo dependente da vitamina D tipo I.
c) Pseudo-hipoparatireoidismo.
d) Pseudopseudo-hipoparatireoidismo.
e) Raquitismo dependente da vitamina D tipo II.

Comentários:

O mais provável diagnóstico do paciente é pseudo-hipoparatireoidismo, que se caracteriza por resistência dos órgãos-alvo ao PTH e se manifesta laboratorialmente por PTH elevado, hipocalcemia, hiperfosfatemia, 25(OH)D e fosfatase alcalina (FA) normais, e 1,25(OH)$_2$D baixa ou normal-baixa. No pseudopseudo-hipoparatireoidismo não há resistência ao PTH e os exames mencionados estão normais.

No raquitismo dependente da vitamina D tipo II, que decorre de resistência tissular à 25(OH)$_2$D, encontramos hipocalcemia, hipofosfatemia, PTH aumentado, FA aumentada, 25(OH)D normal ou baixa e 1,25(OH)$_2$D aumentada. O raquitismo dependente da vitamina D tipo I resulta

Distúrbios Endócrinos em Crianças e Adolescentes

de mutações que codificam a enzima 1α-hidroxilase, responsável pela conversão da 25(OH) D em 1,25(OH)$_2$D no rim. Laboratorialmente se diferencia da outra forma de raquitismo pela presença de níveis baixos da 1,25(OH)$_2$D.

☑ **Resposta: C.**

Referências: 209 e 210.

Menina de 7 anos de idade, pré-púbere, com estatura abaixo do percentil 3 e do padrão familiar, velocidade de crescimento baixa para a idade cronológica (IC), idade óssea de 4 anos. Ao *exame físico*, nada digno de nota, além da baixa estatura. *Exames complementares*: GH = 0,2 µg/L (VR: 0,002-0,97); IGF-I = 23 ng/mL (VR: 58-329); Hb = 10,5 g/dL; hematócrito = 33%. Em função desses achados, dosou-se o GH após estímulo com clonidina (pico de 3,9 ng/mL) e durante o teste de tolerância à insulina [ITT] (pico de 4,1 ng/mL).

■ **Qual o próximo passo a ser tomado?**

  a) Solicitar ressonância magnética (RM) para estudo da região selar.
  b) Iniciar reposição de GH se a RM não mostrar nenhuma lesão cirurgicamente corrigível.
  c) Iniciar a reposição de GH de imediato.
  d) Avaliar a função tireoidiana.
  e) As opções "a" e "b" estão corretas.

Comentários:

O hipotireoidismo (HT) na infância habitualmente cursa com baixa estatura (BE) associada a um marcante retardo na idade óssea, hiporresponsividade do GH aos testes de estímulo e diminuição dos níveis plasmáticos de IGF-I, simulando deficiência de GH. Pode também haver retardo no início da puberdade ou na menarca.

No caso em questão, os picos normais esperados do GH pós-ITT e pós-clonidina são > 5 ng/mL. Portanto, HT deve ser descartado em toda criança sem uma causa óbvia para sua BE (p. ex., desnutrição grave). Raramente, em crianças com HT, pode surgir um quadro de puberdade precoce periférica (síndrome de van Wyk-Grumbach), que reverte com a reposição de L-tiroxina.

☑ **Resposta: D.**

Referência: 197.

Menino de 7 anos de idade é trazido ao endocrinologista devido ao aparecimento progressivo de pelos pubianos nos últimos 8 meses. Segundo informações do pediatra, nesse período, o paciente cresceu 8 cm. Ao *exame físico*: 1,35 m (> percentil 95); 30 kg;

pênis com 4 cm e volume testicular de 4 mL. *Exames laboratorais*: idade óssea de 10 anos; LH = 0,2 UI/L (VR: até 1,5; IFMA); FSH = 0,2 UI/L (VR: até 4,0; IFMA); testosterona = 280 ng/dL (VR: até 40); 17α-hidroxiprogesterona (17-OHP) = 95 ng/dL (basal; VR: até 100) e 380 ng/dL (após ACTH; VR: até 400). Após estímulo com GnRH, o pico de resposta do LH foi de 3,3 UI/L. A ultrassonografia testicular foi normal e a β-hCG, indetectável.

■ **Com base nos achados deste caso, pode-se afirmar que:**

I – O paciente obrigatoriamente deve ser submetido a uma ressonância magnética (RM) para que seja descartada uma lesão do sistema nervoso central (SNC).

II – O tratamento com agonistas do GnRH deve ser iniciado se a RM for normal.

III – O paciente pode ser portador de uma doença que resulta de mutações ativadoras do gene do receptor do LH.

IV – Hiperplasia adrenal congênita por deficiência da 21-hidroxilase é provável.

    a) Todos os itens estão corretos.
    b) Somente os itens I e II estão corretos.
    c) Somente os itens III e IV estão corretos.
    d) Somente o item III está correto.
    e) Todos os itens estão incorretos.

Comentários:

O paciente muito provavelmente tem testotoxicose familiar (TF), também chamada de puberdade precoce familiar limitada ao sexo masculino. De herança autossômica dominante, ela representa uma rara forma de puberdade precoce periférica em meninos. É causada por mutações ativadoras constitutivas do gene do receptor do LH (LHR), localizado no cromossomo 2. Várias dessas mutações já foram identificadas, todas localizadas no éxon 11 do gene do LHR. A TF geralmente se manifesta entre 2 e 4 anos de idade com sinais de puberdade, virilização acelerada e velocidade de crescimento excessiva, levando à baixa estatura na idade adulta, devido ao fechamento prematuro das epífises. Os testículos encontram-se aumentados de volume, com testosterona bastante elevada, porém com resposta bloqueada do LH e do FSH ao estímulo com GnRH, ou seja, pico de LH < 9,6 UI/L (IFMA). O aumento do volume testicular é, contudo, habitualmente discreto, já que a mutação no receptor de LH ativa as células de Leydig e não os túbulos seminíferos (principais responsáveis pelo aumento do volume testicular). Ocasionalmente, os pacientes afetados podem desenvolver ativação secundária do eixo hipotálamo-hipófise-gônadas após o início da terapia antiandrogênica.

O diagnóstico de deficiência da 21-hidroxilase neste paciente fica descartado em razão dos baixos valores de 17-OHP, basais e após ACTH. Ressonância magnética de crânio e agonistas do GnRH apenas estão indicados em pacientes com PP central.

☑ **Resposta: D.**

Referências: 198, 202 e 211.

Distúrbios Endócrinos em Crianças e Adolescentes

165

■ **Na fase inicial da testotoxicose podemos utilizar como tratamento todas as opções abaixo, exceto:**

a) Agonistas do GnRH.
b) Testolactona.
c) Cetoconazol.
d) Acetato de ciproterona.
e) Espironolactona.

Comentários:

Dois esquemas medicamentosos têm sido os mais propostos para a testotoxicose familiar: cetoconazol (isoladamente) ou a associação da espironolactona com a testolactona. Agonistas do GnRH podem ser necessários, se houver ativação secundária do eixo hipotálamo-hipófise-gônadas.

☑ **Resposta: D.**

Referências: 198, 202 e 211.

Menino de 7 anos de idade é trazido ao endocrinologista por causa de crescimento excessivo e a ocorrência de ereções frequentes. Ao *exame físico*: 28 kg, 138 cm (> P 95), pênis com 7 cm e volume testicular de 6 mL. *Exames laboratoriais*: idade óssea de 8 anos; LH = 4,2 UI/L (IFMA) (VR: até 1,5); FSH = 1,2 UI/L (VR: até 4,0); testosterona = 275 ng/dL (VR: até 40 [meninos pré-púberes]).

■ **Sobre este caso, é possível afirmar que:**

I – O teste do GnRH é imprescindível para exclusão ou confirmação de puberdade precoce (PP) central ou periférica.
II – O paciente obrigatoriamente deve ser submetido a uma ressonância magnética (RM) cranioencefálica.
III – O tratamento com agonistas do GnRH deve ser iniciado de imediato.
IV – Os níveis basais de LH são suficientes para confirmação de uma PP central.
a) Somente o item II está correto.
b) Todos os itens estão incorretos.
c) Somente os itens I e III estão incorretos.
d) Os itens I, II e III estão corretos.
e) Apenas os itens II e IV estão corretos.

Comentários:

Quando o LH é dosado pelo método imunofluorimétrico (IFMA), níveis basais > 0,6 UI/L são suficientes para confirmação do diagnóstico de PP central (PPC) em uma criança com PP. Uma RM cranioencefálica está indicada em todo menino com PPC, uma vez que cerca de 90% têm como fator causal uma lesão do sistema nervoso central (SNC). O tratamento com agonistas do GnRH deve ser iniciado apenas após a exclusão de algum problema cirurgicamente corrigível.

☑ *Resposta: E.*

Referências: 195, 196 e 199.

Menina de 12 anos de idade, com diabetes tipo 1, deu entrada em um serviço de emergência com cetoacidose diabética (CAD). Após insulinoterapia (em infusão contínua) e correção da desidratação, houve redução importante da glicemia e normalização do pH sanguíneo, mas a cetonúria, medida por fita reagente, acentuou-se.

■ **Com relação a este caso, qual a conduta mais apropriada?**

a) Aumentar a velocidade da infusão intravenosa de insulina.
b) Pesquisar uma fonte não identificada de infecção.
c) Manter o esquema terapêutico utilizado, já que o comportamento observado da cetonúria é normal.
d) Mudar o tipo de insulina que vinha sendo utilizada.
e) As alternativas "a" e "b" estão corretas.

Comentários:

A maioria das fitas reagentes que medem corpos cetônicos dosa apenas o acetoacetato. Durante o tratamento da CAD, pode ser observada piora ou persistência da cetonúria, a despeito da melhora da hiperglicemia e da acidose, devido à conversão do hidroxibutirato em acetoacetato. Assim, este achado nem sempre indica inadequação do tratamento.

☑ *Resposta: C.*

Referência: 209.

Menino de 7 anos de idade com história de baixa estatura observada a partir dos 4 anos. Os pais referem crescimento lento e que o paciente vem apresentando repercussões psicológicas importantes devido à diferença em relação aos pares. Nasceu a termo, com peso e tamanho normais. Sem antecedentes de doenças crônicas ou uso prolongado de medicações. A mãe mede 160 cm e o pai, 162 cm; ambos têm história de puberdade em época normal. Ao *exame físico*: exame geral normal, sem sinais sugestivos de doenças crônicas ou estigmas sindrômicos. Estatura e peso atuais abaixo do percentil 3, idade/altura

Distúrbios Endócrinos em Crianças e Adolescentes

de 4 anos e 6 meses, idade/peso de 5 anos, velocidade de crescimento (VC) nos últimos 3 anos < percentil 25. Estádio puberal P1G1. *Exames laboratoriais*: idade óssea compatível com a cronológica; exames gerais normais, IGF-1 entre –1 e –2 desvios-padrão para a faixa etária. Teste da clonidina com pico de GH de 10 ng/mL em 60 minutos, pelo método de quimioluminescência.

- ■ **Com relação ao caso, é correto afirmar que:**

    a) A história e o quadro clínico sugerem a presença de alguma doença sistêmica crônica, sendo mais provável doença celíaca.
    b) A principal hipótese é de deficiência de GH, devendo a criança ser submetida a um segundo teste de estímulo.
    c) Como o pai é baixo, trata-se somente de baixa estatura familiar e há contraindicação para o tratamento com GH.
    d) O quadro relatado preenche os critérios para baixa estatura idiopática e o uso do GH pode beneficiar o paciente com melhora do prognóstico de altura final.

Comentários:

Crianças com estatura abaixo do percentil 3 e que apresentam VC abaixo do percentil 25 por mais de 1 ano devem ser submetidas à investigação. Doenças crônicas sistêmicas, como doenças gastrintestinais, pulmonares e renais, comprometem a nutrição e costumam levar à redução mais acentuada da idade/peso em relação à idade/altura. A doença sistêmica mais comum nessa situação é a doença celíaca na forma pouco sintomática ou assintomática, e para sua triagem recomenda-se a dosagem do anticorpo antitransglutaminase.

Pacientes com deficiência de GH ou outras deficiências hormonais costumam apresentar comprometimento maior da idade/altura com peso adequado ou acima do padrão de altura e a idade óssea geralmente está atrasada. IGF-I abaixo da média para a faixa etária pode ser observado em qualquer doença sistêmica crônica ou mesmo em crianças normais. Os testes de estímulo para avaliar a secreção de GH, apesar de suas limitações, continuam sendo de eleição para a confirmação diagnóstica. Há controvérsia quanto aos valores de normalidade para esses testes, porém nos métodos mais sensíveis, como a quimioluminescência, a maioria concorda que valores > 5 ng/mL indicam resposta normal do GH.

Sabemos que a altura de um indivíduo tem uma relação muito forte com a altura de seus pais e a baixa estatura familiar, juntamente com o retardo constitucional do crescimento e da puberdade, é a causa mais comum de baixa estatura. Durante muitos anos aceitamos, na criança com baixa estatura, que se um dos pais é muito baixo, tratava-se somente de baixa estatura familiar. Entretanto, com o avanço dos estudos moleculares, diversos defeitos vêm sendo identificados e, atualmente, quando um dos pais está muito abaixo da média populacional, questionamos se não há uma mutação sendo transmitida nas diversas gerações daquela família. Nessas situações em que a estatura está abaixo de –2 DP em relação à média, há ausência de doenças de etiologia conhecida, com VC lenta ou mesmo normal, mas com prognóstico de altura final baixo, consideramos o diagnóstico de baixa estatura idiopática (BEI).

O uso do GH na BEI foi aprovado pelo FDA a partir de 2003. Diversos estudos vêm sendo realizados nos últimos anos na tentativa de esclarecer o ganho real na altura final e de estabelecer a época ideal do início, a dose adequada e o tempo de uso. Apesar das controvérsias, os estudos mostram ganho médio de 5 a 7 cm na altura final, com melhores resultados naqueles que iniciam o tratamento mais cedo. Recomenda-se iniciar com dose de 0,05 μg/kg/dia (0,15 UI/kg/dia) e fazer ajustes de acordo com a resposta clínica e o nível sérico de IGF-I. Após 1 ano de tratamento, deve-se reavaliar a manutenção ou descontinuação do tratamento, de acordo com a resposta. A duração do tratamento é prolongada e os critérios para a finalização do tratamento são: VC < 2 cm/ano, IO > 14 em meninas, IO > 16 meninos ou antes, se o paciente mostrar-se satisfeito com a altura.

O paciente em questão preenche os critérios para BEI, podendo se beneficiar do uso do GH. A medicação pode ser indicada após detalhada discussão com a família sobre os diversos aspectos do tratamento, possíveis efeitos colaterais, resposta esperada e o custo elevado.

☑ *Resposta: D.*

Referências: 213 e 214.

Menina de 11 anos de idade, com queixa de alta estatura. Os pais referem que sempre foi a maior da turma e que o ritmo de crescimento sempre foi acelerado. A criança e os pais manifestam grande preocupação com a altura final, pois há diversos casos de alta estatura na família. A mãe tem alta estatura e refere ter enfrentado muitas dificuldades e que gostaria de tentar ajudar a filha a reduzir o seu potencial de altura final. Nasceu a termo, com peso de 3.800 g e tamanho de 53 cm. Ao *exame físico*: estatura = 167 cm (> percentual [P]95) e peso = 45 kg (P 75). A mãe mede 182 cm e o pai, 194 cm. Exame físico geral normal; sem estigmas sugestivos de síndrome genética. Estádio puberal M1P1 e idade óssea de 10 anos.

■ Com relação ao caso, é correto afirmar que:

a) Como a paciente apresenta alta estatura e ainda é pré-púbere, deve-se aguardar o início da puberdade para avaliar a previsão de altura final e a necessidade de tratamento.

b) Todas as crianças com alta estatura devem ser submetidas à investigação laboratorial e de imagem para afastar a possibilidade de secreção excessiva de GH.

c) O tratamento com dose elevada de estrogênios pode beneficiar esta paciente. Recomenda-se iniciar o mais breve possível, pois os resultados são melhores com a idade óssea mais jovem e quando a puberdade ainda não se iniciou.

d) O tratamento com dose elevada de estrogênios está sujeito a muitos efeitos adversos a curto e longo prazo; por isso, recomendam-se doses mínimas da medicação, as quais têm efeitos similares na altura final e menos efeitos colaterais.

e) A dosagem sérica de LH e a ultrassonografia (US) pélvica poderiam ajudar a decidir sobre a indicação do tratamento.

Comentários:

Cerca de 2,5% da população geral se encontra acima do percentil 97, apresentando, portanto, alta estatura. Na grande maioria dos casos são indivíduos normais que apresentam familiares com estatura elevada, sendo classificados, desse modo, como alta estatura familiar. As crianças costumam apresentar tamanho ao nascer acima do percentil 75, velocidade de crescimento (VC) normal,

Distúrbios Endócrinos em Crianças e Adolescentes

169

porém na média superior, e idade óssea habitualmente compatível com a cronológica. Como a duração e a amplitude do estirão puberal são maiores, essas crianças se tornam adultos altos. A investigação laboratorial e radiológica deve ser reservada aos casos nos quais a altura está fora do padrão familiar, naqueles com VC elevada, ou quando houver sinais clínicos sugestivos de doenças endocrinometabólicas, síndromes genéticas ou erros inatos do metabolismo com macrossomia.

Apesar de a alta estatura familiar ser uma condição normal, o crescimento excessivo e a diferença em relação aos pares costumam gerar dificuldades psicossociais, especialmente nas meninas. Por este motivo, desde os anos 1950 se considera a possibilidade de intervenção terapêutica nessas pacientes. O tratamento deve ser reservado somente aos casos em que a criança e os familiares estejam de fato preocupados e insatisfeitos com o potencial de altura final previsto. O objetivo do tratamento é antecipar o início e encurtar a duração da puberdade. Para isso utilizam-se doses elevadas (suprafisiológicas) de estrógenos. A maioria dos autores concorda que, para se reduzir de maneira efetiva a altura final, o tratamento deve ser iniciado antes dos 11 anos de IO e mantido até a IO de 15 anos.

Há estudos descrevendo bons resultados em meninas com IO < 13 anos, entretanto a eficácia do tratamento após a menarca é limitada. A redução na altura final é de 5 a 10 cm, dependendo da época em que o tratamento foi instituído.

A dose ideal do estrógeno é controversa, variando nos diversos estudos de 0,15 a 5 mg/dia de etinilestradiol e 2,5 a 11,5 mg/dia de estrogênios conjugados. De maneira geral, recomenda-se iniciar com a dose menor e ir fazendo ajustes conforme a necessidade e a tolerância. Caso ocorra sangramento genital excessivo ou irregular, pode-se associar progesterona oral, na dose de 10 mg/dia, durante 10 dias do mês. Os efeitos colaterais são raros e incluem aumento de peso, náuseas no início do tratamento, hipertensão arterial, dislipidemia e aumento do risco de tromboembolismo.

☑ *Resposta: C.*

Referências: 215 a 217.

Menina de 7 anos e 5 meses de idade com história de aparecimento de mamas há cerca de 4 meses. Mãe nega pubarca ou menarca. *Exame físico* sem anormalidades. Altura: 129 cm (P75-90). Estádio puberal: M2P1. Idade óssea (IO): 9 anos. Altura para idade óssea no P25. Estatura-alvo no P25. Dados anteriores mostram que a paciente teve velocidade de crescimento (VC) de 7 cm no último ano.

■ *Que conduta tomar neste caso?*

a) Qualquer menina que apresente início da puberdade antes do 8 anos tem, por definição, puberdade precoce e deve ser tratada com análogos do GnRH em virtude do risco de perda estatural e de problemas psicológicos.

b) Como há suspeita de puberdade precoce central, a ressonância nuclear magnética (RNM) de crânio é mandatória.

c) Como o avanço da IO é maior do que 1 ano em relação à idade cronológica, deve-se, o mais rápido possível, começar o tratamento com análogos do GnRH (aGnRH).

d) A medida basal do LH em níveis púberes torna obrigatório o bloqueio da puberdade.

e) Observar a progressão puberal e a VC em 4 meses, bem como repetir a idade óssea após 6 meses, seria a melhor conduta.

Comentários:

Os critérios mais importantes para o tratamento com aGnRH são a progressão do desenvolvimento puberal e o avanço da IO. Muitos pacientes com puberdade precoce central (PPC) têm uma forma lentamente progressiva e atingem a estatura-alvo sem a necessidade de tratamento com aGnRH, mesmo com a IO avançada. Esta paciente necessita de acompanhamento da progressão da puberdade, da VC e da IO para que seja avaliada a futura necessidade de bloqueio da puberdade.

Meninas com PPC iniciada antes dos 6 anos devem realizar RNM de crânio e sela túrcica. Somente 2 a 7% das meninas com início de puberdade entre os 6 e 8 anos de idade têm doença do SNC; nessa faixa etária, se a progressão dos caracteres sexuais for muito rápida, em menos de 3 a 6 meses, ou se houver sintomas neurológicos, a realização de uma RNM é importante para afastar causa orgânica da PPC.

Níveis basais de LH basal > 0,6 UI/L por ensaio imunofluorimétrico (IFMA) indicam maturidade do eixo hipotálamo-hipófise-gonadal. Entretanto, 50% das meninas em estádio M2 têm níveis pré-puberes de LH, indicando a necessidade, às vezes, do teste de estímulo com GnRH. Níveis púberes de LH não tornam obrigatório o bloqueio da puberdade com análogos do GnRH, já que em muitos casos não há perda estatural, apesar de a puberdade ter iniciado antes dos 8 anos de idade.

☑ **Resposta: E.**

Referências: 218 a 220.

Menina, 8 anos e 6 meses, obesa, com história de aparecimento de mamas aos 7 anos e pubarca aos 7 anos e 8 meses. Ao *exame físico* apresentava altura de 137 cm (P75-90) e estádio de Tanner M3P2. Idade óssea (IO) de 11 anos. A altura para a IO encontrava-se no P10-25 e a estatura-alvo no P50. *Exames laboratoriais*: LH = 0,7 UI/L (IFMA). A US pélvica mostrou volume uterino de 3,8 cm³, enquanto o ovário esquerdo media 2,5 cm³ e o direito, 1,5 cm³.

■ *Qual a conduta mais correta neste caso?*

a) Não iniciar um análogo do GnRH (aGnRH), porque a IO já está muito avançada e a puberdade teve início após os 6 anos de idade. A paciente não teria benefício na altura final com o tratamento.

b) Iniciar um aGnRH assim que possível, pois trata-se de uma paciente com puberdade precoce central (PPC) e avanço importante da IO, com sinais de perda estatural, minimizando os efeitos do excesso de estrógenos na maturação esquelética.

c) Iniciar um aGnRH. O tratamento deve ser interrompido aos 12 anos de idade óssea, impreterivelmente, para minimizar os efeitos do bloqueio puberal sobre a densidade mineral óssea.

d) Não devemos tratar a paciente, pois os aGnRH têm efeitos importantes sobre a adiposidade, aumentando o IMC e a resistência insulínica, o que seria maléfico em uma paciente já com obesidade.

e) Iniciar um aGnRH em dose pequena, que deve ser duplicada a cada 2 meses, até atingir-se uma dose máxima após 1 ano de tratamento.

Distúrbios Endócrinos em Crianças e Adolescentes

Comentários:

Os critérios clássicos para o tratamento da PPC são: crianças com sinais de desenvolvimento puberal precoce, com avanço significativo da IO e aumento da velocidade de crescimento (VC), com sinais de perda estatural e níveis púberes de LH.

Quando a puberdade precoce ocorre após os 6 anos de idade, a magnitude do benefício estatural do tratamento com análogos do GnRH (aGnRH) é controversa. Estudo recente com grupo controle mostrou que o benefício do tratamento em meninas com início da puberdade após os 7 anos foi similar ao daquelas com puberdade iniciada antes dos 7 anos.

A interrupção do tratamento, na maioria dos estudos, é individualizada. Frequentemente, ela é feita na idade apropriada para início da puberdade, com base no desejo da mãe e da criança e na previsão de estatura adequada para a paciente. Vários estudos mostram que os aGnRH inibem a aquisição de conteúdo mineral ósseo durante o tratamento, mas este é restabelecido após a terapia.

Existe aumento do IMC durante o uso dos aGnRH, mas este não é significativo e não contraindica o tratamento. A paciente deve estar ciente do risco de ganho de peso com a terapia.

Os aGnRH de liberação lenta (depot) podem ser aplicados por via IM a cada 4 semanas, na dose inicial de 3,75 mg. Uma única medida de LH < 6,6 UI/L, 2 horas após a administração da medicação, indica bloqueio adequado do eixo hipotálamo-hipófise-gônada.

☑ **Resposta: B.**

Referências: 221 a 223.

Em uma menina de 7 anos de idade com hiperplasia adrenal congênita por deficiência de 21-hidroxilase, o início do tratamento com dexametasona resultou em aumento das mamas, aceleração do crescimento e surgimento de menstruações regulares.

■ *Qual a conduta mais indicada neste caso?*

a) Aumentar a dose do glicocorticoide para suprimir a secreção de gonadotrofinas.
b) Acetato de medroxiprogesterona.
c) Triptorelina.
d) Acetato de ciproterona.
e) Suspender a dexametasona.

Comentários:

Puberdade precoce verdadeira pode surgir em pacientes com deficiência da 21-hidroxilase, quando a produção excessiva de androgênios é revertida pela administração de um glicocorticoide. Nessa situação, a abordagem terapêutica de escolha consiste em iniciar a terapia com um agonista do GnRH de ação prolongada, como, por exemplo, a triptorelina (Neo Decapeptyl®).

☑ **Resposta: C.**

Referências: 198 e 200.

Menina de 11 anos de idade foi encaminhada ao endocrinologista para investigação de baixa estatura. Ao *exame físico*: 25 kg, 128 cm (percentil 5); presença de discreto cúbito valgo bilateral. *Exames laboratoriais*: idade óssea de 9 anos; LH = 2,1 UI/L (VR: até 1,5); FSH = 18,2 UI/L (VR: até 4); GH = 0,88 µg/L (VR: 0,002-3,2); TSH, T_4 livre e IGF-I, normais.

■ **Sobre este caso, é possível afirmar que:**

I – A possibilidade de síndrome de Turner (ST) é pequena em razão da ausência dos estigmas mais característicos da síndrome.

II – O cariótipo tem importância fundamental neste caso.

III – A deficiência de GH (GHD) fica descartada pela presença de níveis normais de GH e IGF-I.

IV – A ressonância magnética seria útil neste caso para avaliação da região selar.

    a) Todos os itens estão corretos.
    b) Somente o item II está correto.
    c) Todos os itens estão incorretos.
    d) Somente os itens I e III estão incorretos.
    e) Os itens I, II e III estão corretos.

Comentários:

ST deve ser suspeitada em toda menina com baixa estatura, mesmo na ausência de estigmas característicos da síndrome (micrognatia, pregas epicânticas, "boca de peixe", implantação baixa de cabelos na nuca, pescoço curto e alado, aumento da distância intermamilar, cúbito valgo etc.).

Infantilismo sexual é um dos achados clínicos mais comuns na ST. Cerca de 90% dos casos têm insuficiência gonadal. É importante lembrar, contudo, que até 30% das meninas com ST terão desenvolvimento puberal espontâneo e 2 a 5% podem vir a engravidar sem intervenção medicamentosa. O desenvolvimento puberal pode ser retardado e, na maioria das pacientes, é seguido por falência ovariana progressiva e menopausa precoce.

Níveis normais de GH e IGF-I não descartam o diagnóstico de GHD em crianças.

☑ **Resposta: B.**

Referência: 197.

Em um menino de 8 anos de idade, com baixa estatura, foi encontrado um TSH normal, com T_4 livre elevado (1,8 ng/dL; VR: 0,6-1,3) e T_3 diminuído (80 ng/dL; VR: 94-241).

Distúrbios Endócrinos em Crianças e Adolescentes

■ *Qual das seguintes situações mais provavelmente levaria a este padrão hormonal?*

a) Deficiência congênita da TBG.
b) Resistência generalizada aos hormônios tireoidianos (RGHT).
c) Hipertiroxinemia disalbuminêmica familiar (HDF).
d) Anticorpo anti-T_4.
e) Resistência hipofisária aos hormônios tireoidianos (RHHT).

Comentários:

O paciente provavelmente tem deficiência congênita da TBG, a qual resulta em níveis reduzidos de T_4 e T_3 totais, enquanto a fração livre desses hormônios encontra-se normal ou moderadamente elevada. Trata-se de um distúrbio ligado ao X com frequência de 1:2.500 nascidos vivos. A existência de anticorpos anti-T_4 pode falsamente elevar ou reduzir os níveis de T_4, mas não altera a concentração do T_3. Tanto a RGHT como a RHHT manifestam-se por níveis elevados de T_4 e T_3, com TSH normal ou aumentado. A HDF caracteriza-se por elevação do T_4 total, com TSH e T_3 normais.

☑ ***Resposta: A.***

Referências: 66 e 72.

Menina com 5 meses de idade vem se apresentando com vários episódios de hipoglicemia de jejum há cerca de 1 mês.

■ *Qual a hipótese etiológica mais próvavel para a hipoglicemia nesta criança?*

a) Nesidioblastose.
b) Hipoglicemia hiperinsulinêmica persistente familiar da infância.
c) Insulinoma.
d) Síndrome de Beckwith-Wiedemann.
e) Hipoglicemia cetótica da infância.

Comentários:

A hipoglicemia na nesidioblastose resulta de hiperinsulinemia funcional por hiperplasia das células beta. Habitualmente surge na infância, mas pode, raramente, manifestar-se na idade adulta. Em contraste, é muito rara a ocorrência de insulinomas na infância. Na síndrome de Beckwith-Wiedemann (caracterizada por macroglossia, onfalocele, macrossomia, sulcos nos lóbulos das orelhas e hemi-hipertrofia), hipoglicemia neonatal transitória é observada em 30 a 50% dos casos. Na hipoglicemia hiperinsulinêmica persistente familiar da infância, a hipoglicemia também surge no período neonatal (causa mais comum de hipoglicemia hiperinsulinêmica não transitória neonatal). A hipoglicemia cetótica da infância representa a principal causa de hipoglicemia no grupo etário entre 18 meses e 3 anos.

☑ ***Resposta: A.***

Referências: 225 e 226.

Menino de 10 anos de idade com queixas de adinamia, sonolência e intolerância ao frio. Ao exame físico, chama a atenção a presença de um pequeno bócio difuso. O exame da função tireoidiana mostrou T_3 e T_4 totais elevados, TSH normal e baixos títulos de anticorpos antitireoperoxidase.

- **Qual o diagnóstico mais provável?**

    a) Produção excessiva de TBG.
    b) Tireotropinoma.
    c) Resistência hipofisária aos hormônios tireoidianos.
    d) Resistência generalizada aos hormônios tireoidianos.
    e) Existem duas opções corretas.

Comentários:

Resistência aos hormônios tireoidianos (HT) é uma doença rara em que se encontra uma resposta diminuída dos tecidos-alvo aos HT circulantes. Pode ser generalizada (RGHT) ou somente no nível hipofisário (RHHT). O paciente provavelmente tem RGHT, que se caracteriza pela presença de sintomas de hipotireoidismo associados a valores elevados de T_3 e T_4, com TSH normal ou elevado. Pacientes com RHHT ou um tireotropinoma têm quadro laboratorial similar, mas, clinicamente, tendem a ser hipertireóideos.

☑ **Resposta: C.**

Referências: 66 e 72.

Dislipidemia e Obesidade

Capítulo 6

Francisco A. Fonseca ■ Alfredo Halpern ■ Lucio Vilar ■ Josivan G. Lima
Lucia Helena C. Nóbrega ■ Maria da Conceição Freitas ■ Vera Santos
Denise O. Falcão ■ Luciano Teixeira ■ Lucia Helena C. Lima ■ Fabiano Serfaty

Mulher de 40 anos de idade, IMC de 26,6 kg/m², tem diabetes tipo 2 diagnosticado há 8 anos, tratado com metformina (1 g duas vezes ao dia) e glimepirida (2 mg/dia). Traz os seguintes *exames laboratoriais*: glicemia de jejum = 128 mg/dL (VR: 70-99); HbA1c = 10,2%; colesterol total = 320 mg/dL; colesterol HDL = 30 mg/dL; triglicerídeos (TG) = 3.260 mg/dL; creatinina = 1,2 mg/dL; função tireoidiana normal. Ela refere que duas de suas irmãs também apresentam hipertrigliceridemia.

■ Sobre este caso, é possível afirmar que:

I – A paciente deve ser estimulada a intensificar as modificações no estilo de vida.
II – Deve-se iniciar tratamento com rosuvastatina ou atorvastatina.
III – Deve-se iniciar tratamento com fenofibrato ou ciprofibrato.
IV – Deve-se aumentar a dose da metformina para 1 g três vezes ao dia.
   a) Todos os itens estão corretos.
   b) Apenas os itens I e III estão corretos.
   c) Somente os itens I e III estão corretos.
   d) Existe apenas um item incorreto.

Comentários:

A paciente muito provavelmente tem hipertrigliceridemia familiar (HTF), agravada pelo diabetes tipo 2 e o excesso de peso. A HTF parece ser decorrente de uma produção hepática exagerada de VLDL e é transmitida como um defeito autossômico dominante. Os níveis séricos de TG são usualmente > 500 mg/dL, enquanto o colesterol total está normal ou discretamente elevado. É uma dislipidemia frequente, geralmente diagnosticada em função da associação com outras doenças (p. ex., obesidade, diabetes melito ou hipotireoidismo), ingestão excessiva de bebidas alcoólicas ou uso de alguns fármacos (p. ex., diuréticos tiazídicos, betabloqueadores, estrogênios, tamoxifeno etc.).

Neste caso, a intensificação das modificações do estilo de vida (MEV) será útil não só para redução nos TG, mas também para perda de peso e melhora do controle glicêmico. Fibratos, fármacos mais eficazes na redução dos TG, devem ser utilizados inicialmente para a obtenção de níveis de TG < 500 mg/dL. Posteriormente, sua retirada pode ser tentada, com melhora do controle glicêmico e da perda ponderal. As estatinas são as medicações mais eficazes na diminuição do colesterol LDL. A dose máxima recomendada da metformina é de 2.550 mg/dia.

É importante lembrar que hipertrigliceridemia é uma das causas de falsa elevação da HbA1c.

☑ *Resposta: C.*

Referências: 227 e 228.

Um homem de 33 anos de idade foi encaminhado ao cardiologista para investigação de dor precordial. Ao *exame físico* chamava a atenção a presença de hepatosplenomegalia discreta e amígdalas hipertrofiadas, com coloração alaranjada (Fig. 6.1). A pressão arterial e a ausculta cardíaca eram normais; IMC = 25,5 kg/m². *Exames laboratoriais*: glicemia = 92 mg/dL; colesterol total (CT)= 122 mg/dL; colesterol HDL (HDL-c) = 20 mg/dL; colesterol LDL (LDL-c) = 66 mg/dL; triglicerídeos (TG) = 180 mg/dL.

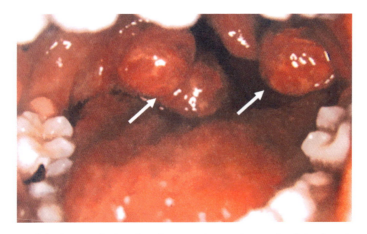

Fig. 6.1 ▪ Amígdalas hipertrofiadas, de coloração alaranjada, por depósito de colesterol (*setas*).

■ *Qual o diagnóstico mais provável?*

a) Doença de Tangier.
b) Deficiência da proteína transferidora do éster de colesterol (CETP).
c) Hipoalfalipoproteinemia familiar (HALF).
d) Deficiência da lecitina-colesterol acil-transferase (LCAT).

Dislipidemia e Obesidade

Comentários:

O paciente certamente tem a doença de Tangier, uma rara condição que resulta de mutações no gene ABCA1, codificador do *ATP binding cassette transporter A1*. Este último é uma proteína transmembrana que tem importante papel no transporte reverso do colesterol executado pela partícula HDL ao longo dos vasos sanguíneos. Laboratorialmente, caracteriza-se por níveis baixos de HDL-c e LDL-c. Entre as principais manifestações clínicas incluem-se amígdalas de cor alaranjada (por depósito de colesterol), opacidades da córnea, hepatosplenomegalia, neuropatia periférica e doença aterosclerótica precoce (doença coronariana [DAC], acidente vascular cerebral [AVC] e insuficiência vascular periférica). Não existe um tratamento específico.

Na maioria das vezes, a HALF tem transmissão autossômica dominante e se caracteriza por deficiência parcial de HDL. É comum (prevalência em torno de 1/400) e se manifesta por baixos níveis de HDL-c e risco aumentado para DAC prematura. O diagnóstico fica sugerido pela detecção de valores do HDL-c < 30 mg/dL em homens e < 40 mg/dL em mulheres antes da menopausa. Não há achados físicos característicos, porém frequentemente existe história familiar de HDL-c baixo e DAC prematura.

A deficiência de LCAT é um raro distúrbio autossômico recessivo, causado por mutações no gene da LCAT, e pode se manifestar por opacidades na córnea, anemia normocítica, insuficiência renal em adultos jovens e DAC precoce.

Deficiência de CTEP é uma condição rara, exceto entre japoneses. Caracteriza-se por níveis de HDL-c muito aumentados (geralmente > 100 mg/dL), em decorrência de atividade diminuída da CETP, enzima-chave no transporte reverso do colesterol, um sistema protetor contra aterosclerose.

☑ *Resposta: A.*

Referências: 228 a 231.

Mulher de 46 anos de idade, IMC de 26,1 kg/m², tem forte história familiar de doença coronariana. Ela iniciou terapia com sinvastatina (20 mg/dia), por causa de hipercolesterolemia persistente (LDL-c = 160 mg/dL), depois de se submeter a mudanças no estilo de vida por 6 meses. Quinze dias após, ela ligou para seu médico, queixando-se de dores musculares generalizadas e câimbras.

■ *Neste caso, seria necessário:*

I – Substituir sinvastatina por rosuvastatina.

II – Reduzir a dose da sinvastatina para 10 mg/dia.

III – Avaliar os níveis da creatinoquinase (CK) e suspender a sinvastatina apenas se excederem o limite superior de normalidade em três vezes.

IV – Substituir sinvastatina por atorvastatina.

V – Excluir a presença de hipotireoidismo.

    a) Somente os itens III e V estão corretos.

    b) Apenas o item IV está correto.

c) Somente os itens II e III estão corretos.
d) Existe apenas um item incorreto.
e) Somente os itens IV e V estão corretos.

Comentários:

Hipotireoidismo é sabidamente uma causa de dislipidemia secundária, sobretudo elevação do colesterol LDL. Também é um dos fatores precipitantes para miotoxicidade induzida pelas estatinas. Deve, portanto, ser sempre suspeitado, principalmente quando os sintomas miálgicos surgirem com doses baixas ou relativamente baixas da estatina.

Diante da sintomatologia da paciente, optou-se por suspender a sinvastatina e, após 4 dias, ela estava assintomática. Foram dosados os níveis da CK, que se mostravam normais. Além disso, foi avaliada a função tireoidiana, que revelou hipotireoidismo primário (HPT), secundário à tireoidite de Hashimoto. A paciente foi tratada com L-tiroxina [LT_4] (75 µg/dia) e, mesmo após a obtenção do eutireoidismo, permaneceu com LDL-c de 142 mg/dL. Resolveu-se reiniciar a terapia com sinvastatina (20 mg/dia), que dessa vez foi bem tolerada. No caso em questão, além de HPT, a paciente tinha hipercolesterolemia primária. Quando a hipercolesterolemia decorre do HPT, a simples reposição da LT_4 reverte a dislipidemia.

☑ *Resposta: E.*

Referências: 228 e 232.

A um homem de 50 anos de idade foi prescrito o ácido nicotínico de liberação estendida (ANLE), 1 g/dia, em função de dislipidemia mista. Ele retornou após 2 meses, queixando-de *flushings* frequentes e incômodos. O paciente previamente se mostrara intolerante às estatinas.

■ *Para alívio da sintomatologia apresentada pelo paciente, seria necessário:*

I – Administrar AAS, 20-30 minutos antes de cada tomada do ANLE.
II – Orientar a tomada do ANLE com chá, café ou leite quentes.
III – Associar um fibrato.
IV – Associar o laropipranto.

    a) Todos os itens estão corretos.
    b) Apenas o item I está correto.
    c) Somente os itens I e III estão corretos.
    d) Existe apenas um item incorreto.
    e) Somente os itens I e IV estão corretos.

Comentários:

Rubor cutâneo (*flushing*) representa o efeito colateral mais usual do ANLE, sendo observado em até 72% dos pacientes. Também é a principal causa de abandono de tratamento (frequência de aproximadamente 10%). Habitualmente, sua frequência tende a diminuir durante o tratamento.

Pode ser minimizado mediante a adoção de uma série de medidas: (1) usar inicialmente doses baixas, com aumentos lentos e graduais, (2) tomar o medicamento durante as refeições e (3) evitar o uso de líquidos quentes e bebidas alcoólicas nos horários próximos à tomada do fármaco. O uso do AAS (em doses $\geq$ 300 mg/dia) ou outros inibidores da ciclo-oxigenase, em doses equivalentes, 20-30 minutos antes de cada tomada do ANLE, também pode ser útil, uma vez que o *flushing* resulta da vasodilatação cutânea mediada pela liberação de níveis acentuadamente aumentados da prostaglandina D_2 (PGD_2). Acredita-se que o ácido nicotínico (AN) desencadeie a liberação de PGD_2 na epiderme por meio da formação do ácido araquidônico e de sua metabolização em grandes quantidades de PGD_2 e PGE_2 pelas enzimas ciclo-oxigenase-1 (COX-1) e PGD_2 e PGE_2 sintases.

O laropipranto (LPP) é um potente antagonista seletivo do receptor 1 de PGD_2 (DP_1). Em estudos duplo-cegos, randomizados, a incidência de *flushing* com ANLE + LPP tem se mostrado significativamente menor do que com ANLE em monoterapia.

☑ **Resposta: E.**

Referências: 232 e 234.

B.A.S., 40 anos de idade, sexo masculino, IMC = 27,3 kg/m², submeteu-se a exames de rotina que mostraram os seguintes resultados: colesterol total = 229 mg/dL; colesterol LDL (LDL-c) = 130 mg/dL; colesterol HDL (HDL-c) = 40 mg/dL; triglicerídeos (TG) = 295 mg/dL e glicemia de jejum = 82 mg/dL. Exames realizados 12 meses antes revelaram valores elevados do LDL-c (168 mg/dL) e dos TG (220 mg/dL). Na época, o paciente foi orientado a aumentar a atividade física e a seguir uma dieta hipolipídica, o que fez durante 30 dias. Um dos irmãos do paciente tem hipercolesterolemia e um outro, hipertrigliceridemia.

■ **Qual o tipo mais provável de dislipidemia apresentado por B.A.S., baseando-se nas diferenças observadas entre seus dois perfis lipídicos, sem que nenhuma forma de terapia tivesse sido adequadamente seguida?**

a) Disbetalipoproteinemia familiar.
b) Hipertrigliceridemia familiar.
c) Hipercolesterolemia familiar heterozigótica.
d) Hipercolesterolemia poligênica.
e) Hiperlipidemia familiar combinada.

Comentários:

A hiperlipidemia familiar combinada (HFC) é a forma mais comum de hiperlipidemia primária. Na HFC existe uma produção aumentada de VLDL pelo fígado, com redução da capacidade de remoção de lipoproteínas ricas em triglicerídeos (VLDL e quilomícrons). Os pacientes podem ter níveis de LDL e VLDL aumentados, bem como elevação de apenas uma dessas lipoproteínas. Assim, existem três fenótipos para a HFC: hipertrigliceridemia, hipercolesterolemia ou ambas. Importante é o fato de que o padrão de alteração lipídica pode modificar-se ao longo do tempo em um mesmo paciente. A doença costuma manifestar-se plenamente na idade adulta, sendo excepcional a detecção de hiperlipidemia em crianças. Com relação à clínica, os pacientes podem apresentar-se com xantelasmas, enquanto obesidade e diminuição da tolerância à glicose são frequentes.

Estatinas, fibratos e niacina são os medicamentos empregados no tratamento da HFC, na dependência do fenótipo apresentado pelos pacientes.

☑ **Resposta: E.**

Referências: 228 e 231.

Uma mulher de 40 anos de idade, não fumante e sem história familiar de doença coronariana, submeteu-se a exames de rotina que revelaram os seguintes resultados: colesterol total (CT) = 410 mg/dL; colesterol LDL (LDL-c) = 320 mg/dL; colesterol HDL (HDL-c) = 40 mg/dL; triglicerídeos (TG) = 150 mg/dL e glicemia de jejum = 98 mg/dL. A paciente, cujo índice de massa corpórea (IMC) era de 25,8 kg/m², foi orientada a seguir uma dieta hipolipídica e aumentar sua atividade física. Seis meses depois, seu IMC era de 24,3 kg/m² e novos exames mostraram: CT = 378 mg/dL; LDL-c = 307 mg/dL; HDL-c = 45 mg/dL e TG = 140 mg/dL. Foi também avaliada a função tireoidiana, que mostrou TSH de 66 mcUI/mL (VR: 0,3-5,5) e T_4 livre de 0,42 ng/dL (VR: 0,7-1,8).

■ **Qual a melhor conduta para este caso?**

a) Iniciar uma estatina.
b) Iniciar fenofibrato ou ciprofibrato.
c) Iniciar L-tiroxina.
d) Iniciar L-tiroxina + uma estatina.
e) Iniciar L-tiroxina + um fibrato.

Comentários:

O hipotireoidismo é sabidamente uma causa de elevação do LDL-c e, menos frequentemente, dos triglicerídeos. Assim, em todo paciente com hipercolesterolemia é recomendável excluir o hipotireoidismo, mesmo diante de níveis muito elevados do LDL-c. Da mesma maneira, deve-se corrigir o distúrbio tireoidiano, por meio da reposição de L-tiroxina, antes de ser iniciado qualquer medicamento redutor da colesterolemia.

☑ **Resposta: C.**

Referências: 228, 231 e 232.

Dislipidemia e Obesidade

F.C.M., 42 anos de idade, sexo masculino, não fumante e sem história familiar de doença coronariana, teve o diagnóstico de diabetes tipo 2 estabelecido 5 anos atrás. Atualmente, está em uso de metformina, na dose de 850 mg, duas vezes ao dia. A última *avaliação bioquímica* mostrou os seguintes resultados: glicemia de jejum = 98 mg/dL; glicemia pós-prandial = 142 mg/dL; HbA1C = 7,4% (VR: até 5,7); colesterol total (CT) = 225 mg/dL; colesterol LDL (LDL-c) = 133 mg/dL; colesterol HDL (HDL-c) = 36 mg/dL e triglicerídeos (TG) = 280 mg/dL. Resultados similares haviam sido obtidos 3 meses antes. Na ocasião, o paciente foi orientado a incrementar sua atividade física e a seguir mais atentamente as orientações que a nutricionista lhe passara.

■ *Que valores de lipídios seriam ideais para este paciente?*

a) CT < 200 mg/dL; LDL-c < 100 mg/dL; HDL-c > 50 mg/dL; colesterol não HDL (não HDL-c) < 130 mg/dL e TG < 200 mg/dL.
b) CT < 200 mg/dL; LDL-c < 100 mg/dL; HDL-c > 45 mg/dL; não HDL-c < 130 mg/dL e TG < 150 mg/dL.
c) CT < 240 mg/dL; LDL-c < 100 mg/dL; HDL-c > 45 mg/dL; não HDL-c < 160 mg/dL e TG < 250 mg/dL.
d) CT < 200 mg/dL; LDL-c < 70 mg/dL; HDL-c > 45 mg/dL, não HDL-c < 100 mg/dL e TG < 150 mg/dL.
e) CT < 200 mg/dL; LDL-c < 130 mg/dL; HDL-c > 45 mg/dL e TG < 150 mg/dL.

Comentários:

Segundo as diretrizes da Associação Americana de Diabetes (ADA) e do NCEP-ATP III, os valores de lipídios ideais para diabéticos são os mesmos para indivíduos não diabéticos que tenham doença coronariana, ou seja, CT < 200 mg/dL; LDL-c < 100 mg/dL; HDL-c > 45 mg/dL em homens e > 55 mg/dL em mulheres, não HDL-c < 130 mg/dL e TG < 150 mg/dL. Níveis de LDL-c < 70 mg/dL e não HDL-c < 100 mg/dL são recomendados para os casos mais graves (p. ex., diabéticos com franca doença cardiovascular).

☑ *Resposta: B.*

Referências: 232 a 237.

■ *Com relação ao paciente da questão anterior, que medida adicional deveria ser tomada para manter seu perfil lipídico dentro dos parâmetros ideais?*

a) Iniciar ciprofibrato (100 mg/dia).
b) Iniciar genfibrozila (900 mg/dia).
c) Iniciar ácido nicotínico de liberação estendida (ANLE – 2.000 mg/dia).
d) Iniciar atorvastatina (10 mg/dia).
e) Iniciar fluvastatina (80 mg/dia).

182   Dislipidemia e Obesidade

Comentários:

No que se refere ao perfil lipídico, a meta principal em diabéticos deve ser a obtenção de níveis de LDL-c < 100 mg/dL. Por isso, nessa população, os agentes hipolipemiantes de escolha são, em geral, as estatinas, dando-se preferência a compostos com maior ação redutora sobre os triglicerídeos (p. ex., atorvastatina e rosuvastatina). Fibratos deverão ser adicionados quando não houver uma resposta satisfatória às estatinas. Eles poderão, contudo, ser a terapia inicial quando os níveis dos triglicerídeos forem > 400 mg/dL. O ANLE, além de elevar o HDL-c, reduz o LDL-c e os triglicerídeos. No entanto, em comparação às estatinas, é menos potente na redução do LDL-c e causa mais efeitos colaterais. Ademais, doses > 1,5 g/dia podem eventualmente deteriorar o controle glicêmico.

☑ **Resposta: D.**

Referências: 232, 234, 236 e 237.

D.P.F., 44 anos de idade, sexo masculino, diabético tipo 2 e hipertenso, submeteu-se à angioplastia 12 meses atrás. Está em uso de sinvastatina (40 mg/dia), glimepirida (4 mg/dia), metformina (850 mg, duas vezes ao dia), AAS (100 mg/dia) e losartana (100 mg/dia). Ao *exame físico*: pressão arterial (PA) = 140 × 90 mmHg; IMC = 25,6 kg/m²; circunferência abdominal = 95 cm. *Exames laboratoriais*: glicemia de jejum = 120 mg/dL; HbA1c = 7,4% (VR: 4-6); colesterol total (CT) = 234 mg/dL; colesterol LDL (LDL-c) = 145 mg/dL; colesterol HDL (HDL-c) = 35 mg/dL e triglicerídeos (TG) = 270 mg/dL; TSH, normal.

■ **Sobre a(s) conduta(s) a ser(em) tomada(s) inicialmente, visando atingir as metas recomendadas para os parâmetros lipídicos, é necessário:**

  I – Adicionar ezetimiba (10 mg/dia).

  II – Adicionar fenofibrato (200 mg/dia) ou o ácido nicotínico de liberação estendida (ANLE – 1g/dia).

  III – Aumentar a dose da sinvastatina para 80 mg/dia.

  IV – Trocar sinvastatina por rosuvastatina (40 mg/dia).

    a) Todos as condutas seriam igualmente eficazes e seguras.

    b) Existe apenas um item incorreto.

    c) Somente os itens III e IV estão corretos.

    d) Somente os itens I e IV estão corretos.

    e) Todos os itens estão corretos.

Comentários:

Neste caso, em que estamos diante de paciente em prevenção secundária, diabético e hipertenso, o recomendado é, se possível, atingir a meta de LDL-c < 70 mg/dL. Como o paciente

Dislipidemia e Obesidade

já está em uso de 40 mg/dia de sinvastatina e continua distante dessa meta, aumentar para 80 mg/dia seria inútil porque isso implicaria redução adicional máxima de 10% nos níveis do LDL-c. Desse modo, é muito provável que ele precise inicialmente do uso de uma estatina mais potente, particularmente da rosuvastatina, preferencialmente associada com ezetimiba, com o intuito de atingir reduções mais expressivas do LDL-c. Estima-se que com o uso combinado de rosuvastatina (40 mg/dia) e ezetimiba (10 mg/dia) seja possível atingir reduções ao redor de 70% e a correspondência entre rosuvastatina e sinvastatina (mg/mg) é ao redor de 1:8 em termos comparativos (ou seja, 40 mg de sinvastatina equivalem a 5 mg de rosuvastatina). A segunda meta a ser atingida é a do colesterol não HDL < 130 mg/dL ou, preferencialmente, < 100 mg/dL e de HDL-c > 50 mg/dL (IV Diretriz Brasileira sobre Dislipidemias e Prevenção da Aterosclerose). Finalmente, seria desejável como meta secundária o alcance de níveis adequados de triglicerídeos (< 150 mg/dL). Assim, o uso de um terceiro fármaco, como ANLE ou fibrato, não está de todo afastado, embora a associação desses fármacos com dose máxima de estatina implique a necessidade de cuidados adicionais de monitorização clínica e exames de enzimas hepáticas em virtude do aumento do risco para miosite ou, mais raramente, rabdomiólise. Além disso, níveis mais baixos de triglicerídeos e mais elevados de HDL-c podem ser obtidos mediante um estilo de vida mais saudável e um controle mais adequado do diabetes.

A PA também precisaria atingir, pelo menos, valores < 130/85 mmHg. Assim, nenhuma das alternativas seria suficiente para um ótimo controle do paciente, mas o uso da rosuvastatina, juntamente com a ezetimiba, poderia ser o primeiro passo.

☑ **Resposta: D.**

Referências: 232, 234 e 236 a 238.

Um homem de 30 anos de idade, não fumante e sem história familiar de doença coronariana (DAC), submeteu-se a exames de rotina que revelaram os seguintes resultados: colesterol total (CT) = 275 mg/dL; colesterol LDL (LDL-c) = 195 mg/dL; colesterol HDL (HDL-c) = 41 mg/dL; triglicerídeos (TG) = 165 mg/dL e glicemia de jejum = 82 mg/dL. Na ocasião, sua pressão arterial (PA) era de 135/80 mmHg. Uma nova avaliação, feita 15 dias depois, mostrou-se similar à primeira. O paciente, com índice de massa corpórea (IMC) de 26,2 kg/m^2 e circunferência abdominal (CA) de 96 cm, foi orientado a seguir uma dieta hipolipídica e a aumentar sua atividade física. Seis meses depois, a PA estava em 120/80 mmHg e houve redução tanto do IMC (24,8 kg/m^2) como da CA (93 cm). Novos exames mostraram: CT = 250 mg/dL; LDL-c = 180 mg/dL; HDL-c = 42 mg/dL, TG = 140 mg/dL e proteína C reativa ultrassensível (PCR-us) = 1,5 mg/L. Foi também avaliada a função tireoidiana, que estava normal.

■ *Qual a melhor conduta para este caso?*

a) Iniciar sinvastatina (40 mg/dia).
b) Iniciar ciprofibrato (100 mg/dia).
c) Iniciar atorvastatina (10 mg/dia).
d) Apenas insistir nas medidas não farmacológicas.
e) Existe mais de uma opção terapêutica correta.

Comentários:

Trata-se de paciente em prevenção primária da doença coronariana e com risco absoluto de eventos em 10 anos estimado em 1%, com base no ATP III. Entretanto, como ele apresenta critérios para síndrome metabólica (SM) pela Federação Internacional de Diabetes (IDF), seu risco inicialmente baixo possibilita uma reclassificação para risco intermediário. Nesta situação, nossa diretriz atual recomenda como meta valores de LDL-c < 130 mg/dL. A conduta de mudança de estilo de vida é uma opção adequada no início do tratamento, porém essa posição pode ser revista após 3 meses. O paciente mostrou, após essa orientação, melhora da PA, dos níveis de triglicerídeos (TG) e da circunferência abdominal (CA); assim, ele deixou de ter critérios de SM. Além disso, sua PCR-us ficou abaixo de 2 mg/L. Ainda assim, os níveis de LDL-c permaneceram elevados. Em função desses achados, duas condutas poderiam ser adotadas: (1) realização de exames complementares, como ultrassonografia carotídea, para se afastar aterosclerose subclínica, e (2) na ausência de história familiar de doença coronariana prematura, o paciente poderia continuar apenas com intensificação de um estilo de vida saudável.

Caso os níveis de LDL-c permaneçam > 160 mg/dL ou o paciente apresente piora do perfil metabólico, o uso de estatina poderia ser indicado. Deve-se notar que na prevenção primária com níveis normais de PCR-us, e na ausência de outros fatores de risco clássicos, a incidência de desfechos cardiovasculares é muito baixa. Portanto, a manutenção do paciente sem terapêutica hipolipemiante na idade atual não estaria incorreta. De fato, no estudo JUPITER, mesmo para pacientes com valores aumentados da PCR-us não se observou diferença significativa na taxa de eventos para os pacientes com risco absoluto estimado < 5%, devido à baixa incidência de eventos nessa população.

☑ *Resposta: E.*

Referências: 237 e 239.

M.V.C., 42 anos de idade, sexo feminino, submeteu-se a exames de rotina que mostraram: glicemia = 98 mg/dL; colesterol total (CT) = 340 mg/dL; colesterol HDL = 38 mg/dL; colesterol VLDL (VLDL-c) = 166 mg/dL e triglicerídeos (TG) = 360 mg/dL. No exame físico: 1,66 m, 81 kg, pressão arterial e ausculta cardíaca normais; ausência de bócio à palpação; presença de xantomas palmares (Fig. 6-2).

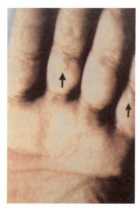

Fig. 6.2 ▪ Xantomas palmares (*setas*).

Dislipidemia e Obesidade

■ *Sobre este caso, é possível afirmar que:*

I – A paciente provavelmente tem disbetalipoproteinemia familiar (DLF).

II – A paciente tem hiperlipoproteinemia tipo 2b.

III – Hipotireoidismo deve ser obrigatoriamente pesquisado.

IV – O ácido nicotínico de liberação prolongada é a melhor opção terapêutica para este caso.

    a) Todos os itens estão incorretos.

    b) Apenas o item II está correto.

    c) Apenas o item I está correto.

    d) Somente os itens I e III estão corretos.

Comentários:

O paciente certamente tem DLF (hiperlipoproteinemia tipo III), decorrente de mutação no gene que codifica a estrutura da apo-E, levando à presença de isoformas da apo-E que não interagem normalmente com seus receptores. Nesta condição existe um acúmulo de remanescentes de quilomícrons, VLDL e IDL. Os valores de CT e TG estão, em geral, moderadamente elevados e de forma semelhante (CT e TG na faixa de 300 a 400 mg/dL). A HDL é normal e a LDL, quase sempre diminuída (devido ao bloqueio da transformação normal dos remanescentes da VLDL em LDL). A relação VLDL-c/TG é tipicamente > 0,3 na DLF e em torno de 0,2 nos indivíduos normais (no presente caso, 0,49).

A DLF responde por 0,2 a 1% de todos os distúrbios lipídicos associados com infarto agudo do miocárdio em pessoas com menos de 60 anos de idade. Episódios de pancreatite aguda decorrentes da hipertrigliceridemia podem ocasionalmente ocorrer. As manifestações clínicas raramente aparecem antes dos 20 anos de idade, exceto nos raros casos de mutações apo-E autossômicas dominantes. A maioria dos pacientes (cerca de 80%) apresenta xantomas tuberosos ou tuberoeruptivos. Xantomas tendinosos e xantalasmas também são eventualmente vistos. No entanto, a presença de xantomas palmares é quase patognomônica da DLF (pode acontecer também na doença colestática).

A avaliação da função tireoidiana é mandatória, uma vez que hiperlipoproteinemia tipo III pode ter o hipotireoidismo como fator desencadeante.

Fibratos, niacina e estatinas são igualmente eficazes no manejo da DLF.

☑ *Resposta: B.*

Referências: 227, 228 e 231.

Homem de 45 anos de idade descobriu ter diabetes melito tipo 2 (DM2) há 4 anos. Submeteu-se à angioplastia e à colocação de *stent* coronariano há cerca 2 anos. Vem sendo tratado com metformina (2 g/dia), gliclazida MR (90 mg/dia), AAS (100 mg/dia), atenolol (100 mg/dia), losartana (100 mg/dia) + indapamida (1,5 mg/dia) e sinvastatina (40 mg/dia). *Exames laboratoriais*: glicemia = 114 mg/dL; colesterol total = 210 mg/dL; colesterol HDL = 34 mg/dL; colesterol LDL (LDL-c) = 140 mg/dL e triglicerídeos = 180 mg/dL. Ao *exame físico*: altura = 1,76 m; IMC = 25,8 kg/m²; PA = 140/90 mmHg; circunferência abdominal = 97 cm.

186 — Dislipidemia e Obesidade

■ **Visando reduzir o risco cardiovascular, o que deveria ser feito inicialmente para que fossem atingidas as metas lipídicas ideais?**

I – Aumentar a dose da sinvastatina para 80 mg/dia.

II – Trocar sinvastatina por atorvastatina (20 mg/dia) ou rosuvastatina (10 mg/dia).

III – Adicionar o ácido nicotínico de liberação estendida (1 g/dia).

IV – Acrescentar a genfibrozila (900 mg/dia).

    a) Os itens I e III são igualmente adequados.

    b) Apenas o item II está correto.

    c) Apenas os itens I e II estão corretos.

    d) Somente o item IV está incorreto.

    e) Todos os itens estão corretos.

Comentários:

Em virtude do risco cardiovascular elevado em pacientes com DM2, recomendam-se como meta valores de LDL-c < 100 mg/dL ou < 70 mg/dia, se houver doença coronariana. A elevação da dose da sinvastatina de 40 para 80 mg/dia resulta em redução adicional no LDL-c < 10% (4-7% no estudo VOYAGER). Reduções bem mais expressivas nos níveis de LDL-c e TG são obtidas quando se usam estatinas mais potentes, como atorvastatina (20 mg/dia) ou rosuvastatina (10 mg/dia). Caso esse esquema falhe em manter o LDL-c < 70 mg/dia e o TG < 150 mg/dia, seria possível acrescentar o fenofibrato micronizado (200 mg/dia), o ácido nicotínico de liberação estendida (ANLE – 1-1,5 g/dia) ou a ezetimiba (10 mg/dia). Uma outra alternativa para reduzir o LDL-c seria a adição do colesevelam (6 comp. 625 mg/dia), resina sequestrante de ácidos biliares que tem efeito benéfico sobre o controle glicêmico e é muito mais bem tolerada do que a colestiramina.

Rabdomiólise é a complicação mais temida das estatinas mas, felizmente, é bastante rara. Contudo, é preciso atentar para o fato de que a associação com certos medicamentos aumenta o risco para essa complicação: ciclosporina, antibióticos macrolídeos, fibratos e ácido nicotínico, entre outros.

A genfibrozila é o fibrato menos apropriado para ser associado às estatinas (maior risco de rabdomiólise), enquanto o fenofibrato parece ser o mais indicado em razão da menor interferência com o metabolismo hepático das estatinas. O ANLE, preferencialmente, não deve ser usado em diabéticos em doses > 1,5 g/dia, uma vez que pode haver alguma deterioração do controle glicêmico.

☑ **Resposta: B.**

Referências: 232 a 238.

Homem de 79 anos de idade, cor branca, 1,70 m, foi encaminhado ao endocrinologista em razão de dislipidemia. Após 6 meses de mudanças do estilo de vida (MEV), apresentava-se com 68,2 kg e IMC de 23,6 kg/m², PA = 140 × 90 mmHg. Na ocasião, submeteu-se a nova avaliação bioquímica, que revelou: glicemia de jejum = 106 mg/dL; HbA1c = 5,8%;

Dislipidemia e Obesidade

187

colesterol total = 260 mg/dL; HDL-c = 40 mg/dL; LDL-c = 180 mg/dL; triglicerídeos = 200 mg/dL; creatinina = 0,8 mg/dL; TGP e TGP normais. O paciente realizou avaliação cardiológica há 1 ano, a qual foi considerada normal. Não é fumante nem usa nenhuma medicação.

- **Sobre o tratamento deste paciente, é possível afirmar que:**

I – Deve-se iniciar sinvastatina (20 mg/dia).
II – Deve-se iniciar atorvastatina ou rosuvastatina (10 mg/dia).
III – Deve-se procurar manter o LDL-c < 130 mg/dL.
IV – O ideal seria insistir nas MEV.
   a) Existe apenas um item incorreto.
   b) Apenas o item I está correto.
   c) Somente os itens I e II estão corretos.
   d) Apenas os itens III e IV estão corretos.
   e) Somente o item IV está correto.

Comentários:

Mesmo após 6 meses de mudanças de estilo de vida (MEV), este paciente continua com dislipidemia mista e fora das metas lipídicas. Ele não apresenta doença aterosclerótica clínica evidente e sua avaliação cardiológica foi considerada normal. Além do perfil lipídico alterado, ele não é tabagista nem obeso, mas seu HDL-c está em um valor limítrofe (40 mg/dL), bem como sua pressão arterial (140 × 90 mmHg). A idade (79 anos) também é um fator de risco adicional que deve ser levado em consideração. Avaliando o risco de ter um evento cardiovascular nos próximos 10 anos por meio da tabela de Framingham, constatamos que o paciente, principalmente em razão de sua idade, tem alto risco cardiovascular (> 20%). Então, a meta primária do LDL-c para este paciente é < 100 mg/dL.

Considerando que as MEV já foram implementadas sem sucesso após 6 meses, um agente hipolipemiante deve ser prescrito. As estatinas são as preferidas nesses casos, podendo, nesse momento, ser utilizada qualquer uma delas. Os itens I e II estariam corretos.

☑ **Resposta: C.**

Referências: 235 e 237.

Homem de 40 anos de idade foi encaminhado ao endocrinologista em virtude de obesidade (peso = 85 kg, IMC = 28,3 kg/m² e circunferência abdominal [CA] = 99 cm) e dislipidemia. Não fazia uso de nenhum medicamento. Após 6 meses de dieta e mudanças no estilo de vida, o paciente perdeu 10 kg (IMC = 26,9 kg/m² e CA = 93 cm). Novos *exames bioquímicos* mostraram: glicemia de jejum = 160 mg/dL; HbA1c = 7,7% (VR: 4,8-5,9); colesterol total = 224 mg/dL; HDL-c = 34 mg/dL; LDL-c = 140 mg/dL e triglicerídeos (TG) = 250 mg/dL; TGO = 76 U/L (VR: até 37); TGP = 106 U/L (VR: até 41); gama-GT = 138 U/L (VR: 12-73). A ultrassonografia abdominal mostrou esteatose hepática acentuada.

■ Sobre este caso, é possível afirmar que:

I – Vitamina E poderia ser eventualmente útil na melhora da esteatose hepática.

II – Não seria prudente usar estatinas em virtude da elevação das transaminases.

III – Deve-se usar um secretagogo de insulina ou um inibidor da dipeptidil peptidase-4 (DPP-4), em vez de metformina ou pioglitazona, devido à disfunção hepática do paciente.

IV – É recomendável iniciar o fenofibrato micronizado (200 mg/dia).

    a) Todos os itens estão corretos.

    b) Apenas o item I está correto.

    c) Apenas os itens II e III estão corretos.

    d) Somente o item IV está incorreto.

Comentários:

O paciente em questão tem diabetes tipo 2, obesidade e síndrome metabólica, situações em que é frequente o surgimento da esteato-hepatite não alcoólica (NASH). Em alguns estudos, mostrou-se que a vitamina E foi superior ao placebo na melhora da NASH. A elevação das transaminases e da gama-GT supostamente se deve à NASH. Valores até três vezes o limite superior da normalidade dessas enzimas não contraindicam o uso de metformina, pioglitazona ou uma das estatinas. Estas últimas constituem o medicamento de escolha para tratar a dislipidemia diabética. O uso de fibratos deverá ser considerado apenas quando as estatinas não proporcionarem o efeito terapêutico desejado (LDL-c < 100 mg/dL e TG < 150 mg/dL) ou quando os níveis iniciais de TG forem > 400-500 mg/dia. De acordo com evidências recentes, ezetimiba e exenatida são outros medicamentos potencialmente úteis no tratamento da NASH.

☑ ***Resposta: B.***

Referências: 241 a 244.

Em exame de rotina em homem de 46 anos de idade, com IMC = 26,8 kg/m², foram evidenciados triglicerídeos (TG) = 631 mg/dL. Seu pai morrera de infarto agudo do miocárdio aos 43 anos de idade. Após 4 meses de dieta e mudanças no estilo de vida, o peso do paciente baixou de 82 para 76 kg, porém os TG permaneceram elevados (442 mg/dL). Foi prescrito fenofibrato (250 mg/dia), mas o paciente recusou o tratamento.

■ *Qual das complicações da hipertrigliceridemia listadas abaixo seria menos contundente para ser usada como argumento de modo a tentar convencer o paciente a seguir o tratamento recomendado?*

    a) Trombogênese aumentada.

    b) Risco para pancreatite aguda.

    c) Redução do colesterol HDL (HDL-c).

    d) Aumento do número de partículas de LDL pequenas e densas.

    e) Risco elevado para doença coronariana (DAC).

Comentários:

A hipertrigliceridemia favorece o aumento de partículas de colesterol LDL pequenas e densas (mais aterogênicas do que as partículas de tamanho normal) e a redução dos níveis de HDL-c. Também implica trombogênese aumentada em razão da ativação de fatores de coagulação (elevando o fator VII e, sobretudo, o fibrinogênio), redução da atividade fibrinolítica e aumento da agregação plaquetária. Se a hipertrigliceridemia é um fator independente para DAC ainda é motivo de debate, mas uma metanálise de 17 estudos epidemiológicos prospectivos (Asssman e cols., 1996) mostrou que, para cada aumento de 88 mg/dL na trigliceridemia, havia um aumento no risco de doença cardiovascular de 32% nos homens e de 76% nas mulheres.

Pancreatite aguda é uma complicação bem estabelecida da hipertrigliceridemia, mas geralmente só ocorre com valores de TG >1.000 mg/dL. A real frequência de hipertrigliceridemia grave em pacientes com pancreatite aguda é desconhecida. De acordo com duas revisões, variou de 4 a 53% e 12 a 38%. Pseudo-hiponatremia e pseudoelevação da HbA1C são outras consequências da hipertrigliceridemia.

Segundo as recomendações do NCEP/ATP III, deve-se procurar manter os TG < 150 mg/dL na presença de uma ou mais das seguintes situações: DAC estabelecida, diabetes melito, síndrome metabólica, múltiplos fatores de risco para DAC, história familiar de DAC prematura e hiperlipidemia familiar combinada. Convém enfatizar que a farmacoterapia deve ser sempre considerada quando os TG forem > 1.000 mg/dL, em função do risco aumentado para pancreatite aguda.

☑ **Resposta: B.**

Referências: 245 a 248.

Paciente de 25 anos de idade, sexo masculino, apresenta-se com os seguintes exames bioquímicos: glicemia de jejum = 80 mg/dL; colesterol total (CT) = 452 mg/dL; HDL-c = 42 mg/dL; LDL-c = 360 mg/dL e triglicerídeos (TG) = 150 mg/dL. No *exame físico* foi evidenciada a presença de xantelasma bilateral (Fig. 6.3) e de xantomas, cujos aspectos estão mostrados na Fig. 6.4. A função tireoidiana estava normal.

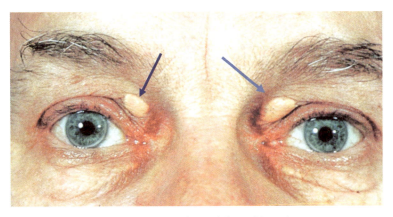

Fig. 6.3 ▪ Xantelasma bilateral (*setas*).

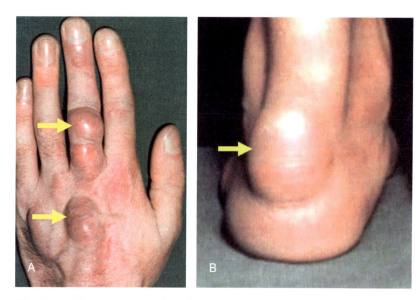

Fig. 6.4 ▪ Xantomas em tendões da mão (**A**) e no tendão de Aquiles (**B**) (*setas*).

■ **Qual o diagnóstico mais provável?**

a) Hipercolesterolemia poligênica.
b) Hipercolesterolemia familiar homozigótica.
c) Hipercolesterolemia familiar heterozigótica.
d) Hipercolesterolemia familiar combinada.
e) Disbetalipoproteinemia.

Comentários:

Na Fig. 6.4 observam-se xantomas tendinosos que são quase patognomônicos da hipercolesterolemia familiar (HF), estando presentes em aproximadamente 75% dos casos. A HF resulta da deficiência de receptores da LDL por mutações no gene desse receptor. Os homozigóticos praticamente não possuem receptores de LDL, enquanto nos heterozigóticos ocorre diminuição de 50%. Isso leva a menor catabolismo da LDL e, consequentemente, a aumento do LDL-c. A frequência estimada das formas heterozigótica e monozigótica é de 1:500 e 1:1.000.000, respectivamente. Pacientes com HF homozigótica têm valores do colesterol extremamente altos (tipicamente, CT de 600-1.000 mg/dL e LDL-c de 550-950 mg/dL) e sofrem de aterosclerose grave e prematura. A maioria já apresenta doença coronariana (DAC) na primeira década de vida e geralmente morre até os 20 anos de idade. Existe o relato de uma criança que teve infarto agudo do miocárdio aos 18 meses de idade.

Nos adultos heterozigóticos, tipicamente, o CT é > 300 mg/dL e o LDL-c > 250 mg/dL, com TG normais. DAC se manifesta, usualmente, na terceira e quarta décadas de vida.

☑ **Resposta: C.**

Referências: 232 e 249.

Dislipidemia e Obesidade

M.C.B., 47 anos de idade, sexo feminino, ex-fumante, diabética tipo 2 e hipertensa. Há 2 anos colocou dois *stents*, mas ainda apresenta episódios ocasionais de angina do peito. Atualmente, a paciente vem sendo tratada com metformina (850 mg, duas vezes/dia), glimepirida (4 mg/dia), AAS (100 mg/dia), atorvastatina (20 mg/dia), nebivolol (5 mg/dia), amlodipino (5 mg/dia), ramipril (5 mg/dia) e indapamida SR (1,5 mg/dia). *Exames bioquímicos*: glicemia de jejum = 110 mg/dL; HbA1c = 6,8% (VR: até 5,7); colesterol total (CT) = 164 mg/dL; LDL-c = 90 mg/dL; HDL-c = 42 mg/dL e triglicerídeos (TG) = 160 mg/dL.

■ **Sobre o tratamento da paciente, é possível afirmar que:**

I – O esquema terapêutico atual deveria ser mantido, já que os parâmetros lipídicos estão dentro das metas recomendadas pela ADA.

II – A atorvastatina deveria ser substituída por rosuvastatina (40 mg/dia).

III – Poderia ser adicionado fenofibrato (200 mg/dia) ou ácido nicotínico de liberação estendida (ANLE – 1,5/dia).

IV – Poderia ser adicionada ezetimiba (10 mg/dia).

    a) Somente o item I está correto.

    b) Apenas o item I está incorreto.

    c) Somente os itens II e III estão corretos.

    d) Somente o item II está correto.

    e) Somente os itens II e IV estão corretos.

Comentários:

No que se refere ao perfil lipídico, a meta principal em diabéticos deve ser a obtenção de níveis de LDL-c < 100 mg/dL. Para aqueles com doença cardiovascular franca, como a paciente em questão, a meta recomendada são valores < 70 mg/dia. Estatinas são os medicamentos mais eficientes na redução do LDL-c e, portanto, a primeira escolha no tratamento da dislipidemia diabética. Entre as estatinas atualmente disponíveis, a rosuvastatina é a mais potente em reduzir o LDL-c.

A combinação das estatinas com fibratos, ezetimiba ou ácido nicotínico em diabéticos promove reduções adicionais nos níveis do LDL-c e TG, mas o efeito disso sobre desfechos cardiovasculares ainda não está completamente estabelecido. No recente estudo ACCORD, a combinação de fenofibrato e sinvastatina em diabéticos tipo 2 com alto risco para DCV não reduziu a taxa de eventos cardiovasculares fatais, infarto do miocárdio não fatal e AVC não fatal, em comparação com sinvastatina isoladamente. No entanto, uma análise pré-especificada de subgrupo sugeriu heterogeneidade nos efeitos do tratamento de acordo com o sexo, com benefício para homens e eventuais prejuízos para as mulheres, e um possível benefício para a terapia combinada em pacientes com TG ≥ 204 mg/dL e HDL-c ≤ 34 mg/dL. Outros estudos em andamento obterão maiores evidências sobre os reais benefícios da terapia combinada estatina/fibrato sobre os desfechos cardiovasculares.

192 · Dislipidemia e Obesidade

Portanto, com o intuito de redução do LDL-c para valores < 70 mg/dia, a atorvastatina poderia ser trocada por rosuvastatina (20-40 mg/dia), sendo esta a primeira conduta a ser tomada. Se a resposta não for satisfatória, a alternativa seria adicionar ezetimiba, fenofibrato, ANLE ou colesevelam. Este último é uma resina sequestradora de ácidos biliares que tem efeito benéfico sobre o controle glicêmico.

☑ *Resposta: B*

Referências: 236, 237 e 250.

Mulher de 40 anos de idade submeteu-se a dieta e mudanças no estilo de vida durante 6 meses, tendo perdido 10 kg. Atualmente está com 75 kg e IMC de 27,8 kg/m². *Exames bioquímicos*: glicemia = 108 mg/dL; colesterol total (CT) = 380 mg/dL; HDL-c = 34 mg/dL; triglicerídeos (TG) = 1.260 mg/dL; função tireoidiana normal. A mãe e uma irmã da paciente também têm hipertrigliceridemia.

■ *Sobre este caso, é possível afirmar que:*

I – A paciente tem hiperlipoproteinemia tipo IIb, devendo ser tratada com atorvastatina ou rosuvastatina.

II – O diagnóstico mais provável é hipertrigliceridemia familiar (HTF), cujo tratamento de escolha são os fibratos.

III – A paciente deve ser tratada com fenofibrato micronizado e atorvastatina.

IV – A paciente tem risco aumentado para doença coronariana (DAC).

    a) Apenas os itens I e IV estão incorretos.

    b) Apenas o item II está correto.

    c) Apenas o item II está incorreto.

    d) Somente os itens I e III estão corretos.

    e) Apenas os itens II e IV estão corretos.

Comentários:

A paciente provavelmente tem HTF, devendo ser tratada com um fibrato em função do risco de pancreatite aguda. Além disso, as medidas para perda de peso devem ser intensificadas. A elevação do CT se deve ao aumento do VLDL-c, e não do LDL-c.

A HTF parece ser decorrente de uma produção exagerada de VLDL e é transmitida como um defeito autossômico dominante. Os níveis de TG são usualmente > 500 mg/dL, enquanto o CT está normal ou leve a moderadamente elevado. É uma dislipidemia frequente, geralmente diagnosticada em razão da associação com outras patologias (p. ex., obesidade, diabetes melito ou hipotireoidismo), ingestão excessiva de bebidas alcoólicas ou uso de alguns fármacos (p. ex., diuréticos tiazídicos, betabloqueadores, estrogênios, tamoxifeno etc.). Nessas situações, os TG costumam estar mais elevados, podendo exceder 1.000 mg/dL, e o HDL-c encontra-se baixo.

Na HTF geralmente não há manifestações clínicas, como xantomas, arco corneano ou xantelasmas. Episódios de pancreatite podem ocorrer, na dependência dos níveis dos TG. Existem controvérsias se a HTF, por si só, se acompanharia ou não de risco aumentado para DAC em pacientes. Cerca de 70% dos pacientes com HTF preenchem os critérios diagnósticos de síndrome metabólica.

☑ **Resposta: B.**

Referências: 228, 231 e 235.

Homem de 46 anos de idade, 8 meses após iniciar terapia antirretroviral altamente ativa (HAART) para infecção pelo HIV, procurou o endocrinologista com os seguintes *exames laboratoriais*: glicemia de jejum = 112 mg/dL (VR: 70-99); colesterol total (CT) = 276 mg/dL; triglicerídeos (TG) = 390 mg/dL; HDL-c = 33 mg/dL e LDL-c = 165 mg/dL. O paciente se submetera a angioplastia 3 anos antes.

■ **Qual dos seguintes medicamentos seria o mais indicado para tratamento da dislipidemia neste paciente?**

a) Pravastatina.
b) Atorvastatina.
c) Sinvastatina.
d) Fluvastatina.
e) Qualquer das estatinas supracitadas, desde que usadas em doses equivalentes.

Comentários:

A HAART pode resultar em aumento do CT, LDL-c e TG, além de redução no HDL-c. Ademais, pode haver mudança no fenótipo das partículas de LDL, que se tornam menores e mais densas devido à ação da lipase hepática. Os pacientes que apresentam níveis de TG < 500 mg/dL devem ter seu tratamento baseado na meta de redução do LDL-c, priorizando-se o uso das estatinas. A maioria delas é metabolizada por enzimas do complexo citocromo P450, principalmente pela via CYP3A4. Assim, o manejo da hipercolesterolemia em pacientes em uso da HAART é complicado em virtude do risco da combinação de estatina com inibidores de protease (IP), que são potentes inibidores do citocromo P4503A4. Demonstrou-se, por exemplo, que o ritonavir aumenta os níveis da sinvastatina e da atorvastatina em 2.600% e 74%, respectivamente. Classicamente, a pravastatina tem sido a estatina mais utilizada, pois sua metabolização não envolve a via P4503A4. Em pacientes em uso de IP, a sinvastatina e a lovastatina devem ser evitadas, a atorvastatina pode ser utilizada com cautela em baixas doses, enquanto a fluvastatina e a pravastatina podem ser empregadas com segurança.

Mais recentemente, rosuvastatina, metabolizada pela via CYP2C9, tem emergido como uma atraente opção em função da sua maior potência em relação às outras estatinas. No entanto, Kiser e cols. demonstraram aumento dos níveis séricos de rosuvastatina em mais de duas vezes, quando associada ao ritonavir.

☑ *Resposta: A.*

Referências: 232, 237 e 251 a 253.

Mulher de 46 anos de idade foi encaminhada ao endocrinologista em razão de diabetes tipo 2 (DM2), diagnosticado há aproximadamente 10 anos. Vinha sendo tratada com glimepirida (6 mg/dia), metformina (2.000 mg/dia) e pioglitazona (30 mg/dia), além de enalapril (20 mg/dia), amlodipino (10 mg/dia) e clortalidona (12,5 mg/dia). Ao *exame físico*: IMC = 32,3 kg/m²; circunferência abdominal (CA) = 99 cm; PA = 160 × 90 mmHg. *Exames laboratoriais*: glicemia de jejum = 162 mg/dL; HbA1c = 8,9% (VR: 4-6); creatinina = 1,2 mg/dL (VR: 0,6-1,1); ureia = 68 e 72 mg/dL (VR: 13-43); colesterol total = 248 mg/dL; HDL-c = 41 mg/dL; LDL-c = 135 mg/dL; triglicerídeos = 360 mg/dL; ferritina = 465 mg/dL (VR: 22-322); TGO = 52 U/L (VR: até 37); TGP = 48 U/L (VR: até 41).

■ *Sobre o tratamento desta paciente, seria possível:*

I – Aumentar a dose da metformina para 1.000 mg três vezes ao dia.
II – Iniciar exenatida (5 μg, duas vezes ao dia); suspender pioglitazona.
III – Iniciar insulina glargina, uma vez ao dia; suspender pioglitazona.
IV – Considerar encaminhar a paciente para cirurgia bariátrica (derivação gástrica em Y de Roux).
V – Acrescentar femproporex (25 mg/dia) para favorecer a perda de peso.

    a) Os itens I e V estão incorretos.
    b) Existe apenas um item incorreto.
    c) Todos os itens estão corretos.
    d) Apenas os itens II e III estão corretos.
    e) Somente os itens III e IV estão corretos.

Comentários:

Paciente com obesidade grau II (IMC= 32,3 kg/m²), diabética há 10 anos, em uso de metformina, pioglitazona e glimepirida (os dois últimos fármacos fazem ganhar peso), e mal controlada do DM2 (HbA1c = 8,9%), com hipertensão arterial ainda mal controlada com enalapril, amlodipino e clortalidona, bem como dislipidemia aterogênica e hiperferritinemia. Além disso, a paciente tem alteração de enzimas hepáticas, sinalizando quadro de esteatose ou esteato-hepatite associada à síndrome metabólica. Adicionalmente, a paciente tem quadro de insuficiência renal ainda em fase inicial.

Dislipidemia e Obesidade

Esta paciente necessita perder peso, o que possivelmente fará com que ocorra melhora acentuada do controle glicêmico, da hipertensão, da dislipidemia, do quadro hepático e, provavelmente, da insuficiência renal.

Por outro lado, como ela é hipertensa com controle inadequado, a utilização de medicamentos anorexígenos (p. ex., femproporex, dietilpropiona etc.) não seria apropriada. A medicação antiobesidade mais segura seria o orlistate.

Uma opção medicamentosa interessante seria a utilização de agonistas de GLP-1 (p. ex., exenatida ou liraglutida), que proporcionam melhora de perfil glicêmico e perda de peso (variável de indivíduos para indivíduo).

No caso desta paciente, a cirurgia bariátrica seria uma excelente opção (embora ainda não esteja regulamentada para indivíduos com IMC < 35 kg/m²), uma vez que, além de causar perda de peso, proporciona também melhora da perfil glicêmico (em função da perda de peso e do efeito incretínico).

A dose máxima da metformina é 2.550 mg/dia, mas pouco benefício se obtém com doses > 2.000 mg/dia.

Finalmente, embora a administração de insulina possa melhorar o controle glicêmico da paciente, ao mesmo tempo provavelmente acarretará ganho de peso, o que seria prejudicial para ela.

☑ **Resposta: A.**

Referências: 254 e 255.

Em paciente de 35 anos de idade e IMC de 48,5 kg/m², será colocado um balão intra-gástrico (BIG). A paciente está muito apreensiva e, no futuro próximo, pretende se submeter à derivação gastrintestinal em Y de Roux.

■ *Quais os esclarecimentos a serem dados à paciente?*

I – O balão, colocado por via endoscópica, pode ser mantido, sem problemas, por pelo menos 1 ano.

II – A colocação do BIG está contraindicada em indivíduos com esofagite de refluxo grave ou hérnia hiatal volumosa.

III – Epigastralgia e vômitos estão entre as complicações mais comuns.

IV – Perfuração gástrica é a complicação mais temida.

    a) Somente os itens II e IV estão incorretos.

    b) Existe apenas um item incorreto.

    c) Todos os itens estão corretos.

    d) Apenas os itens I e III estão corretos.

    e) Somente os itens III e IV estão corretos.

Comentários:

A principal indicação do BIG é a obtenção de perda ponderal antes da cirurgia bariátrica em pacientes superobesos (IMC > 50 kg/m²). Pode também ser empregado nas contraindicações relativas ou absolutas à cirurgia, bem como diante de recusa a esta. As contraindicações formais para BIG consistem em alterações anatômicas no esôfago ou faringe, grande hérnia hiatal, anormalidades congênitas e condições que propiciem hemorragia digestiva alta. A vida útil do BIG é de 4-6 meses; após esse período, ele deve ser retirado.

Com os balões utilizados na prática clínica atual, vômitos, regurgitação excessiva de saliva, empachamento e epigastralgia são as complicações mais frequentes. Elas ocorrem principalmente nos primeiros 15 dias após o implante, sendo tratadas com medicações habituais, sem evolução para piora. Contudo, eventualmente esses problemas podem ser intensos o suficiente para que seja necessária a retirada do balão antes do efeito desejado. Deflação espontânea do BIG pode levar à obstrução do intestino delgado. Outras possíveis complicações são erosão esofágica e/ou gástrica (podendo levar a sangramentos) e perfuração gástrica (complicação mais temida). Já houve relatos de morte após a inserção do BIG.

☑ **Resposta: B.**

Referências: 256 e 257.

Um homem de 66 anos de idade já teve um infarto agudo do miocárdio (IAM) há 5 anos e está em uso de rosuvastatina (20 mg/dia). Nega diabetes e tabagismo. *Exames laboratoriais*: glicemia de jejum = 87 mg/dL; colesterol total = 225 mg/dL; HDL-c = 39 mg/dL; LDL-c = 152,6 mg/dL; triglicerídeos = 167 mg/dL; função tireoidiana normal. Tem histórico de HDL-c sempre baixo e já usou ácido nicotínico, mas não tolerou devido a *flushing*.

■ **Sobre este caso, é possível afirmar que:**

I – Este paciente já teve IAM e, para prevenção secundária, sua meta de LDL-c é < 100 mg/dL.

II – Podemos tentar novamente ácido nicotínico (dose ideal de 2g/dia), associado a um antagonista do receptor da prostaglandina D2.

III – Como o paciente não é diabético e já se passaram 5 anos desde o IAM, podemos manter valores lipídicos mais elevados.

IV – Aumentar a dose da rosuvastatina para 40 mg/dia seria suficiente para se atingirem as metas lipídicas neste paciente.

   a) Todos os itens estão corretos.
   b) Apenas o item I está incorreto.
   c) Somente os itens III e IV estão corretos.
   d) Apenas os itens I e II estão corretos.
   e) Somente o item II está correto.

Comentários:

Este paciente precisa de prevenção secundária, e sua meta lipídica é realmente LDL-c < 100 mg/dL. Mesmo que essa meta seja atingida, o estudo TNT mostrou que é necessário também

Dislipidemia e Obesidade

atingir a meta de HDL-c elevado. O paciente já usou ácido nicotínico e teve *flushing*. Tal efeito adverso é mediado primariamente pela prostaglandina D2, e a associação de laropipranto, um antagonista do receptor da PGD2, comprovadamente reduz o *flushing*, tornando possível a utilização de doses mais elevadas do ácido nicotínico (2 g).

Mesmo o paciente não sendo diabético e já passados 5 anos desde o IAM, as metas lipídicas continuam as mesmas. Aumentar a dose da rosuvastatina, provavelmente, não será suficiente para que as metas sejam atingidas, já que, em média, quando se dobra a dose da estatina, a redução adicional é de, aproximadamente, 6%.

☑ **Resposta: C.**

Referências: 234 e 258.

Níveis de triglicerídeos (TG) = 1.240 mg/dL foram detectados em mulher de 30 anos de idade no quinto mês de gestação. Após 30 dias de modificações do estilo de vida (MEV), consistindo em restrição calórica e aumento da atividade física, foi feita nova *avaliação bioquímica*: glicemia = 80 mg/dL; colesterol total = 480 mg/dL; HDL-c = 40 mg/dL; triglicerídeos (TG) = 1.080 mg/dL; função tireoidiana normal. A mãe e uma irmã da paciente têm também hipertrigliceridemia.

■ *Sobre este caso, é possível afirmar que:*

I – Estatinas e fibratos estão contraindicados em gestantes.

II – A paciente deve tomar um fibrato.

III – Colestiramina é a medicação ideal a ser utilizada, já que não é absorvida no trato gastrintestinal.

IV – Pode-se utilizar a combinação de um fibrato e uma estatina em doses baixas.

    a) Apenas os itens II e IV estão corretos.

    b) Apenas o item II está correto.

    c) Apenas o item III está correto.

    d) Somente os itens I e III estão corretos.

    e) Somente o item IV está correto.

Comentários:

Níveis de TG > 1.000 implicam risco aumentado para pancreatite aguda, condição cuja gravidade é ainda maior se ocorre durante a gestação. Fibratos são as medicações mais eficazes para tratamento da hipertrigliceridemia (HTG). Seu uso na gestação pode ser considerado como parte de análise de risco/benefício para as gestantes. De fato, existem alguns relatos do uso de genfibrozila (Perrone & Critelli, 1996; Saadi e cols., 1999) ou bezafibrato (Bar-David e cols., 1996) em gestantes com HTG grave, associada ou não à pancreatite aguda, sem aparente efeitos deletérios sobre o feto.

As estatinas, agentes de escolha para reduzir o LDL-c, são contraindicadas na gestação, uma vez que os dados em humanos são limitados e os resultados de estudos em animais indicam que estão associadas a efeitos adversos fetais.

Nos casos de hipercolesterolemia, os únicos medicamentos liberados para uso na gestação são as resinas de troca (RT). Os representantes principais desse grupo são colestiramina (Questran Light®), colestipol (Colestid®) e, mais recentemente, colesevelam (Welchol®). Atualmente, apenas a colestiramina é comercializada no Brasil. As resinas não são absorvidas no trato gastrintestinal. Entre os efeitos bioquímicos adversos das RT inclui-se aumento dos triglicerídeos, secundário ao estímulo da síntese hepática de VLDL. Como consequência, seu uso deve ser evitado na hipertrigliceridemia, particularmente se houver níveis de TG > 400 mg/dL.

☑ *Resposta: B.*

Referências: 237 e 259 a 263.

Doenças Osteometabólicas

Capítulo 7

Lucio Vilar ■ Renata O. Campos ■ Gustavo Caldas ■ Viviane Canadas
Larissa Montenegro ■ Giulliana Nóbrega Guimarães ■ Narriane Chaves Holanda
Daniele Fontan ■ Luiz Griz

Em um paciente de 60 anos de idade foram diagnosticadas a forma assintomática do hiperparatireoidismo primário (HPTP) e a doença de Paget óssea (DPO), com comprometimento de tíbia, fêmur e escápula esquerdos, pé direito, pelve e crânio (Fig. 7.1). O paciente não tem queixas de dores ósseas. Últimos *exames laboratoriais*: cálcio = 11,3 e 10,9 mg/dL (VR: 8,6-10,3); albumina = 4,2 g/dL (VR: 3,5-5,2); fosfatase alcalina = 454 U/L (VR: 35-104), glicemia = 88,2 mg/dL (VR: 70-99); PTH = 168 pg/mL (VR: 10-65).

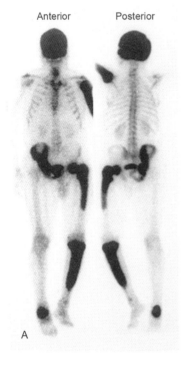
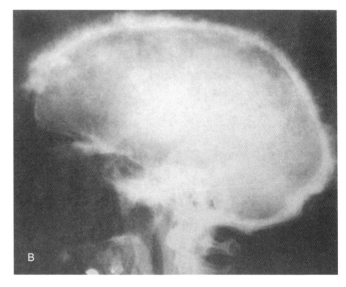

Fig. 7.1 ■ **A.** Cintilografia óssea mostrando captação aumentada do traçador (MDP-Tc^{99}) em pelve, esterno, escápula esquerda, tíbia esquerda, fêmur esquerdo, pé direito e crânio. **B.** Na radiografia do crânio observa-se o aspecto característico do crânio pagético. Notar o predomínio de lesões blásticas e a hipertrofia da calota craniana.

200 Doenças Osteometabólicas

■ *Qual seria a melhor conduta para este caso?*

a) Tratar a DPO com pamidronato (três cursos de 30 mg, IV).
b) Tratar a DPO com zoledronato (5 mg, IV).
c) Tratar a DPO com risedronato (35 mg/semana, VO).
d) Tratar a DPO com zoledronato e o HPTP com cirurgia.
e) Não tratar a paciente, uma vez que ela está assintomática.

Comentários:

A DPO deve ser tratada quando houver sintomas ou quando atingir o crânio ou ossos de sustentação do corpo, mesmo em pacientes assintomáticos, como no presente caso.

O ácido zoledrônico ou zoledronato (ZLN) representa uma nova geração de bisfosfonatos (terceira geração) e atualmente é a primeira escolha no tratamento da DPO. Sua potência é superior à dos outros bisfosfonatos (BFN) atualmente disponíveis (100 vezes mais potente que o pamidronato). Uma infusão intravenosa (IV) de 5 mg de ZLN durante 15-20 minutos propicia normalização da fosfatase alcalina sérica (FAS) em até 93% dos pacientes. Pacientes com resistência a outros BFN no tratamento de DPO podem responder ao ZLN. A remissão da doença com ZLN é também mais duradoura, podendo atingir até 2-4 anos após uma única aplicação. Em estudo brasileiro, que avaliou 103 pacientes com DPO, observaram-se os seguintes percentuais de normalização da FAS, de acordo com o medicamento utilizado: 45% com etidronato, 65% com alendronato, 70% com risedronato, 70% com pamidronato e 90% com ZLN (Griz e cols., 2009).

A prevalência de HPTP em pacientes com DPO, em diferentes estudos, variou de 2 a 6% e, na maioria das vezes, essa associação ocorreu em mulheres idosas. Ela parece ser casual, ou seja, não haveria mecanismos patogênicos comuns. No entanto, a paratireoidectomia possibilita redução da remodelação óssea exagerada e da atividade pagética.

A melhor abordagem terapêutica para este caso seria, portanto, o tratamento da DPO com zolendronato e do HPTP com paratireoidectomia. A reposição adequada de vitamina D é fundamental para se evitar hipocalcemia pós-operatória.

☑ *Resposta: D.*

Referências: 264 a 266.

Mulher de 53 anos de idade foi encaminhada pelo nefrologista com história de nefrolitíase recorrente. É hipertensa e faz uso de amlodipino (5 mg/dia) e enalapril (10 mg/dia). *Exame físico* sem anormalidades, exceto pelo achado de níveis pressóricos elevados (PA = 160 × 95 mmHg). *Exames laboratoriais*: cálcio sérico: 11,6 e 12,4 (VR: 8,6-10,4); albumina = 4,4 g/dL (VR: 3,5-5,2); creatinina = 1,1 mg/dL (VR: 0,7-1,3); PTH = 163 pg/mL (VR: 10-65); cálcio urinário = 410 mg/dia (VR: 55-220).

■ *Sobre este caso, é possível afirmar que:*

I – A nefrolitíase é a apresentação clínica mais frequente do hiperparatireoidismo primário (HPTP) em nosso meio.

Doenças Osteometabólicas

II – Na cintilografia com TC-sestamibi, áreas de captação fora da região cervical e mediastino invariavelmente indicam metástases.

III – Um diurético tiazídico deve ser acrescentado ao esquema anti-hipertensivo.

IV – A paciente tem indicação de paratireoidectomia, com elevadíssima chance de cura.

   a) Os itens II e IV estão corretos.

   b) Apenas o item III está correto.

   c) Somente o item IV está correto.

   d) Todos os itens estão corretos.

   e) Apenas os itens I e II estão corretos.

Comentários:

O HPTP é a causa mais comum de hipercalcemia diagnosticada ambulatorialmente. Atualmente, na maioria dos países, 80-90% dos pacientes com HPTP têm a forma assintomática da doença, enquanto cálculos renais são vistos em 15 a 20% e a doença óssea acomete menos de 5%. No Brasil, um estudo de Recife (Bandeira e cols., 2006) mostrou que a forma assintomática representava 45% dos casos, ao passo que nefrolitíase foi vista em 35% e doença óssea, em 25%.

Uma vez confirmado o diagnóstico de HPTP, a cintilografia com sestamibi é o exame mais sensível para localização pré-operatória das paratireoides. Em casos de adenomas, a positividade do exame é de 80-100%, na dependência do tamanho do tumor. Osteoclastomas podem também captar o sestamibi, simulando metástases.

Em casos de HPTP, cirurgia está sempre indicada se houver nefrolitíase ou osteíte fibrose cística. Nas mãos de um cirurgião experiente em paratireoides, a cura cirúrgica do HPPT por adenoma ocorre em até 98% dos casos.

Diuréticos tiazídicos devem ser evitados em pacientes com HPTP devido ao risco de indução ou piora da hipercalcemia.

☑ *Resposta: C.*

Referências: 267 a 269.

Em mulher de 52 anos de idade foram encontrados níveis elevados de cálcio sérico (11,2 mg/dL; VR: 8,6-10,4) em exame de rotina. A paciente não usava nenhuma medicação, além de L-tiroxina e amlodipino. Estava sem menstruar havia 2 anos. *Exame físico* sem anormalidades. A paciente foi submetida à *investigação laboratorial* mais extensa: cálcio sérico: 10,8 mg/dL; fósforo = 2,6 mg/dL (VR: 2,7-4,5); PTH = 85 e 92 pg/mL (VR: 10-65); albumina = 4,6 g/dL (VR: 3,5-5,2); creatinina = 0,8 mg/dL (VR: 0,7-1,3); cálcio urinário = 360 mg/24 h (VR: 55-220); *clearance* de creatinina (ClCr) = 82,5 mL/min/1,73 m² (VR: 88-126); TSH = 1,2 mUI/L (VR: 0,35-5,5). Concernente aos exames de imagem, verificou-se ausência de anormalidades na ultrassonografia renal, bem como na radiografia das mãos, ossos longos e crânio. A cintilografia de paratireoides com sestamibi revelou imagem sugestiva de adenoma à direita. A densitometria óssea mostrou T-escore <–2,1 no rádio, <–1,5 em L2-L4 e <–1,2 no colo femoral.

- **Sobre o tratamento desta paciente, levando-se em conta as mais recentes diretrizes do National Institutes of Health (NIH), nos EUA, é possível afirmar que:**

I – Paratireoidectomia está formalmente indicada.

II – Não há necessidade de cirurgia porque a paciente tem forma assintomática do hiperparatireoidismo primário (HPTP), na qual apenas excepcionalmente observa-se agravamento dos valores da densidade mineral óssea (DMO) durante o seguimento clínico.

III – A paciente deve ser acompanhada clinicamente com dosagens séricas anuais de cálcio e creatinina e densitometria óssea a cada 1 a 2 anos.

IV – A paciente deve ser medicada com cálcio, vitamina D e alendronato.

    a) Os itens II e III estão corretos.

    b) Apenas o item I está correto.

    c) Somente o item III está correto.

    d) Existe apenas um item incorreto.

    e) Apenas os itens III e IV estão corretos.

Comentários:

A paciente tem a forma assintomática do HPTP (ausência de nefrolitíase ou osteíte fibrose cística). Ela não preenche os critérios de indicação cirúrgica recomendados pelo NIH e, portanto, deveria ser tratada clinicamente. Entre tais critérios se incluem (1) cálcio sérico > 1 mg/dL acima do limite superior da normalidade; (2) T-escore de rádio, coluna e/ou colo femoral < −2,5; (3) redução no *clearance* de creatinina para menos de 60 mL/min/1,73 m^2; (4) idade < 50 anos. Cirurgia está também indicada para os pacientes cujo acompanhamento médico não seja possível ou desejado. Calciúria de 24 h > 400 mg, na ausência de nefrolitíase, deixou de ser recomendada como critério indicativo de cirurgia. Entretanto, ainda não há consenso sobre este tópico.

Por outro lado, existem evidências que favorecem uma indicação mais ampla da cirurgia no HPTP assintomático. Por exemplo, resultados de alguns estudos, sobretudo da Europa, mostraram melhora dos sintomas gerais, da tolerância à glicose e, até mesmo, dos níveis tensionais em pacientes com doença leve e rotulados como assintomáticos, após serem submetidos à paratireoidectomia. Além disso, um recente estudo longitudinal (Rubin e cols., 2008) evidenciou, entre pacientes assintomáticos não operados e seguidos por até 15 anos, que os achados bioquímicos permaneceram estáveis durante pelo menos 12 anos, mas houve tendência para elevação da calcemia após 13-15 anos. Os índices densitométricos, estáveis em todos os sítios durante os primeiros 8-10 anos de observação, começaram a declinar a partir de 9-10 anos. Ainda mais preocupante foi a constatação de que quase 60% dos indivíduos perderam mais de 10% da DMO ao longo dos seus 15 anos de observação. Esses dados sugerem que o manejo conservador a longo prazo do HPTP pode nem sempre ser adequado.

Em alguns países, como a Inglaterra, a cirurgia tende a ser indicada para todos os casos de HPTP assintomático, visando reduzir os custos do seguimento dos pacientes não operados.

Cálcio, vitamina D e alendronato deveriam ser utilizados para tratamento da perda óssea.

☑ **Resposta: E.**

Referências: 270 a 272.

Doenças Osteometabólicas

Homem de 54 anos de idade, portador de hiperparatireoidismo primário (cálcio= 12,5 mg/dL [VR: 8,4-10,2]; PTH = 188 pg/mL [VR: 10-65]), foi submetido à retirada de um adenoma paratireóideo durante exploração cervical bilateral. Três meses após a cirurgia, o paciente encontrava-se assintomático e os seguintes resultados foram observados: cálcio = 9,3 mg/dL; fósforo = 3,9 mg/dL (VR: 2,7-4,5); albumina = 4,4 g/dL (VR: 3,5-5,2); PTH = 102 pg/mL.

■ **Sobre este caso, é possível afirmar que:**

I – O paciente não está curado e deve ser submetido a uma nova cirurgia.

II – Deficiência de vitamina D justificaria a persistência dos níveis altos de PTH.

III – O paciente possivelmente está curado, uma vez que a elevação do PTH normalmente mantém-se até alguns meses após a cirurgia.

IV – Resistência renal à 1α-hidroxilação da 25(OH)D$_3$ poderia ser a causa da persistência do PTH elevado.

   a) Apenas o item I está correto.
   b) Apenas os itens II e IV estão corretos.
   c) Somente o item III está correto.
   d) Somente o item IV está correto.

Comentários:

A paratireoidectomia bem-sucedida leva a uma rápida normalização da calcemia (dentro de 4 a 12 horas, com o nadir sendo usualmente observado 4 a 7 dias após) e do PTH. Este último pode, contudo, permanecer elevado após a cirurgia, a despeito da normalização da calcemia. Tal achado pode ser transistório ou permanecer por até 4 anos ou mais. Deficiência de vitamina D ou resistência renal à 1α-hidroxilação da 25(OH)D$_3$ mediada pelo PTH são possíveis fatores causais. Em alguns pacientes, o PTH volta a se elevar, após uma paratireoidectomia exitosa, supostamente por resistência renal ao PTH.

☑ **Resposta: B.**

Referências: 270, 271, 273 e 274.

Rarefação óssea na coluna lombar e torácica foi detectada à radiografia simples em homem de 52 anos de idade. O paciente foi submetido à biópsia de crista ilíaca e a histomorfometria dinâmica óssea revelou volume trabecular ósseo dentro da normalidade, aumento da superfície de formação e extensão, aumento da espessura do rebordo osteoide, superfície de reabsorção normal, velocidade de aposição diminuída, intervalo de tempo para mineralização muito aumentado e ausência de fibrose.

■ **Qual o diagnóstico mais provável?**

   a) Osteomalacia.
   b) Doença de Paget óssea.

c) Hiperparatireoidismo primário.
d) Osteoporose.
e) Mieloma múltiplo.

Comentários:

> Na osteomalacia caracteristicamente observamos alterações da mineralização dos ossos cortical e trabecular, com aumento da espessura do osteoide (> 15 μm), deficiente marcação da frente de mineralização com tetraciclina e intervalo de tempo para mineralização muito aumentado (> 100 dias).

☑ *Resposta: A.*

Referência: 275.

- **Nas avaliações laboratorial e por imagem da paciente do caso anterior, o que se esperaria encontrar?**
  a) Pseudofraturas.
  b) Perda predominante de osso cortical à densitometria óssea.
  c) Hipercalcemia.
  d) Redução dos níveis da fosfatase alcalina sérica (FAS).
  e) Existem duas opções corretas.

Comentários:

> Laboratorialmente, a osteomalacia se caracteriza por níveis séricos de cálcio normais ou diminuídos, hipofosfatemia, FAS elevada, PTH elevado, 25(OH)D$_3$ diminuída e 1,25(OH)$_2$D$_3$ normal ou baixa. Radiologicamente, as alterações mais características são as pseudofraturas ou zonas de Looser (Fig. 7.2), as quais são mais frequentes em colo do fêmur, escápula e púbis. Perda predominante de osso cortical à densitometria óssea e hipercalcemia são achados característicos do hiperparatireoidismo primário, não da osteomalacia.

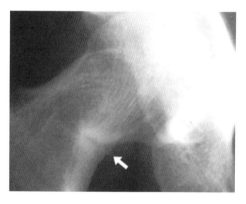

Fig. 7.2 ▪ Zona de Looser (pseudofratura) no colo femoral de um adulto com osteomalacia (*seta*).

☑ *Resposta: A.*

Referências: 271 e 275.

Doenças Osteometabólicas

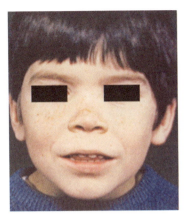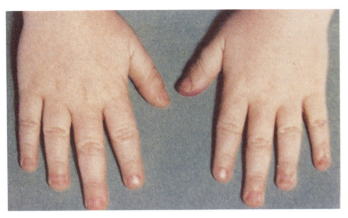

Fig. 7.3 ■ Características fenotípicas de A.G.F.: face arredondada, pescoço curto e encurtamento do 4º e 5º metacarpianos em ambas as mãos.

A.G.F., 15 anos de idade, sexo masculino, foi encaminhado ao endocrinologista para avaliação de baixa estatura. Ao *exame físico*: altura= 137 cm (P < 5); peso = 65 kg; face arredondada, pescoço curto e encurtamento do 4º e 5º metacarpianos em ambas as mãos (Fig. 7.3). Na *avaliação laboratorial*, estavam alteradas a calcemia (7,1 mg/dL; VR: 8,6-10,3), a fosfatemia (8,7 mg/dL; VR: 2,7-4,5) e o PTH (88 pg/mL; VR: 10-65). Os demais exames revelaram-se normais.

■ *Sobre a doença deste paciente, não se pode dizer que:*

a) Muito provavelmente resulta de mutações no gene *GNAS1*.
b) Cursa com ausência de aumento da excreção urinária de fósforo e AMC cíclico após a administração de PTH exógeno.
c) Deve ser tratada com cálcio e calcitriol.
d) Não cursa com retardo mental.
e) Resistência parcial a outros hormônios (gonadotrofinas, TSH, GH, prolactina e glucagon) pode estar presente.

Comentários:

O paciente muito provavelmente tem pseudo-hipoparatireoidismo tipo 1A, doença hereditária caracterizada por resistência dos órgãos-alvo à ação do PTH e resultante de mutações no gene da proteína Gsα (GNAS1). Clinicamente, manifesta-se por baixa estatura, face arredondada, pescoço curto, baixa estatura, retardo mental e encurtamento de ossos metacarpianos e metatarsianos. Deficiência de GH, hipotireoidismo e anormalidades na função reprodutiva são comuns em razão da concomitância de resistência às gonadotrofinas, ao TSH e ao GH.

☑ **Resposta: D.**

Referências: 276 e 277.

206

Doenças Osteometabólicas

■ **Quais achados laboratoriais você esperaria encontrar na paciente do caso anterior?**

a) Cálcio (Ca⁺) e PTH diminuídos + fósforo (P) elevado.

b) Ca⁺ sérico diminuído + P sérico elevado + PTH normal ou elevado.

c) PTH, Ca⁺ e P séricos normais.

d) Excreção urinária de fosfato e AMP cíclico inalterada após a administração do PTH.

e) As alternativas "b" e "d" estão corretas.

Comentários:

Laboratorialmente, o PHP-1A caracteriza-se por hipocalcemia e hiperfosfatemia associadas a níveis normais ou elevados do PTH. Existe também modificação mínima ou ausente da excreção urinária de fosfato e AMP cíclico após a administração do PTH, em função da resistência à ação desse hormônio. Tanto no hipoparatireoidismo autoimune como no pós-cirúrgico há hipocalcemia, mas as manifestações somáticas da OHA estão ausentes e os níveis de PTH encontram-se baixos.

☑ **Resposta: E.**

Referências: 276 e 277.

Em um homem de 64 anos de idade foi detectada hipercalcemia (cálcio sérico = 13,6 mg/dL; VR: 8,6-10,3), associada a níveis suprimidos de PTH = 8,8 pg/mL (VR: 10-65) e valores normais de vitamina D (35 ng/mL; VR: 15-80).

■ **Qual a hipótese diagnóstica mais plausível?**

a) Sarcoidose.

b) Tumor ectópico secretor de PTH.

c) Hipercalcemia benigna familiar.

d) Tumor produtor de PTH-rP.

e) Hiperparatireoidismo primário.

Comentários:

A hipercalcemia relacionada com malignidades pode resultar do acometimento do esqueleto por metástases, denominada hipercalcemia osteolítica local (LOH) ou, principalmente, pela produção do peptídeo relacionado ao PTH (PTH-rP), caracterizando a hipercalcemia humoral da malignidade (HHM). LOH está classicamente associada a carcinoma (CA) de mama, CA de pulmão (exceto o de pequenas células), mieloma múltiplo e outras malignidades de origem hematológica.

A HHM tem sido observada, principalmente, em pacientes com CA escamosos (pulmão, rim, esôfago, língua, pele, cérvice e vulva) e carcinomas de rim, bexiga e ovário. Hipersecreção de

Doenças Osteometabólicas

PTH-rP já foi também descrita em colangiocarcinoma, CA do córtex adrenal, feocromocitoma, CA anaplásico de tireoide, insulinoma, tumores carcinoides, neoplasias pancreáticas e CA de mama, bem como na hipercalcemia secundária a tumores benignos da mama e leiomioma uterino.

A hipercalcemia relacionada com malignidades praticamente sempre se acompanha de níveis suprimidos de PTH. Na literatura existem cerca de dez casos descritos de produção ectópica tumoral de PTH, incluindo CA papilífero de tireoide, CA ovariano, CA pulmonar de pequenas células, CA pancreático, CA de colo uterino, timoma, CA de células escamosas, CA escamoso de amígdala, CA hepatocelular e tumor ectodérmico primário altamente metastático. Recentemente, foi relatado o caso de CA de bexiga que secretava PTH e PTH-rP.

☑ *Resposta: D.*

Referências: 271 e 278 a 280.

Em uma adolescente de 14 anos idade foi detectada hipercalcemia (cálcio = 11,7 mg/dL; VR: 8,6-10,3). Outros exames realizados posteriormente mostraram: cálcio = 10,8 mg/dL; PTH = 72 pg/mL (VR: 10-65); calciúria = 80 mg/24 h (VR: 150-250); relação cálcio urinário/*clearance* de creatinina (ClCr) = 0,001. Um primo do paciente, de 8 anos de idade, também apresenta hipercalcemia, segundo informações da família.

■ Sobre este caso, é possível afirmar que:

I – O paciente provavelmente tem hiperparatireoidismo primário (HPTP) familiar e deve ser encaminhado à cirurgia.

II – A cintilografia das paratireoides com sestamibi seria de grande valor na eventual indicação para paratireoidectomia.

III – Mutações inativadoras no gene que codifica o receptor sensor do cálcio (*CaR*) são uma provável etiologia da hipercalcemia neste paciente.

IV – A ausência de hipercalciúria exclui o diagnóstico de HPTP.

  a) Todos os itens estão corretos.
  b) Apenas o item III está correto.
  c) Somente o item I está incorreto.
  d) Somente os itens I e II estão corretos.
  e) Somente os itens II e III estão corretos.

Comentários:

Um importante diagnóstico diferencial do HPTP é com a hipercalcemia hipocalciúrica familiar (HHF), também conhecida como hipercalcemia benigna familiar. Ela parece responder por cerca de 2% dos casos assintomáticos de hipercalcemia. Trata-se de uma síndrome geneticamente heterogênea que resulta de mutações em genes localizados em três sítios distintos (3q13, 19p e 19q). Nas famílias associadas ao *locus* 3q, o fenótipo deriva de mutações inativadoras no gene que codifica o receptor sensor do cálcio (CaR). Como consequência, surge um aumento no limiar de supressão do cálcio sobre a secreção do PTH, que se traduz por pequena elevação nos níveis do hormônio e hipercalcemia leve a moderada, não progressiva, presente desde o nascimento e, na vasta maioria dos pacientes, não responsiva à cirurgia.

Indivíduos homozigóticos para o gene apresentam hiperparatireoidismo neonatal grave, que se caracteriza por hipercalcemia, desmineralização óssea e hiperplasia das paratireoides. Nos rins, o defeito no CaR causa aumento da reabsorção tubular de cálcio, o que justifica a hipocalciúria característica da enfermidade.

Na HHF, a calciúria geralmente é < 100 mg/24 h, enquanto no HPTP a calciúria é normal ou elevada (em cerca de 40% dos casos). Além disso, a relação cálcio urinário/ClCr tipicamente é < 0,01 na HHF e > 0,02 no HPTP.

☑ **Resposta: B.**

Referência: 281.

Durante a investigação de dor lombar em homem de 62 anos de idade evidenciou-se uma fratura em coluna lombar. A densitometria (DEXA) revelou redução da densidade mineral óssea (DMO) na coluna lombar (T-escore de –3,6 em L2-L4) e no colo do fêmur (T-escore de <–3,6). Outros exames mostraram que o hemograma, o protidograma eletroforético, a calcemia, o PSA, a fosfatase alcalina, a glicemia, a função tireoidiana e a testosterona estavam normais. O paciente não fazia uso de nenhuma medicação, além de enalapril e amlodipino. Ele nunca se submeteu à terapia crônica com glicocorticoides.

■ **Sobre este caso e seu tratamento, é possível afirmar que:**

a) O paciente muito provavelmente tem osteoporose idiopática, a causa mais comum de osteoporose em homens.

b) Testosterona seria útil para melhorar a DMO.

c) Bisfosfonatos seriam a melhor opção terapêutica.

d) A administração de cálcio e vitamina D seria o melhor tratamento.

e) Existe mais de uma opção correta.

Comentários:

A osteoporose em homens tem como fatores etiológicos principais: alcoolismo, hipercortisolismo e hipogonadismo. Hipertireoidismo, síndrome de Cushing e o uso de diversas medicações podem também estar envolvidos. Raramente, mutações no gene da aromatase ou no gene do receptor do estrogênio são os fatores etiológicos.

Contudo, em 35 a 50% dos casos não se consegue identificar um fator etiológico, caracterizando a osteoporose idiopática (OI). Homens com OI na ocasião do diagnóstico geralmente se apresentam

Doenças Osteometabólicas

com importante redução na DMO e são sintomáticos em razão de fraturas vertebrais ou dor nas costas.

Bisfosfonatos representam o tratamento mais eficaz para a OI em homens. Alternativas são o ranelato de estrôncio e a teriparatida (para os casos mais graves). Atividade física e ingestão adequada de cálcio (1.200-1.500 mg/dia) e vitamina D (400-800 UI/dia), bem como a proscrição do tabagismo e do consumo excessivo de bebidas alcoólicas, estão sempre indicadas. Reposição de testosterona apenas está indicada se houver hipogonadismo.

☑ **Resposta: C.**

Referências: 282 a 284.

■ **Qual o mais provável diagnóstico em um paciente com diagnóstico radiológico de raquitismo que se apresenta com hipocalcemia, hipofosfatemia, elevação da 1,25(OH)$_2$D$_3$ e PTH aumentado?**

a) Raquitismo hipofosfatêmico.
b) Raquitismo dependente da vitamina D tipo II.
c) Defeito no sensor do cálcio.
d) Pseudo-hipoparatireoidismo tipo 1C.
e) Raquitismo dependente da vitamina D tipo I.

Comentários:

O raquitismo dependente da vitamina D tipo II, também chamado de raquitismo hereditário resistente à vitamina D, é uma doença autossômica recessiva decorrente da resistência tissular à 1,25(OH)$_2$D$_3$, determinada por pontos de mutação no gene do receptor da vitamina D. O raquitismo dependente da vitamina D tipo I é determinado por mutações no gene que codifica a 1α-hidroxilase, enzima responsável pela conversão da 25(OH)D$_3$ em 1,25(OH)$_2$D$_3$ no rim. Caracteriza-se por baixos níveis séricos do cálcio, fosfato e 1,25(OH)D$_3$, enquanto os da 25(OH)D$_3$ estão normais e os do PTH, aumentados.

☑ **Resposta: B.**

Referência: 275.

■ **Sobre o tratamento da hipercalcemia grave (cálcio sérico = 15,6 mg/dL; VR: 8,8-10,3) em um paciente com um carcinoma broncogênico, assinale a afirmativa incorreta:**

a) Infusão intravenosa (IV) de solução fisiológica (SF) a 0,9% + furosemida IV é a primeira conduta a ser tomada.
b) Calcitonina raramente leva a uma redução na calcemia > 2 mg/dL.

c) Após a infusão IV de pamidronato, a calcemia geralmente cai rapidamente, atingindo valores normais dentro de 2 a 3 dias na grande maioria dos pacientes.
d) Zoledronato (4 ou 5 mg), infundido IV em 15 minutos, é a conduta mais eficaz.

Comentários:

Em um paciente com hipercalcemia grave, a prioridade inicial é corrigir a depleção de volume extracelular que está sempre presente, utilizando-se SF a 0,9% (2 a 4 litros/dia). O uso rotineiro da furosemida ou de outros diuréticos de alça para promover a calciurese pode exacerbar a depleção de volume extracelular se feito precocemente durante o tratamento. Por isso, e em virtude da disponibilidade de alternativas terapêuticas eficazes, a furosemida deve ficar reservada para os casos em que as medidas alternativas não corrijam a hipercalcemia ou se houver risco de descompensação cardíaca pela infusão da SF.

☑ **Resposta: A.**

Referências: 271 e 278 a 280.

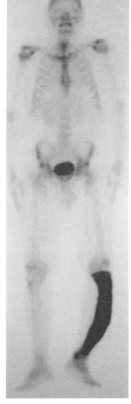

Homem de 64 anos de idade com história de dor e arqueamento na perna esquerda há 1 ano. Ao *exame físico*, chamam a atenção o arqueamento e o aumento da temperatura cutânea na perna esquerda. *Exames laboratoriais*: cálcio sérico = 9,2 mg/dL (VR: 8,6-10,3); fósforo sérico = 3,6 mg/dL (VR: 2,7-4,5); fosfatase alcalina = 2.355 U/L (VR: até 390); PTH = 55 pg/mL (VR: 10-65). A cintilografia óssea mostrou hipercaptação intensa do traçador, sobretudo na tíbia esquerda (Fig. 7.4).

■ ***Sobre este caso, é incorreto afirmar que:***

a) Este paciente tem risco aumentado para insuficiência cardíaca congestiva (ICC) de alto débito.
b) A mais temível complicação da doença apresentada pelo paciente é o sarcoma ósseo.
c) A excreção urinária de cálcio supostamente está normal.
d) O tratamento de escolha são os bisfosfonatos.
e) Durante o seguimento do paciente devem ser feitas dosagens de marcadores de reabsorção óssea a cada 6 meses.

Fig. 7.4 ■ Cintilografia óssea mostrando captação aumentada do traçador (MDP-Tc^{99}), sobretudo na tíbia esquerda, onde se nota arqueamento.

Doenças Osteometabólicas

Comentários:

O aspecto da cintilografia óssea, associado a níveis elevados de fosfatase alcalina, é altamente sugestivo da doença de Paget óssea (DPO), que acomete predominantemente idosos, sendo a maioria dos pacientes assintomática. Entretanto, a DPO pode se manifestar por dor, deformidades, fraturas ou por suas complicações neurológicas, reumatológicas, cardíacas ou metabólicas.

A mais temível complicação da DPO é o sarcoma ósseo, que surge em menos de 1% dos pacientes com doença óssea limitada. A ICC de alto débito pode, raramente, ocorrer em pacientes com envolvimento ósseo extenso (mais de 30% do esqueleto), o que não é o caso do paciente em questão. Hipercalciúria e hipercalcemia não fazem parte do quadro. Apenas são observadas em pacientes com imobilização prolongada ou fratura ou naqueles com hiperparatireoidismo concomitante.

O tratamento de escolha consiste no uso de bisfosfonatos, e o seguimento pós-tratamento é feito com a dosagem dos marcadores de reabsorção óssea a cada 6 meses.

☑ **Resposta: A.**

Referência: 264.

Mulher de 65 anos de idade apresenta-se com osteoporose na coluna lombar e no fêmur. Ela tem gastrite e esofagite de refluxo e não tolerou a terapia oral com alendronato (70 mg/semana) e risedronato (35 mg/semana).

■ *Qual dos tratamentos abaixo seria mais eficaz na redução do risco de fraturas osteoporóticas vertebrais e não vertebrais?*

a) Zoledronato (infusão anual de 4 mg IV).
b) Pamidronato (infusão trimestral de 30 mg IV).
c) Zoledronato (infusão anual de 5 mg IV).
d) Raloxifeno (60 mg/dia).
e) Todas as opções são igualmente eficazes.
f) Apenas as alternativas "c" e "d" estão corretas.

Comentários:

Zoledronato (ZLN) é o mais potente dos bisfosfonatos. Recentemente foi demonstrado que uma única infusão anual de 5 mg IV, em comparação ao placebo, reduziu em 70% o risco de fraturas na coluna lombar e em 41% o de fraturas no colo do fêmur em mulheres com idade entre 65 e 89 anos. Infusões IV de 4 mg de ZLN e 30 mg de pamidronato propiciaram aumento significativo na densidade mineral óssea (DMO) na coluna lombar e no colo do fêmur, mas não reduziram o risco de fraturas osteoporóticas.

Raloxifeno é um modulador seletivo do receptor estrogênico (SERM) que, a despeito do limitado aumento na DMO, em comparação ao placebo, reduziu significativamente a ocorrência de fraturas vertebrais (em cerca de 50%), o que não aconteceu em relação às fraturas não vertebrais.

☑ *Resposta: C.*

Referências: 282 e 285.

Em mulher de 38 anos de idade com queixas de câimbras e parestesias, foi diagnosticado hipoparatireoidismo autoimune: cálcio = 7,3 mg/dL (VR: 8,6-10,3); fósforo = 6,2 mg/dL (VR: 2,7-4,5); PTH = 7,2 pg/nL (VR: 10-65); TSH = 9,3 mcUI/mL (VR: 0,35-5,5); T_4 livre = 1,2 ng/dL (VR: 0,7-1,8); anti-TPO = 456 UI/mL (VR: < 35).

■ *Sobre o tratamento desta paciente, é possível afirmar que:*

I – Deve preferencialmente ser feito com carbonato de cálcio e vitamina D.

II – Deve preferencialmente ser feito com carbonato de cálcio e calcitriol.

III – O esquema terapêutico deve ser ajustado para manter a paciente assintomática e os níveis séricos do cálcio no limite superior da normalidade.

IV – O esquema terapêutico deve ser ajustado para manter a paciente assintomática e elevar o cálcio sérico para valores de aproximadamente 8,6 a 9,2 mg/dL.

   a) Apenas os itens I e IV estão corretos.
   b) Apenas os itens II e IV estão corretos.
   c) Apenas os itens II e III estão corretos.
   d) Somente os itens I e III estão corretos.

Comentários:

O tratamento deve preferivelmente ser feito com cálcio e calcitriol, uma vez que a conversão de 25(OH)$_2$ vitamina D$_3$ em calcitriol está prejudicada pela deficiência de PTH. As doses devem ser ajustadas para aliviar os sintomas e manter os níveis do Ca$^+$ sérico entre 8,6 e 9,2 mg/dL. Valores maiores não são necessários e aumentam o risco de hipercalciúria (devido à deficiência do PTH, a reabsorção tubular de cálcio está prejudicada), predispondo os pacientes a nefrolitíase, nefrocalcinose e insuficiência renal. Valores mais baixos podem deixar o paciente assintomático, mas aumentam o risco para o surgimento futuro de catarata.

☑ *Resposta: B.*

Referências: 276 e 277.

Doenças Osteometabólicas

■ **O acompanhamento e a abordagem de pacientes com a forma assintomática de hiperparatireoidismo primário (HPTP) tratados sem cirurgia devem incluir:**

I – Avaliação anual ou bianual da densidade mineral óssea.
II – Determinação semestral da calcemia e da creatinina sérica.
III – Dieta com restrição de cálcio (< 800 mg/dia).
IV – Administração de alendronato (70 mg/semana).
   a) Todos os itens estão corretos.
   b) Apenas os itens I e IV estão corretos.
   c) Apenas o item III está incorreto.
   d) Somente os itens I e III estão corretos.

Comentários:

De acordo com as recomendações de 2008, os pacientes com a forma assintomática de HPTP, não submetidos à cirurgia, devem ser seguidos por meio de: (1) avaliação, a cada 1 ou 2 anos, da densidade mineral óssea em três sítios (coluna lombar, antebraço e quadril) e (2) determinação anual da calcemia. A determinação da creatinina sérica e do *clearance* de creatinina não está mais recomendada.

Os pacientes não operados devem ser orientados a manter uma boa hidratação e evitar diuréticos tiazídicos e terapia com lítio, em virtude do reconhecido efeito hipercalcêmico dessas medicações. Dieta com altos níveis de cálcio, especialmente nos pacientes com níveis séricos elevados de $1,25(OH)_2 D$, pode levar a uma hiperabsorção de cálcio e ao agravamento da hipercalcemia. Da mesma maneira, uma dieta com restrição de cálcio não seria desejável, já que poderia funcionar como combustível para os processos fisiopatológicos associados à secreção excessiva de PTH. Assim, o mais prudente parece ser uma ingestão de cálcio dentro do recomendado como ideal para adultos nos EUA, ou seja, 1.000-1.200 mg/dia.

Alendronato pode propiciar significativo ganho de massa óssea e marcante redução nos marcadores da remodelação óssea na coluna lombar e no colo do fêmur, sem modificar os níveis de cálcio ou PTH. Dados preliminares sugerem que o raloxifeno pode também ser útil, proporcionando reversão da perda óssea em mulheres pós-menopausadas com HPTP assintomático. Reposição de vitamina D (400-600 UI/dia) deve ser feita nos pacientes com níveis baixos da 25-hidroxivitamina D (< 20 ng/mL).

☑ **Resposta: B.**

Referências: 270 e 271.

Em mulher de 52 anos de idade foi detectada hipercalcemia (cálcio = 15,6 mg/dL; VR: 8,6-10,2) em investigação de rotina. Em exames subsequentes foram evidenciados: cálcio = 15,2 mg/dL; fósforo= 2,6 mg/dL (VR: 2,7-4,5); PTH = 180 pg/mL (VR: 10-65). Na ocasião, palpava-se uma tumoração de cerca de 3 cm na região cervical anterior, definida pela ultrassonografia como nódulo no lobo direito tireoidiano. A cintilografia das paratireoides com sestamibi mostrou captação unilateral tardia do radioisótopo (Fig. 7.5), o que levou ao diagnóstico de hiperparatireoidismo primário (HPTP). A TC revelou volumosa tumoração de paratireoide (3,7 cm) (Fig. 7.6).

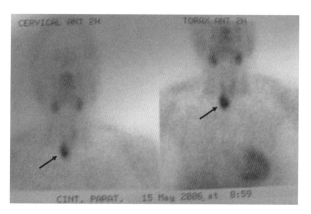

Fig. 7.5 ▪ A cintilografia das paratireoides com sestamibi mostrou captação tardia do radioisótopo à direita (setas), diagnóstica de tumor (adenoma ou carcinoma).

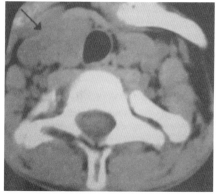

Fig. 7.6 ▪ Volumosa tumoração de paratireoide (3,7 cm) à TC.

- **Qual ou quais das manifestações da paciente aponta(m) para o diagnóstico de carcinoma paratireóideo?**

    a) Calcemia persistentemente > 15 mg/dL.
    b) Idade > 50 anos.
    c) Níveis de PTH > 100 pg/mL.
    d) Presença de massa cervical palpável.
    e) Apenas as opções "a" e "d" estão corretas.
    f) Todas as opções estão corretas.

Comentários:

Menos de 1% dos casos de HPTP são causados por carcinomas. Em cerca de 20.000 casos de HPTP, 89% resultaram de um adenoma único, 5,7% de hiperplasia, 4% de adenoma duplo e 0,7% de carcinoma. Pacientes com carcinomas, comparados àqueles com adenomas, em geral se apresentam com valores mais elevados do PTH e calcemia, bem como maior envolvimento ósseo e/ou renal. O diâmetro médio dos carcinomas na maioria das séries situa-se entre 3 e 3,5 cm, comparado com cerca de 1,5 cm para os adenomas. Por isso, 22 a 48% dos carcinomas são palpáveis, contra menos de 2% dos adenomas. Assim, o achado de um tumor palpável é fortemente sugestivo da presença de um carcinoma. Calcemia persistentemente > 14 mg/dL é também indicativa de carcinoma. No entanto, ocasionalmente adenomas podem mimetizar as características clínico-laboratoriais dos carcinomas, sobretudos os raros adenomas de células

Doenças Osteometabólicas

oxifílicas. Tanto adenomas como carcinomas são mais frequentemente diagnosticados entre 40 e 65 anos de idade.

A paciente foi submetida à paratireoidectomia e foi retirada tumoração, cujo diagnóstico histopatológico foi de adenoma paratireóideo.

☑ *Resposta: E.*

Referências: 271, 286 e 287.

M.M.S., sexo feminino, 41 anos de idade, foi internada com desidratação, náuseas e vômitos, iniciados 3 meses antes. Tinha história de paratireoidectomia total há 8 anos (ressecadas as três glândulas encontradas na exploração cervical), quando também apresentava hipercalcemia, além de nefrolitíase.

Exames laboratoriais iniciais: cálcio = 14,2 mg/dL (VR: 8,4-10,2); fósforo = 2,0 mg/dL (VR: 2,7-4,5); fosfatase alcalina = 186 U/L (VR: 50-140); ureia = 40 mg/dL; creatinina = 0,9 mg/dL. *Exames complementares*: PTH = 326 pg/mL (VR: 10-65); ultrassonografia (US) cervical normal; cintilografia com sestamibi sem lesões sugestivas de adenoma paratireóideo; radiografia de tórax: nódulo no terço inferior do pulmão direito; tomografia computadorizada (TC) de tórax: múltiplos nódulos em ambos os pulmões; ressonância magnética cranioencefálica, TC abdominal e dosagem de calcitonina, sem anormalidades.

■ *Qual o diagnóstico mais provável?*

a) MEN-1.
b) MEN-2A.
c) Carcinoma de paratireoide.
d) Hipercalcemia por tumor pulmonar produtor de PTH-rP.

Comentários:

O primeiro passo na investigação da hipercalcemia é a determinação do PTH intacto, pois o hiperparatireoidismo primário (HPTP) é, de longe, a causa mais frequente de hipercalcemia. No presente caso, a hipercalcemia associada a altos níveis de PTH e função renal normal indica tratar-se realmente de HPTP, condição duas a três vezes mais frequente em mulheres do que em homens.

As etiologias mais comuns de HPTP são: adenoma solitário de paratireoide (80%), hiperfunção multiglandular (12-15%) espontânea ou como parte das três formas de HPTP familiar (HPTP familiar isolado, MEN-1 e MEN-2A) e carcinoma de paratireoide (< 1%).

A ausência de lesões em outros sistemas (conforme observado pela ausência de anormalidades em RM cranioencefálica, TC abdominal, US cervical e dosagem de calcitonina), praticamente descarta as hipóteses de MEN-1 (HPTP + adenoma hipofisário + tumor de pâncreas), MEN-2A (feocromocitoma + carcinoma medular de tireoide + HPTP) e neoplasia metastática de outro órgão para os pulmões. Além disso, na hipercalcemia relacionada com malignidade (dependente de PTH-rP), os níveis de PTH estão diminuídos em razão da hipercalcemia.

Deve-se suspeitar de carcinoma (CA) de paratireoide sempre que um paciente com suposto adenoma apresenta nódulo palpável (pois o CA é mais frequente nas lesões ≥ 3 cm), hipercalcemia grave (Ca^{++} > 14 mg/dL) e recidivante (após paratireoidectomia), concomitância de doença óssea (osteopenia/osteoporose) e renal (litíase) e sintomas compressivos. Muitas vezes, a diferenciação histológica entre adenoma e carcinoma é difícil, ocasionando erros diagnósticos, com descoberta do carcinoma apenas após o surgimento de metástases.

A paciente do caso em questão foi submetida à biópsia a céu aberto da lesão pulmonar e durante a exploração foi ressecado nódulo encontrado no timo. O histopatológico revelou paratireoide intratímica com carcinoma e lesões pulmonares metastáticas da mesma neoplasia.

☑ **Resposta: C.**

Referências: 267, 271 e 278 a 280.

A densitometria (DEXA) em mulher de 65 anos de idade, 162 cm, 56 kg, mostrou um T-escore de –2,6 em L2-L4 e –2,9 no colo femoral após 5 anos de tratamento com alendronato (70 mg/semana), carbonato de cálcio e vitamina D. Três anos antes, os parâmetros correpondentes eram –3,3 e –3,8, respectivamente. A avaliação bioquímica, os níveis de 25-OH vitamina D, PTH e CTX, bem como a função tireoidiana, revelaram-se normais. Não havia referência a fraturas osteoporóticas.

■ **Qual a melhor opção terapêutica para esta paciente?**

a) Manter o esquema terapêutico atual.
b) Manter apenas carbonato de cálcio + vitamina D.
c) Substituir alendronato por ranelato de estrôncio.
d) Substituir alendronato por teriparatida.
e) Existe mais de uma opção correta.

Comentários:

Existem evidências de que a terapia com alendronato pode ser suspensa após 5 anos se os índices densitométricos se mostrarem estáveis e os níveis do CTX suprimidos ou normais. A melhor conduta neste caso seria, portanto, suspender o alendronato, considerando-se que a paciente não tem fratura, houve ganho da massa óssea durante o tratamento e os valores do CTX estão normais. A reposição de cálcio e vitamina D deveria ser mantida. Após 12 meses, se ocorrer aumento superior a 50% nos níveis do CTX, um bisfosfonato, ranelato de estrôncio, desonumab ou teriparatida poderiam ser tentados. A substituição do alendronato por teriparatida, logo após sua interrupção, poderia ser considerada, caso houvesse fraturas.

☑ **Resposta: B.**

Referências: 267 e 271.

Doenças Osteometabólicas

Mulher de 44 anos de idade, residente em Recife, procurou o clínico geral com queixas de dores musculares progressivas. A paciente menstrua normalmente, não bebe, nem faz uso crônico de nenhuma medicação. Refere que seu intestino funciona normalmente. Diz ainda que raramente vai à praia. Ao *exame físico*, nada digno de nota. *Exames laboratoriais*: glicemia de jejum = 92 mg/dL; cálcio ionizado = 1,3 e 1,2 nmol/L (VR: 1,11-1,40); 25 (OH) vitamina D (25-OHD) = 17 e 18 ng/mL (VR: 30-60); PTH = 25 e 33 pg/mL (VR: 10-65); TSH = 1,5 mcUI/mL (VR: 0,3-5).

■ ***Sobre este caso e seu tratamento, é possível afirmar que:***

I – A paciente tem deficiência de vitamina D, provavelmente em decorrência de pouca exposição à luz solar.

II – O tratamento deve ser feito com suplementação oral de vitamina D_3 (1.000 a 2.000 UI/dia), por tempo indeterminado, para manter níveis séricos de 25 OHD > 30 ng/mL.

III – O tratamento deve ser feito com suplementação oral de vitamina D_3 (50.000 UI/semana), visando a níveis de 25-OHD > 30 ng/mL.

IV – O tratamento deve ser feito, de preferência, com calcitriol.

    a) Todos os itens estão corretos.

    b) Apenas os itens I e II estão corretos.

    c) Apenas o item III está incorreto.

    d) Somente os itens I e IV estão corretos.

Comentários:

A hipovitaminose D tem se tornado endêmica em virtude da inadequada ingestão oral de vitamina D, combinada com o uso de cremes de proteção solar, e é responsável por várias consequências deletérias à saúde, incluindo fraqueza muscular, fragilidade esquelética e múltiplas morbidades extraesqueléticas.

A 25-OHD sérica é a forma mais estável da vitamina D. Sua dosagem constitui o melhor indicador da deficiência, insuficiência e toxicidade da vitamina D. Não há consenso em relação aos níveis séricos ideais de 25-OHD. A maioria dos especialistas define a deficiência de vitamina D como níveis de 25 OHD < 20 ng/mL, enquanto valores entre 20 e 29 ng/mL indicariam insuficiência e concentrações > 30 ng/mL seriam ideais. No entanto, o Instituto de Medicina (IOM) dos EUA sugere nível sérico ideal a partir de 20 ng/mL, uma vez que 97,5% da população estaria protegida contra queda e fraturas.

Usualmente a osteomalacia se estabelece com níveis de 25-OHD muito baixos (< 10 ng/mL). No entanto, valores entre 10 e 20 ng/mL estão associados a hiperparatireoidismo secundário e fraqueza muscular.

A dose usual de suplementação de vitamina D, preferencialmente na forma de vitamina D_3, é de 800 a 2.000 UI ao dia. No entanto, em algumas condições, como síndrome de má-absorção secundária a doença celíaca, ressecção intestinal e cirurgia bariátrica, a dose pode ser de 50.000 UI por semana.

☑ ***Resposta: B.***

Referências: 288 a 290.

- **Qual o mais provável diagnóstico para uma paciente de 20 anos de idade que se apresente com quadro clínico caracterizado por fraturas de repetição, surdez, atonia muscular e escleróticas azuladas (Fig. 7.7)?**

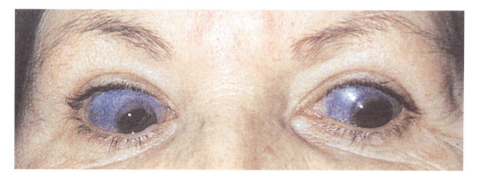

Fig. 7.7 ■ Escleróticas azuladas na paciente com fraturas de repetição e atonia muscular.

a) Osteogênese imperfeita tipo IV.
b) Raquitismo hipofosfatêmico.
c) Pseudo-hipoparatireoidismo tipo 2.
d) Pseudopseudo-hipoparatireoidismo.
e) Osteogênese imperfeita tipo I.

Comentários:

Osteogênese imperfeita (OI), ou doença do osso frágil, é um distúrbio congênito heterogêneo e raro (prevalência estimada de 1 em 20.000-50.000 indivíduos), caracterizado por aumento da fragilidade óssea que resulta em fraturas e deformidades. A maioria dos pacientes tem defeitos nos genes para o colágeno tipo I, o que leva ao comprometimento de ossos, ligamentos, pele, escleróticas e dentes. A paciente em questão tem OI tipo I (forma mais comum), que se diferencia do tipo IV porque neste último não há escleróticas azuladas.

☑ **Resposta: E.**

Referências: 282 e 291.

Em um paciente com 46 anos de idade foi diagnosticado hiperparatireoidismo primário (HPTP) por adenoma de paratireoide. O paciente tem doença de Chagas e insuficência cardíaca congestiva grave, o que contraindicou a paratireoidectomia. Últimos *exames laboratoriais*: cálcio = 12,5 e 11,9 mg/dL (VR: 8,6-10,3); albumina = 4,2 g/dL (VR: 3,5-5,2); glicemia = 88,2 mg/dL (VR: 70-99); PTH = 158 pg/mL (VR: 10-65).

Doenças Osteometabólicas

■ **Qual das opções abaixo seria a ideal para propiciar normalização do cálcio e do PTH?**

a) Alendronato (70 mg VO, a cada 7 dias).
b) Zoledronato (5 mg, IV).
c) Cinacalcet.
d) Desonumab.
e) Nenhuma das respostas anteriores.

Comentários:

Nenhum dos medicamentos citados é capaz de normalizar o PTH em casos de HPTP ou hiperparatireoidismo secundário (HPTS). Os calcimiméticos são medicamentos que atuam aumentando a sensibilidade do receptor sensor de cálcio (CaR) aos níveis circulantes de cálcio, reduzindo, assim, a secreção de PTH e a calcemia. A maioria dos trabalhos publicados avaliou o cinacalcet (Sensipar®), que tem se mostrado bastante eficaz no manuseio do HPTP e do HPTS. Em um estudo duplo-cego (Peacock e cols., 2005), envolvendo 78 casos de HPTP, normalização da calcemia aconteceu em 76% dos pacientes tratados com o fármaco (na dose de 30-50 mg/dia) e em 5% daqueles que tomaram placebo (p < 0,001). Outros estudos mostraram que cinacalcet reduz em até 50% os níveis de PTH, com normalização do cálcio sérico em aproximadamente 80% dos pacientes tratados.

Sensipar® está disponível em comprimidos de 30, 60 e 90 mg. Em casos de HPTP ou HPTS, a dose inicial recomendada é de 30 mg em tomada única diária, que pode ser reajustada até 300 mg/dia. Em caso de HPTP por carcinoma, recomenda-se iniciar com 30 mg duas vezes ao dia, podendo essa dose ser aumentada até 90 mg três a quatro vezes ao dia, visando à normalização da calcemia. Em alguns países europeus, o cinacalcet está aprovado para o tratamento do HPTP e do HPTS. Nos EUA, seu uso atualmente está autorizado apenas para HPTS e hipercalcemia persistente após a cirurgia em casos de carcinoma paratireóideo.

☑ ***Resposta: E.***

Referências: 124, 127, 267, 271, 292 e 293.

Pâncreas Endócrino

Capítulo 8

Lucio Vilar ▪ Maria da Conceição Freitas ▪ Alberto Ramos ▪ Airton Golbert
Amaro Gusmão ▪ Josivan G. Lima ▪ Lucia Helena C. Nóbrega
Hermelinda Pedrosa ▪ Renan M. Montenegro Jr. ▪ Fabiano Serfaty ▪ Ruy Lyra

---

Homem de 50 anos de idade foi encaminhado ao endocrinologista em decorrência de diabetes tipo 2 (DM2), diagnosticado cerca de 8 anos atrás. Vinha em uso de glibenclamida (10 mg/dia, em duas tomadas diárias), metformina (850 mg/dia) e captopril (75 mg/dia). Ao *exame físico*: altura = 1,73 m; IMC = 26,8 kg/m²; circunferência abdominal (CA) = 98 cm; pressão arterial (PA) = 150 × 90 mmHg. *Exames laboratoriais*: glicemia de jejum = 140 mg/dL; HbA1c = 8,2% (VR: 4,8-5,9); creatinina = 0,8 mg/dL (VR: 0,7-1,3); ureia = 32,6 mg/dL (VR: 15-40); colesterol total = 220 mg/dL; colesterol HDL = 34 mg/dL; colesterol LDL = 130 mg/dL; triglicerídeos = 280 mg/dL; ferritina = 665 mg/dL (VR: 22-322); ácido úrico = 8,6 mg/dL (VR: 2,5-7); TGO = 92 U/L (VR: até 37); TGP = 108 U/L (VR: até 41).

- **Quanto ao tratamento deste paciente, deve-se:**

I – Evitar metformina em razão da elevação das transaminases.

II – Suspender metformina e glibenclamida; iniciar glimepirida, gliclazida MR ou um inibidor da DPP-4.

III – Suspender metformina e glibenclamida; iniciar insulina NPH ou insulina Aspart bifásica.

IV – Aumentar a dose da metformina (850 mg duas vezes ao dia); substituir glibenclamida por glimepirida, gliclazida MR ou um inibidor da DPP-4.

    a) Os itens I e III estão corretos.
    b) Existe apenas um item incorreto.
    c) Somente o item II está correto.
    d) Apenas o item III está correto.
    e) Somente o item IV está correto.

Comentários:

O paciente em questão tem DM2 e síndrome metabólica (SM), condições associadas a resistência insulínica (RI). Metformina é considerada o agente de escolha para tratar DM2, já que reduz a RI e não induz ganho ponderal. A elevação de transaminases, neste caso, muito provavelmente resulta de esteato-hepatite não alcoólica (NASH), um achado comum nos pacientes com SM.

Entre as sulfonilureias (SU) de segunda geração, glibenclamida é a que mais se associa à hipoglicemia e exige, pelo menos, duas tomadas diárias. Por isso, deve-se dar preferência a outros compostos, como glimepirida e gliclazida MR, administradas uma vez ao dia. Em comparação às SU, os inibidores da DPP-4 (vildagliptina, sitagliptina e saxagliptina) têm a vantagem de não causar hipoglicemia nem induzir ganho de peso. No entanto, são mais caros.

☑ *Resposta: E.*

Referências: 294 a 298.

Paciente de 17 anos de idade, com diabetes tipo 1 diagnosticado há 5 anos, vem em uso de insulina NPH + Regular antes do café da manhã e do jantar. Nos últimos 3 meses vem evoluindo com hiperglicemia matinal. Foi realizado perfil glicêmico: glicemia às 6 h (em jejum) = 212 mg/dL; glicemia às 12 h = 112 mg/dL; glicemia às 18 h = 182 mg/dL; glicemia às 22 h = 120 mg/dL; glicemia às 3 h = 44 mg/dL.

■ *Como deveria ser feito o reajuste da insulinoterapia neste paciente?*

a) Aumentar a dose da insulina NPH pela manhã e à noite, mantendo a dose da insulina Regular.

b) Aumentar a dose da insulina NPH pela manhã e reduzir a dose administrada à noite.

c) Aumentar apenas a dose das insulinas NPH e Regular antes do jantar.

d) Apenas aumentar a dose das insulinas NPH e Regular antes do café da manhã.

e) Apenas reduzir a dose da insulina NPH antes do jantar.

Comentários:

A hiperglicemia matinal possivelmente é resultante da liberação de hormônios contrarreguladores decorrente de hipoglicemia durante a madrugada (efeito Somogyi). Nesses casos, o tratamento consiste em reduzir a dose da insulina NPH aplicada à noite. A hiperglicemia às 18 h poderia ser corrigida por aumento da dose da NPH aplicada antes do desjejum.

☑ *Resposta: B.*

Referência: 299.

Pâncreas Endócrino

Mulher de 35 anos de idade, portadora de doença de Graves, está sendo tratada com 30 mg/dia de metimazol (30 mg/dia). Há cerca de 2 meses vem apresentando sintomas compatíveis com hipoglicemia. Em um desses episódios foram coletados *exames laboratoriais*, que revelaram: glicemia = 36 mg/dL; insulina = 52 mUI/L (VR: 2-19); peptídeo C = 0,32 ng/mL (VR: 0,36-3,59). Ao *exame físico*, chamava a atencão a presença de bócio difuso e exoftalmia bilateral discreta.

- ■ **A hipótese diagnóstica mais plausível é:**
    - **a)** Insulinoma.
    - **b)** Hipoglicemia autoinduzida por insulina.
    - **c)** Hipoglicemia autoimune.
    - **d)** Hipoglicemia induzida pelo metimazol (MMI).
    - **e)** Nesidioblastose.

Comentários:

A paciente provavelmente tem hipoglicemia autoimune, que representa uma rara causa de hipoglicemia. Pode resultar de dois mecanismos principais: (1) produção de autoanticorpos contra a insulina ou (2) produção de autoanticorpos contra o receptor da insulina. A primeira situação usualmente está associada a doenças autoimunes (sobretudo a doença de Graves) ou ao uso de fármacos que contêm o grupamento sulfidril, principalmente o MMI.

A hipoglicemia por anticorpos antirreceptor de insulina está associada a doenças autoimunes (p. ex., lúpus eritematoso sistêmico, tireoidite de Hashimoto e púrpura trombocitopênica idiopática) e a certas neoplasias (p. ex., doença de Hodgkin). Pode ser de jejum ou pós-prandial e é resultante do efeito agonista do anticorpo sobre o receptor insulínico. É comum o achado de acantose nígrica, um marcador cutâneo de resistência insulínica. Convém salientar que já foram descritos casos de hipoglicemia autoimune em indivíduos sem doenças autoimunes ou que não fizeram uso de medicamentos contendo o grupamento sulfidril.

A hipoglicemia autoimune pode se manifestar em jejum ou ser exacerbada pela atividade física. No entanto, geralmente surge 3-4 horas após as refeições e resulta de liberação tardia da insulina que estava ligada ao complexo insulina-anticorpo, gerando uma hiperinsulinemia descontrolada. Paradoxalmente, a hipoglicemia pode acontecer imediatamente após uma refeição ou a ingestão de glicose anidra para realização do teste oral de tolerância à glicose.

☑ **Resposta: C.**

Referências: 225 e 300.

Mulher de 48 de anos de idade submeteu-se à derivação gastrintestinal em Y de Roux 6 anos atrás. Nos últimos 3 meses vem apresentando sintomas de hipoglicemia, que surgem tanto em jejum como 2 a 3 horas após as refeições. Em um desses episódios, foi feita avaliação bioquímica e hormonal, que mostrou: glicemia = 38 mg/dL; creatinina = 1,1 mg/dL

(VR: 0,7-1,3); TSH = 1,2 mcUI/mL (VR: 0,35-5,5); insulina = 35 mUI/L (VR: 2-19); peptídeo C = 8,2 ng/mL (VR: 0,36-3,59); cortisol = 16,2 µg/dL (VR: 5-25).

A paciente foi submetida a ressonância magnética (RM) abdominal, bem como a ultrassonografia pancreática endoscópica (UPEN), que não visualizaram nenhuma tumoração pancreática.

■ I – Sobre este caso, qual a hipótese diagnóstica mais plausível?

a) Insulinoma.
b) Hipoglicemia autoinduzida por insulina.
c) Hipoglicemia autoimune.
d) Nesidioblastose.
e) Hipoglicemia mediada por IGF-II.

■ II – Como esta paciente deveria ser tratada?

a) Pancreatectomia parcial.
b) Hidroclorotiazida.
c) Nifedipina.
d) Octreotida LAR.
e) Existe mais de uma opção correta.

Comentários:

Nos últimos anos, uma síndrome similar à hipoglicemia pancreatógena não insulinoma tem sido descrita em pacientes submetidos à derivação gástrica em Y de Roux para o tratamento da obesidade grave. Acredita-se que secreção aumentada de GLP-1 possa estar envolvida, levando a hiperplasia ou hipertrofia das células β. Os pacientes com essa síndrome apresentam episódios de hipoglicemia, associados a níveis elevados de insulina e peptídeo C. O tratamento clássico da nesidioblastose é a pancreatectomia parcial. Contudo, recentemente, foi relatado benefício da terapia com nifedipina (30 mg/dia) para essa condição.

Em uma série recente (Varma e cols., 2011), a RM e a UPEN tiveram sensibilidade de 82% e 94%, respectivamente, na detecção dos insulinomas. Portanto, o fato de esses exames terem sido normais em nossa paciente não descarta o diagnóstico de insulinoma, mas o torna bem menos provável.

☑ Respostas: (I) D e (II) E.

Referências: 301 a 303.

Menina de 12 anos de idade, com diabetes tipo 1, deu entrada em um serviço de emergência com cetoacidose diabética (CAD). Após insulinoterapia (em infusão contínua) e correção da desidratação, houve redução importante da glicemia e normalização do pH sanguíneo, mas a cetonúria, medida por fita reagente, acentuou-se.

Pâncreas Endócrino

▪ Com relação a este caso, qual a conduta mais apropriada?

a) Aumentar a velocidade da infusão intravenosa de insulina.
b) Pesquisar uma fonte não identificada de infecção.
c) Manter o esquema terapêutico utilizado, já que o comportamento observado da cetonúria é normal.
d) Mudar o tipo de insulina que vinha sendo utilizada.
e) As alternativas "a" e "b" estão corretas.

Comentários:

A maioria das fitas reagentes que medem corpos cetônicos dosa apenas o acetoacetato. Durante o tratamento da CAD pode ser observada piora ou persistência da cetonúria, a despeito da melhora da hiperglicemia e da acidose, devido à conversão do hidroxibutirato em acetoacetato. Assim, este achado nem sempre indica inadequação do tratamento.

☑ *Resposta: C.*

Referência: 213.

Homem de 46 anos de idade, IMC de 27,3 kg/m², tem diabetes melito tipo 2 (diagnosticado há 4 anos) e vem sendo tratado com metformina (2 g/dia) e gliclazida MR (90 mg/dia) há cerca de 1 ano. Os últimos *exames laboratoriais* mostraram: glicemia de jejum = 208 mg/dL; glicemia pós-prandial = 204 mg/dL; HbA1c = 11,6% (VR: 4-6); creatinina = 1,2 mg/dL (VR: 0,7-1,3); colesterol total = 245 mg/dL; colesterol HDL = 35 mg/dL; colesterol LDL = 130 mg/dL; triglicerídeos = 390 mg/dL.

▪ Visando alcançar uma HbA1c < 7%, deve-se, preferencialmente:

a) Aumentar a dose da metformina para 2,5 g/dia.
b) Adicionar pioglitazona (30 mg/dia).
c) Adicionar insulina Glargina pela manhã ou à noite.
d) Adicionar exenatida (duas vezes ao dia) ou liraglutida (uma vez ao dia).
e) Todas as medidas supracitadas seriam igualmente eficazes.

Comentários:

Classicamente, a dose máxima recomendada para a metformina é 2.550 mg/dia. No entanto, pouco benefício adicional é conseguido em termos de melhora do controle glicêmico quando se empregam doses > 2.000 mg/dia. Diante de ineficácia da associação de metformina + sulfonilureia, pode-se adicionar um terceiro agente oral (p. ex., pioglitazona [PGZ] ou um inibidor da DPP-4 [iDPP-4]), um análogo do GLP-1 (p. ex., exenatida ou liraglutida) ou insulina. A adição da PGZ ou de um iDPP-4 usualmente possibilita uma redução adicional de, no máximo 2% na HbA1c. Portanto, a terapia tríplice oral é mais benéfica quando os níveis da HbA1c não excedem 9,5%. O mesmo se aplica aos análogos do GLP-1. Em contrapartida, a introdução da insulina Glargina, que permite uma insulinemia basal por 24 h, propiciaria, neste caso, uma redução bem mais marcante na HbA1c.

☑ *Resposta: C.*

Referências: 241, 254, 304 e 305.

O paciente do caso anterior se manteve com controle glicêmico satisfatório por 2 anos sob tratamento com insulina Glargina e terapia oral combinada com metformina e gliclazida MR. Contudo, nos últimos meses houve um aumento progressivo da glicemia de jejum e da HbA1c, a despeito do aumento da dose da Glargina para 60 unidades/dia e do uso das doses máximas recomendadas para metformina (2,5 g/dia) e gliclazida MR (120 mg/dia). A mais recente *avaliação laboratorial* mostrou: glicemia de jejum (GJ) = 196 mg/dL; glicemia pós-prandial = 236 mg/dL; HbA1c = 10,6% (VR: 4-6); creatinina = 1,1 mg/dL; colesterol total = 236 mg/dL; colesterol HDL = 34 mg/dL; colesterol LDL = 134 mg/dL; triglicerídeos = 340 mg/dL.

■ Sobre o tratamento deste paciente, é possível afirmar que:

I – Adicionar um inibidor oral da dipeptidil peptidase 4 (DPP-4), vildagliptina, sitagliptina ou saxagliptina teria grande chance de reduzir a HbA1c para valores < 7%.

II – Substituir a insulina Glargina pela insulina Aspart bifásica seria uma opção bastante válida na melhora do controle glicêmico.

III – Substituir os hipoglicemiantes orais por um análogo insulínico de ação ultrarrápida pré-prandial e aumentar a dose da insulina Glargina seria muito util na normalização da glicemia (jejum e pós-prandial) e na obtenção de HbA1c < 7%.

IV – Aumentar a dose da insulina Glargina para 80 unidades/dia poderia ser de grande utilidade na normalização da glicemia (jejum e pós-prandial) e na obtenção de HbA1c < 7%.

    a) Todos os itens estão corretos.
    b) Apenas o item I está incorreto.
    c) Somente os itens III e IV estão corretos.
    d) Apenas os itens II e III estão corretos.
    e) Somente o item II está correto.

Comentários:

Para melhorar o controle glicêmico neste paciente, várias opções são possíveis. Neste contexto, uma das escolhas seria aumentar a dose diária da Glargina. Para a titulação dessa insulina, diferentes esquemas são possíveis. Em um deles, acrescentam-se 2 unidades a cada 3 dias até que a GJ esteja < 110 mg/dL (monitorizar GJ diária através de glicemia capilar). É possível,

Pâncreas Endócrino

com isso, ajustar melhor a glicemia ao longo do dia. Entretanto, como a HbA1c encontra-se em 10,6% e a glicemia pós-prandial está elevada, a despeito de doses máximas dos antidiabéticos orais, é muito provável que o paciente não controle adequadamente as glicemias ao longo do dia, mesmo com ajuste da glicemia de jejum. A retirada dos antidiabéticos orais e a introdução de um análogo insulínico (p. ex., Lispro, Aspart ou Glulisina) antes da principal refeição seria, portanto, uma ótima estratégia, conforme demonstrado no estudo OPAL (Lankish e cols., 2008). Se necessário, o análogo seria posteriormente também administrado antes das outras refeições.

A substituição da Glargina pela insulina Aspart bifásica seria uma opção bastante válida. Essa insulina corresponde à mistura da insulina Aspart (de ação ultrarrápida) com Aspart protamina (de ação intermediária). É usualmente administrada duas vezes ao dia e, diferentemente da Glargina, propicia controle tanto da GJ como da glicemia pós-prandial.

Em função do aumento progressivo da glicemia e da HbA1c, indicativo de falência da célula β, é muito pouco provável que a adição de um terceiro medicamento oral vá propiciar a meta desejada (HbA1c < 7%). A chance de a terapia tríplice oral ser bem-sucedida é significativamente maior quando a HbA1c é <9,5%. Existem ainda dados escassos sobre a eficácia da combinação tríplice oral com metformina, sulfonilureia e um inibidor da DPP-4.

☑ *Resposta: D.*

Referências: 254, 255 e 304 a 306.

P.B.C., sexo feminino, 25 anos de idade, vem apresentando sintomas compatíveis com hipoglicemia. Nega fazer uso de qualquer medicação. A *avaliação laboratorial* constatou: glicemias de jejum = 41 e 44 mg/dL; insulinas basais (dosadas juntamente com as mencionadas glicemias) = 44 e 47 mUI/L (VR: 2-19); peptídeo C = 0,2 ng/mL (VR: 0,36-3,59); cortisol = 16,5 µg/dL (VR: 5-25); TSH, normal.

■ *A hipótese diagnóstica mais plausível é:*

   a) Insulinoma.
   b) Hipoglicemia autoinduzida por insulina.
   c) Hipoglicemia autoinduzida por sulfonilureia.
   d) Nesidioblastose.

Comentários:

O achado de níveis elevados de insulina e supressão do peptídeo C (Pc) é indicativo de hipoglicemia induzida pela administração de insulina. Nas demais situações citadas, tanto a insulina como o Pc estão elevados.

☑ *Resposta: B.*

Referências: 225, 307 e 308.

Dois pacientes (J.B.F. e C.B.C.) com glicemia de jejum alterada se apresentam com valores similares de glicemia de jejum (112 mg/dL) e HbA1c (5,8%) após se submeterem a modificações no estilo de vida (MEV) por 6 meses. A glicemia de 2 horas no TOTG foi > 140 e < 200 mg/dL em ambos os casos. J.B.F. tem 64 anos de idade e IMC de 24,2 kg/m^2, enquanto C.B.C. é mais jovem (56 anos) e tem IMC maior (31,2 kg/m^2). Ambos são hipertensos: J.B.F. usa amlodipino (5 mg) e hidroclorotiazida (12,5 mg), ao passo que C.B.C. toma atenolol (50 mg/dia). Os pacientes não têm doença coronariana nem história familiar de diabetes tipo 2 (DM2). Ambos os pacientes vêm se mantendo com níveis pressóricos em torno de 140/90 mmHg.

- ### Qual a melhor conduta para estes pacientes, visando à prevenção da progressão para DM2?

a) Manter os pacientes apenas com MEV.
b) Iniciar para ambos metformina (500 mg/dia) e manter MEV.
c) Trocar amlodipino e atenolol por medicações que reduzam a resistência insulínica (inibidores da enzima conversora de angiotensina [IECA] ou bloqueadores do receptor AT1 da angiontensina II [BRA]).
d) Iniciar metformina (500 mg/dia) apenas para C.B.C. e manter MEV para ambos.
e) Existe mais de uma opção terapêutica correta.

Comentários:

Trata-se de dois pacientes com pré-diabetes. Embora ambos tenham a mesma condição, a conduta terapêutica deveria ser diferente. Para o paciente com peso normal (J.B.F.), a conduta deveria ser mantê-lo apenas em MEV, com reforço de sua importância. No caso do paciente C.B.C., que é obeso e tem menos de 60 anos de idade, segundo as diretrizes da American Diabetes Association (ADA), para esses casos poderia ser iniciado o uso da metformina. Por outro lado, essa ainda não é uma recomendação da Sociedade Brasileira de Diabetes (SBD). Quanto ao tratamento da hipertensão, as metas recomendadas para diabéticos são valores < 130/80 mmHg e os pacientes estão, portanto, fora delas. Assim, além da orientação sobre a importância da restrição do sal na dieta, poderia ser interessante a troca do esquema anti-hipertensivo, utilizando-se, de preferência, medicamentos que reduzam a resistência insulínica. Essa abordagem poderia eventualmente ajudar a diminuir o risco de progressão do pré-diabetes para o diabetes tipo 2. Nesse contexto, seria sugerido o uso da combinação de um IECA, BRA ou alisquireno com um diurético tiazídico em baixas doses ou com um bloqueador do canal de cálcio (p. ex., amlodipino).

☑ *Resposta: E.*

Referências: 236, 309 e 310.

Homem de 58 anos de idade, residente no interior do Paraná, foi encaminhado ao endocrinologista em função de diabetes tipo 2 (DM2), diagnosticado há cerca de 8 anos. Vinha sendo tratado com glibenclamida (10 mg/dia, em duas tomadas diárias),

Pâncreas Endócrino

metformina (850 mg/dia), captopril (75 mg/dia, em três tomadas diárias) e clortalidona (50 mg/dia). Ao *exame físico*: IMC = 26,7 kg/m²; circunferência abdominal (CA) = 99 cm; pressão arterial (PA) = 160 × 90 mmHg. *Exames laboratoriais*: glicemia de jejum = 182 mg/dL; HbA1c = 8,9% (VR: 4,8-5,9); creatinina = 1,8 e 2,2 mg/dL (VR: 0,7-1,3); ureia = 102 e 136 mg/dL (VR: 15-40); colesterol total = 244 mg/dL; colesterol HDL = 36 mg/dL; colesterol LDL = 132 mg/dL; triglicerídeos = 380 mg/dL; ferritina = 665 mg/dL (VR: 22-322); ácido úrico = 8,5 mg/dL (VR: 2,5-7); TGO = 42 U/L (VR: até 34); TGP = 48 U/L (VR: até 55).

■ Sobre o tratamento deste paciente, seria possível, com segurança:

I – Aumentar a dose da metformina para 850 mg duas vezes ao dia.
II – Substituir metformina por pioglitazona.
III – Suspender metformina e glibenclamida; reforçar mudanças do estilo de vida (MEV) e iniciar glimepirida (4 mg/dia) ou saxagliptina (2,5 mg/dia).
IV – Modificar o esquema anti-hipertensivo.

    a) Os itens I e III estão incorretos.
    b) Existe apenas um item incorreto.
    c) Todos os itens estão corretos.
    d) Apenas os itens II e III estão corretos.
    e) Somente os itens III e IV estão corretos.

Comentários:

Insuficiência renal (IR) é uma contraindicação formal para o uso da metformina (MET), devido ao risco elevado de acidose láctica, uma complicação potencialmente fatal. Pioglitazona é uma eventual substituta da metformina, mas sua complicação mais grave, insuficiência cardíaca, é mais frequente em pacientes com IR. Glibenclamida (GLIB) é a sulfonilureia que mais se associa à hipoglicemia, sendo esse risco ainda maior na presença de IR. Assim, a conduta inicial deveria ser a suspensão da MET e GLIB e a introdução da glimepirida ou saxagliptina. Caso esse esquema não funcione adequadamente, a insulinoterapia deve ser considerada.

O esquema anti-hipertensivo deve ser modificado, visto que a PA continua elevada. Uma opção seria adicionar amlodipino (5 mg/dia, à noite) ou alisquireno (inibidor direto da renina) e trocar captopril por uma medicação que seja administrada uma vez ao dia (p. ex., losartana, ramipril etc.), o que garantiria maior adesão ao tratamento. Além disso, a dose da clortalidona deve ser reduzida para 12,5 mg/dia. Com doses > 25 mg/dia, o efeito hiperglicemiante dos tiazídicos é significativamente maior. Como alternativa, indapamida SR entraria no lugar da clortalidona, já que aparentemente tem efeito neutro sobre a glicemia. Finalmente, convém lembrar que, diante de *clearance* de creatinina < 30 mL/min/1,73 m², os tiazídicos devem ser substituídos por um diurético de alça.

☑ Resposta: E.

Referências: 236, 309 e 310.

O paciente do caso anterior foi reavaliado pelo endocrinologista 5 meses depois. Ele foi inicialmente tratado com glimepirida (em doses de até 8 mg/dia) e depois associou-se saxagliptina (2,5 mg/dia). Encontra-se também em uso de losartana (100 mg/dia), amlodipino (5 mg/dia) e indapamida SR (1,6 mg/dia). Ao *exame físico*: IMC = 25,6 kg/m²; circunferência abdominal (CA) = 95 cm; PA = 140 × 85 mmHg. *Exames laboratoriais*: glicemia de jejum = 160 mg/dL; HbA1c = 7,9%; creatinina = 2,0 mg/dL; ureia = 146 mg/dL; LDL-c = 135 mg/dL; triglicerídeos = 340 mg/dL.

■ **Qual a conduta terapêutica a ser tomada?**

   I – Manter glimepirida, suspender saxaplitina e iniciar exenatida (duas vezes ao dia) ou liraglutida (uma vez ao dia).
   II – Manter glimepirida e saxaplitina; iniciar insulina Glargina (uma vez ao dia) ou Detemir (ao deitar).
   III – Suspender glimepirida e saxaplitina; iniciar insulina Glargina (uma vez ao dia) ou Detemir (ao deitar).
   IV – Suspender glimepirida e saxaplitina; iniciar combinação de insulina NPH/Regular (70/30) ou Aspart bifásica (70/30).
   a) Os itens I e II estão incorretos.
   b) Existe apenas um item incorreto.
   c) Todos os itens estão corretos.
   d) Apenas os itens II e III estão corretos.
   e) Somente os itens I e IV estão corretos.

Comentários:

Entre as condutas propostas, apenas a citada no item III está incorreta, uma vez que as insulinas Glargina e Detemir apenas propiciam a insulinemia basal e não evitam as incursões glicêmicas pós-prandiais. Optou-se inicialmente por manter os medicamentos orais e iniciar a insulina Glargina, em doses crescentes até 42 unidades/dia, que resultaram em queda da GJ para 130 mg/dL.

☑ **Resposta: B.**

Referências: 254, 305 e 310 a 313.

Em exame de "rotina" em mulher de 35 anos de idade detectou-se glicemia de jejum de 35 mg/dL. As funções hepática, renal e tireoidiana mostraram-se normais, mas chamou atenção a presença de importante leucocitose (26.100 leucócitos/mm³) com desvio à esquerda (10% de bastonetes). A paciente não tinha sintomas sugestivos de hipoglicemia e, quando questionada, referiu tonturas e astenia ocasionais.

Pâncreas Endócrino

■ *Qual a melhor conduta neste caso?*

a) Dosar insulina e peptídeo C.
b) Excluir insuficiência adrenal.
c) Solicitar ressonância magnética abdominal.
d) Encaminhar a paciente para o hematologista.
e) Existe mais de uma alternativa correta.

Comentários:

Leucocitose intensa, em casos de leucemia ou reações leucemoides, é uma das causas de pseudo-hipoglicemia. Nessa situação, o consumo excessivo de glicose pelos leucócitos contidos no tubo da amostra sanguínea é o que determina o valor baixo da glicemia.

☑ *Resposta: D.*

Referências: 314 e 315.

Homem de 38 anos de idade, com diagnóstico de diabetes melito tipo 1 desde os 18 anos, vem apresentando progressivas diarreia e perda de peso nos últimos 6 meses.

■ *Em um caso como este, qual a melhor forma de confirmar a enteropatia diabética como etiologia da sintomatologia apresentada pelo paciente?*

a) Diagnóstico de exclusão.
b) Trânsito intestinal.
c) Enema baritado.
d) Colonoscopia.
e) Biópsia intestinal.

Comentários:

O diagnóstico da "enteropatia" diabética é estabelecido mediante a exclusão de outras possíveis causas de diarreia. A ocorrência desse sintoma, sobretudo à noite, a alternância com constipação e o pouco comprometimento do estado geral do paciente são dados clínicos que favorecem o diagnóstico.

☑ *Resposta: A.*

Referência: 316.

Paciente de 19 anos de idade, portador de diabetes tipo 1 (DM1) há 8 anos, deu entrada em serviço de emergência, queixando-se de dor abdominal e vômitos. Ao *exame físico*: paciente afebril, desidratado; RCR, FC = 108 bpm; ausculta pulmonar normal e frequência respiratória de 40 irpm; ao exame do abdome, dor intensa à palpação profunda e à descompressão brusca, sugerindo irritação peritoneal. *Exames laboratoriais* iniciais: leucocitose (15.600 leucócitos/mm³) com desvio à esquerda (12% de bastonetes); amilase = 250 U/L (VR: 28-100); TGO = 91 U/L (VR: até 34); TGP = 109 U/L (VR: até 55); glicemia = 442 mg/dL; creatinina = 1,9 mg/dL (VR: 0,7-1,3); ureia = 91 mg/dL (VR: 10-50); potássio sérico = 5,7 mEq/L (VR: 3,6-5,1); pH sanguíneo = 7,1 (VR: 7,35-7,45).

■ *Sobre este caso, é possível afirmar que:*

I – O paciente deve ser avaliado de imediato por um cirurgião.

II – Antibioticoterapia de amplo espectro deve ser administrada devido ao quadro infeccioso aparentemente grave.

III – Insulina Regular ou de ação ultrarrápida e hidratação, por via intravenosa, devem ser iniciadas de imediato.

IV – Bicarbonato de sódio ($NaHCO_3$) se faz necessário para reverter a acidose metabólica.

    a) Todos os itens estão corretos.

    b) Apenas o item I está incorreto.

    c) Somente o item III está correto.

    d) Apenas os itens II e III estão corretos.

    e) Somente o item IV está incorreto.

Comentários:

O paciente tem cetoacidose diabética (CAD), que é a complicação aguda mais grave do DM1, com mortalidade de 5-10% nos bons serviços. Seu diagnóstico pode ser difícil, considerando-se que muitas vezes a CAD é a manifestação inicial da doença. Além disso, outras vezes ela pode cursar com dor abdominal que simula um abdome agudo, como no caso em questão. É importante também atentar para o fato de que leucocitose (com ou sem desvio à esquerda) pode estar presente na ausência de infecção, como consequência da acidose metabólica. Elevação transitória de amilase e transaminases pode também acontecer.

Antibioticoterapia está indicada para os casos com infecção comprovada ou na presença de febre. A utilidade da administração do $NaHCO_3$ na CAD permanece controversa. A maioria dos autores recomenda o uso do $NaHCO_3$ nos casos com pH sanguíneo menor ou igual a 7. Potenciais complicações do uso do $NaHCO_3$ incluem hipocalemia, arritmias cardíacas, sobrecarga de sódio e diminuição da oxigenação tissular por desvio da curva de dissociação oxigênio-hemoglobina, assim como acidose liquórica paradoxal.

☑ *Resposta: C.*

Referências: 213 e 317.

Homem de 38 anos de idade, com diagnóstico de AIDS, após iniciar tratamento com inibidores de protease, desenvolveu diabetes melito tipo 2. Este último está sendo medicado

Pâncreas Endócrino

com metformina (1 g/dia) e glimepirida (2 mg/dia). O paciente nega sintomas de descompensação diabética. *Exames laboratoriais*: glicemia de jejum = 125 mg/dL; glicemia pós-prandial = 139 mg/dL; HbA1c = 13,7% (VR: 4,8-5,9); colesterol total = 231 mg/dL; triglicerídeos = 730 mg/dL; ureia = 56 mg/dL (VR: 10-40); creatinina = 0,9 mg/dL (VR: 0,7-1,3).

■ **Considerando a aparentemente ótima aderência do paciente à dieta e ao tratamento medicamentoso, podemos dizer que:**

a) O paciente deve iniciar a insulinoterapia, pois a elevada HbA1c reflete um péssimo controle glicêmico.
b) Há possibilidade de falsa elevação da HbA1c por causa da infecção pelo HIV.
c) A hipertrigliceridemia determinaria pseudoelevação da HbA1c.
d) O paciente deve dobrar a dose das medicações para alcançar melhor controle glicêmico.
e) Existe mais de uma alternativa correta.

Comentários:

Diversas condições podem levar à falsa elevação da HbA1c, entre elas, hipertrigliceridemia, insuficiência renal crônica, consumo de bebidas alcoólicas, deficiência de ferro, toxicidade por chumbo, esplenectomia e excesso de hemoglobina fetal (HbF).

☑ **Resposta: C.**

Referência: 318.

Homem de 31 anos de idade, portador de diabetes tipo 1 há 18 anos, vem em uso de insulina NPH (30 unidades pela manhã e 20 à noite) e insulina Regular pré-prandial, bem como de L-tiroxina (150 μg/dia). Nos últimos 3 meses tem apresentado frequentes episódios de hipoglicemia sem sinais de alerta (p. ex., taquicardia e sudorese), incluindo quatro episódios de coma hipoglicêmico. Últimos *exames laboratoriais*: glicemia de jejum = 66 mg/dL; glicemia pós-prandial = 96 mg/dL; HbA1c = 5,2% (VR: 4-6); TSH = 0,31 mcUI/mL (VR: 0,3-5); T_4 livre = 1,7 ng/mL (VR: 0,9-1,7).

■ **Sobre as medidas a serem tomadas para reduzir os episódios de hipoglicemia assintomática ou protraída neste paciente, deve-se:**

I – Trocar a insulina NPH por insulina Detemir (duas vezes ao dia).
II – Trocar a insulina NPH por insulina Glargina (uma vez ao dia).
III – Reduzir a dose diária total de insulina de modo a manter a glicemia e a HbA1c temporariamente em um patamar mais elevado.
IV – Diminuir a dose da L-tiroxina para 100 μg/dia.
V – Trocar a insulina Regular pelos análogos Lispro, Aspart ou Glulisina.

a) Todos os itens estão corretos.
b) Apenas o item IV está inadequado.
c) Somente os itens I e II estão corretos.
d) Somente os itens III e IV estão incorretos.
e) Apenas os itens II e V estão corretos.

Comentários:

Para pacientes com ótimo controle glicêmico que passam a apresentar episódios frequentes de hipoglicemia assintomática grave, esforços devem ser feitos no sentido de evitar hipoglicemias durante semanas ou meses, visando à melhora da sensibilidade beta-adrenérgica à queda dos níveis da glicemia. A troca da insulina Regular pelos análogos insulínicos de ação ultrarrápida (Lispro, Aspart ou Glulisina) pode ser útil, visto que eles se acompanham de menor risco de hipoglicemia. Da mesma maneira, está bem demonstrado que as insulinas Glargina e Detemir causam menos hipoglicemias do que a NPH, sobretudo hipoglicemias noturnas. Aumentar o número de pequenos lanches durante o dia e incrementar a frequência de automonitorização da glicemia são outras medidas recomendadas.

Caso as mudanças citadas não tragam o benefício esperado, deve-se procurar reduzir a dose total diária de insulina com o intuito de elevar os níveis de glicemia média a serem alcançados. No entanto, reduzir a dose da L-tiroxina seria inoportuno, uma vez que níveis baixos de T_4 livre poderiam favorecer uma maior ocorrência de hipoglicemias. Lembrar que hipotireoidismo, insuficiência adrenal e insuficiência renal são condições que implicam potencialmente menor necessidade diária de insulina em diabéticos.

☑ *Resposta: B.*

Referência: 213.

Mulher de 61 anos de idade, com IMC de 28,2 kg/m², foi encaminhada pela gastroenterologia, onde estava sendo acompanhada devido à angiodisplasia gástrica e duodenal. Tem diabetes tipo 2 (DM2) e hipertensão há 12 anos e faz uso de glimepirida (4 mg/dia), metformina (850 mg, duas vezes ao dia), sinvastatina (20 mg/dia) e losartana (100 mg/dia). Últimos *exames laboratoriais*: glicemia de jejum = 163 mg/dL; glicemia pós-prandial = 253 mg/dL; HbA1c = 6,7% (VR: 4,8-5,9); creatinina = 2,5 mg/dL (VR: 0,6-1,3); ureia = 73 mg/dL (VR: 13-43); colesterol total = 240 mg/dL; colesterol HDL= 48 mg/dL; colesterol LDL = 116 mg/dL; triglicerídeos = 380 mg/dL; hemoglobina = 8,4 g/dL (VR: 12-15); hematócrito = 30% (VR: 35-44); VCM = 78 fL (VR: 81-99); TGO = 35 U/L (VR: até 34); TGP = 78 U/L (VR: até 55).

■ *Quanto às opções de tratamento para esta paciente, é possível afirmar que:*

I – Deve-se manter a terapia atual, pois a paciente está com a HbA1c dentro da meta desejada (< 7%).

II – Adicionar pioglitazona (30 mg/dia) seria seguro e eficaz.

Pâncreas Endócrino

235

III – Adicionar exenatida (5 µg, duas vezes ao dia), por via subcutânea (SC) possibilitaria controle adequado da glicemia de jejum e pós-prandial.

IV – Acrescentar insulina Aspart bifásica (duas vezes ao dia) seria útil para melhorar o controle glicêmico.

    a) Todas as opções terapêuticas estão adequadas.

    b) Apenas o item IV está correto.

    c) Somente o item I está incorreto.

    d) Somente os itens III e IV estão corretos.

Comentários:

A metformina (MET) não deve ser usada em pacientes com condições que impliquem risco aumentado para acidose láctica como disfunção renal (creatinina > 1,4 mg/dL em mulheres e > 1,5 mg/dL em homens). A pioglitazona (PGZ) deve ser usada com cautela em pacientes com insuficiência renal, uma vez que o risco de retenção hídrica, edema e descompensação cardíaca (insuficiência cardíaca e edema agudo pulmonar) é maior nessa situação. Outros eventuais inconvenientes da terapia com PGZ são ganho de peso e anemia (na maioria das vezes, dilucional). Portanto, excesso ponderal, anemia e disfunção renal são dados que tornam problemático o emprego da PGZ nesta paciente.

Nesta paciente, o nível da HbA1c possivelmente está falsamente diminuído, devido à perda sanguínea pelo trato gastrintestinal, causada pela angiodisplasia. Nessa situação, a frutosamina pode ser um método alternativo para avaliar o controle glicêmico.

A adição de exenatida poderia ser uma alternativa bastante válida, uma vez que ela tem mecanismo de ação bastante abrangente (estimula a secreção de insulina, inibe a de glucagon, retarda o esvaziamento gástrico e ajuda na perda ponderal por seu efeito sacietógeno), possibilitando redução tanto da glicemia de jejum (GJ) como da glicemia pós-prandial (GPP). Tem como inconvenientes maiores o fato de ser muito cara, causar náuseas e necessitar de duas aplicações diárias. Uma preparação para aplicação única semanal vem sendo testada. Liraglutida, outro análogo do GLP-1, aplicada uma vez ao dia SC, é mais bem tolerada e mais eficaz do que a exenatida. A insulina Aspart bifásica poderia ser outra opção bastante útil. Esse análogo insulínico corresponde à mistura da insulina Aspart (de ação ultrarrápida) com Aspart protamina (de ação intermediária). Portanto, ela propicia controle tanto da GJ como da GPP. É geralmente administrada duas vezes ao dia.

☑ ***Resposta: D.***

Referências: 254, 255, 311 e 313.

Mulher de 32 anos de idade foi internada em serviço de Endocrinologia para investigação de possível hipoglicemia. Foi submetida ao teste do jejum prolongado e, 3 horas após o início deste, apresentou grave episódio hipoglicêmico (glicemia de 26 mg/dL), associado a níveis elevados de insulina (32 mUI/L; VR: 2-19) e peptídeo C (8,6 ng/mL; VR: 0,98-4,39). Tais achados, compatíveis com o diagnóstico de insulinoma, levaram à realização de ultrassonografia (US) transabdominal, que não identificou nenhuma tumoração pancreática.

Qual dos procedimentos abaixo seria mais acurado na detecção de um eventual insulinoma?

a) Tomografia computadorizada (TC).
b) Ressonância magnética (RM).
c) US pancreática endoscópica pré-operatória (USEPO).
d) US transoperatória (USTO).
e) Todos os métodos têm acurácia comparável.

Comentários:

Uma vez feito o diagnóstico de insulinoma, a segunda etapa consiste em localizar o tumor para que seja possível sua ressecção eficaz. Em virtude do pequeno tamanho habitual dos insulinomas (75% medem menos de 3 cm e 25%, menos de 1 cm), US, TC e RM têm baixa sensibilidade na detecção desses tumores. Em três grandes séries, o tamanho dos tumores variou de 0,1 a 7 cm (média de 1,5 cm). Em diversos estudos, as taxas de sucesso na localização dos insulinomas com TC e RM foram de 17 a 73% e 7 a 45%, respectivamente. Entretanto, dados mais recentes mostraram que a TC identificou 70 a 80% dos insulinomas, sendo esse percentual de aproximadamente 85% com a RM (Cryer e cols., 2009).Tanto a RM como a TC são também bastante eficazes na localização de metástases. A US transabdominal é altamente operador--dependente e sua acurácia, amplamente variável (13% a 67%). A USEPO e a USTO são mais sensíveis do que a US transabdominal, mas em nosso meio ainda é limitado o número de médicos com experiência nessas técnicas. A acurácia da USEPO situa-se entre 60 e 90%, porém depende da localização do tumor e da experiência/habilidade de quem realiza o exame. A USTO tem sido considerada o método mais sensível e específico, possibilitando a localização de 75 a 100% dos insulinomas. À palpação do pâncreas durante a cirurgia, consegue-se identificar 42 a 95% dos tumores, ao passo que a combinação da palpação com a USTO pode propiciar uma sensibilidade próxima de 100%, na experiência de alguns cirurgiões.

A sensibilidade diagnóstica da cintilografia com ^{111}In-pentetreotida (OctreoScan®) é de aproximadamente 50%, porém, em um estudo, chegou a 75%. Nos casos não visualizados por TC ou RM, o uso da tomografia com emissão de pósitrons (PET) com fluoreto-18-L-di-hidroxifenilalanina (18F-DOPA) parece promissor.

☑ **Resposta: C.**

Referências: 225 e 319.

Mulher de 38 anos de idade fez avaliação bioquímica em 2003, a qual se mostrou normal. Um ano depois, foi diagnosticada como portadora de diabetes melito (DM) tipo 2. Durante 20 meses permaneceu com controle glicêmico satisfatório por meio de terapia anti--hiperglicêmica oral (TAHO). Nos últimos 6 meses observou-se aumento crescente da HbA1c e das glicemias de jejum e pós-prandial, a despeito do uso de terapia tríplice oral com metformina (2 g/dia), glimepirida (4 mg/dia) e pioglitazona (45 mg/dia). Outros exames revela-

Pâncreas Endócrino

ram os seguintes resultados: função tireoidiana, hemograma, sumário de urina e radiografia de tórax, normais; peptídeo C = 0,5 ng/mL (basal) e 0,8 ng/mL (após glucagon); anticorpo anti-GAD = 8,2 U/mL (VR: < 1,0). A normalização da glicemia e da HbA1c foi restaurada após a introdução de insulinoterapia (Glargina pela manhã + Glulisina pré-prandial).

- **Entre as opções abaixo, qual a mais provável para justificar a perda do controle glicêmico em virtude da TAHO?**

  a) Diabetes tipo LADA.
  b) Diabetes tipo 1.
  c) Falência secundária aos hipoglicemiantes orais.
  d) Diabetes tipo MODY 3.
  e) Existem duas alternativas corretas.

Comentários:

A idade da paciente e a resposta satisfatória inicial à TAHO falam contra o DM tipo 1 e são indicativas do diagnóstico de DM tipo 2 (DM2), com posterior falência secundária aos hipoglicemiantes orais. Entretanto, a necessidade precoce de insulinoterapia, a presença de anticorpos anti-GAD em títulos elevados e os níveis baixos de peptídeo C apontam para o diagnóstico de diabetes LADA (*Latent Autoimmune Diabetes in Adults*). Trata-se de um diabetes autoimune, de instalação insidiosa, em que a destruição das células β é mais lenta do que a observada no DM tipo 1. No DM2, os valores basais e pós-glucagon do peptídeo C excedem, respectivamente, 0,9 e 1,8 ng/mL.

☑ **Resposta: A.**

Referências: 254, 318 e 320.

Em mulher de 28 anos de idade, com IMC de 26,8 kg/m², foi diagnosticado diabetes gestacional na 28ª semana de gestação (glicemia de jejum [GJ] = 112 mg/dL e glicemia de 2 horas no TOTG com 75 g de glicose anidra = 170 mg/dL). A paciente foi submetida a modificações no estilo de vida (MEV) e, após 15 dias, submeteu-se a um perfil glicêmico que revelou: GJ = 100 mg/dL; glicemia 2 h após o desjejum = 134 mg/dL; glicemia 2 h após o almoço = 124 mg/dL; glicemia 2 h após o jantar = 125 mg/dL; HbA1c = 7,2%.

- **Entre as opções terapêuticas abaixo, qual (ou quais) seria(m) útil(eis) para a paciente?**

  a) Mantê-la somente com as MEV.
  b) Iniciar insulina NPH.
  c) Iniciar metformina.
  d) Iniciar glibenclamida.
  e) Existe mais de uma opção terapêutica correta.

Comentários:

Esta gestante com sobrepeso, glicemia de jejum alterada e HbA1c de 7,2% parece ter realmente diabetes gestacional, que normalmente se manifesta após a 24ª semana de gravidez. Apesar de ter melhorado o controle glicêmico com modificações de estilo de vida, os valores de glicemia obtidos ainda estão fora das metas sugeridas para o DMG: 90 mg/dL em jejum, 130 mg/dL 1 h pós-prandial e 120 mg/dL 2 h pós-prandial. A hemoglobina A1c normal na gestação é em torno de 5%. Assim, a melhor conduta seria iniciar tratamento medicamentoso, utilizando doses pequenas de insulina NPH, 10 U antes do café da manhã e ao deitar (em torno de 0,5 U/kg de peso atual), ou com metformina, 500 mg duas vezes ao dia.

Seria interessante uma avaliação da circunferência abdominal fetal (CAF) pela ultrassonografia, a qual forneceria uma informação a mais de que realmente essa hiperglicemia já estaria afetando o concepto, caso a CAF estivesse acima do percentil 75.

A partir do ano de 2010, de acordo com as recomendações da Sociedade Brasileira de Diabetes e da American Diabetes Association, o diagnóstico de diabetes gestacional (DMG) deve ser obtido pelo teste oral de tolerância à glicose (TOTG) com sobrecarga de 75 g de glicose anidra, utilizando-se os seguintes parâmetros: (1) glicemia de jejum = 92 mg/dL; (2) glicemia 1 hora após sobrecarga de glicose = 180 mg/dL e (3) glicemia 2 horas após sobrecarga = 153 mg/dL. Um valor alterado já define o diagnóstico de DMG.

☑ *Resposta: E.*

Referências: 236 e 321 a 323.

Mulher de 35 anos de idade, portadora de diabetes tipo 2, submeteu-se à cesariana na 38ª semana de gestação. Ao longo da gravidez, ela fez uso das insulinas NPH e Regular. No entanto, ela pretende voltar ao tratamento com medicamentos orais. Quando engravidou, a paciente tomava metformina (850 mg, duas vezes ao dia) e glimepirida (4 mg/dia) e sua HbA1c era de 6,9%. A paciente também pretende amamentar seu bebê por, pelo menos, 6 meses.

■ *Nesse período, seu tratamento deverá ser feito:*

a) De preferência, apenas com insulina NPH, adicionando-se, se necessário, as insulinas Regular, Lispro ou Aspart.

b) Apenas com as insulina NPH, Glargina ou Detemir, acrescentando-se, se necessário, as insulinas Regular, Lispro ou Aspart.

c) Com insulinas e/ou qualquer classe de hipoglicemiante oral.

d) Com o esquema utilizado antes da gravidez, *a priori*.

e) Existe mais de uma opção terapêutica correta.

Comentários:

As gestantes diabéticas não têm contraindicações à amamentação; pelo contrário, devem amamentar em função dos benefícios para o recém-nascido e para o retorno ao peso pré-gravidez da mãe. O controle do diabetes pode ser difícil em alguns casos, com episódios de hiper- e hipoglicemia, porém a terapêutica mais recomendada é constituída pelas insulinas NPH e Regular humanas. Os casos de hipoglicemia tendem a ocorrer 1 hora após a amamentação e devem ser evitados, pois a liberação de adrenalina nas hipoglicemias pode resultar em diminuição na produção e ejeção de leite. Os análogos de curta duração Lispro e Aspart podem ser utilizados com segurança, mas ainda não existem trabalhos com grande número de casos com os de longa duração Glargina e Detemir, nem com a Glulisina. A glimepirida não é recomendada na gestação e lactação por falta de literatura que comprove sua segurança. Os antidiabéticos orais metformina e glibenclamida não passam para o leite materno em quantidades significativas. Assim, alguns autores recomendam seu uso durante a lactação, apesar de existirem poucos dados na literatura.

☑ **Resposta: A.**

Referências: 324 a 326.

C.F.P., sexo feminino, 31 anos de idade, foi encaminhada ao endocrinologista por causa de diabetes melito (DM) e dislipidemia, diagnosticados 3 anos antes. Nos últimos 2 anos, vem sendo tratada com glimepirida (4 mg/dia) e metformina (2 g/dia), sem obter controle glicêmico satisfatório. Refere irregularidades menstruais, com ciclos menstruais de duração variável (às vezes, passa 2-3 meses sem menstruar). No momento, está em uso de contraceptivo oral. Ao *exame físico*: altura= 1,56 m; IMC = 24,3 kg/m^2. Chamam a atenção a aparente hipertrofia muscular em tronco e membros e veias salientes (flebomegalia) nos membros superiores, além de face de lua cheia (Fig. 8.1). PA = 140/90 mmHg. Adicionalmente, havia acantose nígrica na regiões axilar direita e retrocervical. Circunferência abdominal de 79 cm. Sem estrias violáceas ou hirsutismo. *Exames laboratoriais*: glicemia de jejum = 244 mg/dL; HbA1c = 9,8% (VR: 4-6); colesterol total = 170 mg/dL; triglicerídeos = 440 mg/dL; HDL-c = 26 mg/dL; TGP = 78 U/L (VR: até 55): TGO = 51 U/L (VR: até 34). Função tireoidiana, testosterona e prolactina, normais. Cortisol salivar à meia-noite, normal. Cortisol sérico após supressão noturna com 1 mg de dexametasona (DMS) = 3,2 µg/dL (normal, < 1,8). Ultrassonografia (US) abdominal mostrou esteatose hepática, ao passo que US transvaginal revelou ovários policísticos.

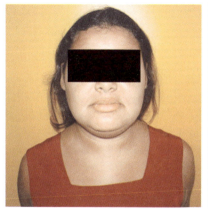
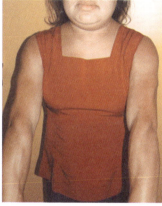

Fig. 8.1 ▪ Características da paciente. Chamam a atenção a aparente hipertrofia muscular em tronco e membros, veias salientes, além de face arredondada, com queixo duplo.

Pâncreas Endócrino

■ Qual o diagnóstico mais provável?

a) Lipodistrofia parcial familiar, variante de Dunnigan.
b) Síndrome de Cushing.
c) Síndrome dos ovários policísticos.
d) Síndrome de Seip-Berardinelli.
e) Existe mais de uma opção correta.

Comentários:

Trata-se de um caso de diabetes melito em paciente jovem com estigmas de resistência insulínica (acantose nígrica), sem resposta favorável à combinação de dois agentes antidiabéticos orais. O fenótipo da paciente é muito sugestivo do diabetes lipoatrófico, que se caracteriza por resistência insulínica grave e hiperinsulinemia, associadas com lipoatrofia, lipodistrofia e hipertrigliceridemia. A aparente hipertrofia muscular é consequência da quase completa ausência de tecido adiposo. Existem pelo menos duas formas genéticas: a lipodistrofia parcial familiar e a síndrome de Seip--Berardinelli (SSB). A primeira seria a doença da paciente em questão. Ela se manifesta por lipoatrofia parcial, com acúmulo de gordura na face, tem herança autossômica dominante e é causada por mutações no gene lamin A/C (ou LMNA).

A SSB, também chamada de lipoatrofia generalizada congênita, decorre de mutações nos genes BSCL2 ou AGPAT2, é transmitida de modo autossômico recessivo e tem como manifestações comuns acantose nígrica, esteatose com hepatomegalia (com ou sem esplenomegalia) e crescimento linear excessivamente alto. Aspectos acromegaloides, cardiomiopatia, hipertensão e retardo mental podem também estar presentes. Nas mulheres, achados adicionais incluem clitorimegalia, hirsutismo, ovários policísticos e fertilidade reduzida.

A não supressão no teste de supressão com 1 m de DMS deveu-se ao aumento do globulina carreadora do cortisol (CBG), induzido pelo estrogênio contido no contraceptivo oral.

A paciente em questão foi tratada com a combinação de dois sensibilizadores da insulina (metformina e pioglitazona) e um inibidor da DPP-4, o que resultou em redução da HbA1c para 6,9%. No entanto, após 2 anos, verificou-se novo descontrole metatólico e fez-se necessária a introdução de insulinoterapia.

☑ **Resposta: E.**

Referências: 327 a 329.

Paciente do sexo feminino, 25 anos de idade, queixa-se de excesso de peso e irregularidades menstruais desde a menarca, que vêm se intensificando. Refere história familiar de hipertensão arterial sistêmica (HAS), diabetes tipo 2 (DM2) e muitos casos de doença cardiovascular (DCV). Informa que aos 16 anos, por conta das irregularidades menstruais, procurou ginecologista, que prescreveu contraceptivo oral (CO), com regularização de sua menstruação. No entanto, 6 meses após o início do uso do CO, apresentou quadro de trombose venosa profunda (TVP), que regrediu após tratamento adequado. Os ciclos se tornaram cada vez mais irregulares, com variação de até 10 dias entre eles. Iniciou vida sexual

Pâncreas Endócrino

241

aos 19 anos; informa que eventualmente usa métodos de barreira. Ao *exame físico*: altura = 160 cm; peso = 76 kg; cintura = 92 cm; quadril = 96 cm; PA = 130 × 90 mmHg; presença de acantose nígrica em região cervical, axilas e virilhas. Índice de Ferriman-Gallwey = 16 (VR: < 8). Restante do exame físico, sem anormalidades. Traz consigo os seguintes *exames laboratoriais*: testosterona total = 140 ng/dL (VR: 60 a 100); 17-OH-progesterona (17-OHP), PRL e TSH, normais; glicemia de jejum = 104 mg/dL (VR: 70-99); colesterol total = 250 mg/dL; HDL-c = 30 mg/dL; triglicerídeos = 250 mg/dL.

■ **Sobre o diagnóstico desta paciente, é possível afirmar que:**

a) Trata-da da síndrome dos ovários policísticos (SOP).

b) O diagnóstico de SOP só poderá ser firmado se a US pélvica mostrar um ou ambos os ovários com mais de 10 cm³ ou a presença de 12 ou mais folículos entre 2 e 9 mm de diâmetro.

c) Para se firmar o diagnóstico de SOP é imprescindível que a relação LH/FSH esteja > 3 com o sangue colhido no 8º dia do ciclo menstrual.

d) Para se firmar o diagnóstico de SOP é imprescindível que a relação LH/FSH esteja > 3 com o sangue colhido em qualquer dia do ciclo menstrual.

e) O diagnóstico mais provável é o de hiperplasia adrenal congênita (HAC).

Comentários:

As alterações consideradas importantes para o diagnóstico de SOP são: (1) irregularidades menstruais com ciclos com pelo menos 4 dias de diferença entre eles, ou períodos de amenorreia ou evidência de ciclos anovulatórios; (2) hiperandrogenismo clínico ou laboratorial e (3) alterações ultrassonográficas como as descritas na opção "b". De acordo com o Consenso de Roterdã, bastam duas dessas alterações para que o diagnóstico de SOP seja firmado. Atualmente, a relação LH/FSH caiu em desuso. A possibilidade de HAC é remota, tanto pela história da paciente como pela dosagem normal da 17-OHP.

☑ **Resposta: A.**

Referências: 163 e 179.

A paciente foi submetida a um teste de tolerância oral à glicose (TOTG), que revelou glicemia 2 horas após 75 g de glicose anidra de 156 mg/dL, enquanto sua HbA1c foi de 5,9%.

■ **Podemos afirmar que:**

a) Ela é portadora de diabetes melito (DM).

b) Ela é portadora de tolerância alterada à glicose (IGT).

c) A paciente tem tolerância normal à glicose.

d) O TOTG era desnecessário.

e) A dosagem da HbA1c não tem valor para o diagnóstico do DM.

Comentários:

De acordo com os critérios atualmente aceitos, toda pessoa com glicemia de jejum ≥ 100 e <126 mg/dL deve ser submetida ao TOTG. Quando o valor da glicemia pós-carga encontra-se entre 140 e 199 mg/dL, o paciente é diagnosticado como tendo IGT ou pré-diabetes. Valor igual ou superior a 200 mg/dL firma o diagnóstico de DM. Recentemente foi proposta a utilização da dosagem da HbA1c para auxiliar o diagnóstico do DM: valores < 5,7% seriam normais; cifras entre 5,7 e 6,4% indicariam IGT ou pré-diabetes, enquanto níveis ≥ 6,5% seriam indicativos de DM. Apesar de promissora, a dosagem de HbA1c ainda não é consensual entre as várias sociedades internacionais.

☑ *Resposta: B.*

Referências: 163, 179 e 330.

Paciente portadora de SOP desenvolveu diabetes gestacional na 30ª semana de gestação. A paciente respondeu inicialmente ao tratamento não medicamentoso. No entanto, após 4 semanas, as glicemias de jejum estavam > 110 e as glicemias pós-prandiais > 140 mg/dL. IMC = 23,8 kg/m².

■ *Neste caso, deveríamos:*

a) Diminuir o valor calórico total da dieta da paciente.
b) Iniciar insulina NPH.
c) Iniciar metformina.
d) Prescrever glibenclamida.
e) Prescrever pioglitazona.

Comentários:

Esta é uma questão difícil de responder por conta do atraso da liberação no Brasil de medicamentos orais para o controle do diabetes durante a gestação. O projeto Diretrizes da SBD, que segue necessariamente a legislação brasileira, recomenda a insulinização se, após 3 semanas de dieta, a paciente apresentar glicemia de jejum > 95 mg/dL ou pós-prandial 1 hora após a alimentação > 140 mg/dL. Diminuir ainda mais o VCT da dieta da paciente não seria uma boa medida, uma vez que ela já apresenta IMC < 25 kg/m². O uso de pioglitazona é contraindicado em gestantes. A glibenclamida tem sido usada e se mostrado, pelo menos, tão eficiente quanto a insulina. No entanto, a melhor opção seria a metformina, uma vez que esta, ao diminuir a resistência insulínica, melhora a atividade da aromatase placentária, impedindo a passagem de andrógenos maternos para o feto, principalmente se for do sexo feminino. Além disso, vários estudos têm mostrado que a metformina diminui a letalidade embriônica em mulheres com SOP, principalmente quando existem doenças tromboembólicas associadas. Por estes motivos, é provável que dentro de meses, ou no máximo em poucos anos, a resposta correta mude de "b" para "c".

☑ *Resposta: B.*

Referências: 334 a 336.

Homem de 80 anos de idade, 1,70 m, foi encaminhado ao endocrinologista devido a hiperglicemia e dislipidemia, diagnosticadas alguns meses antes. Após 4 meses de mudanças do estilo de vida (MEV), apresentava-se com 68,2 kg e índice de massa corpórea (IMC) de 23,8 kg/m². PA = 140/80 mmHg (em uso de ramipril, 5 mg/dia). Ausculta cardiopulmonar sem nada digno de nota. Na ocasião submeteu-se a nova avaliação bioquímica, que revelou: glicemia de jejum = 163 mg/dL; HbA1c = 7,5%; colesterol total = 240 mg/dL; colesterol HDL = 40 mg/dL; colesterol LDL = 150 mg/dL; triglicerídeos = 250 mg/dL; creatinina = 0,8 mg/dL; ureia = 35,3 mg/dL.

- **■ Sobre o tratamento deste paciente, é possível afirmar que:**

  I – Metformina deve ser evitada em razão da idade avançada do paciente.
  II – Vildagliptina, glimepirida e metformina seriam igualmente seguras.
  III – Deve-se procurar manter a HbA1c < 6,5%.
  IV – O ideal seria insistir nas MEV.
  V – Não é necessário utilizar estatinas, em função da faixa etária do paciente.
  - **a)** Todos os itens estão incorretos.
  - **b)** Apenas o item IV está incorreto.
  - **c)** Somente os itens II e III estão corretos.
  - **d)** Apenas o item II está correto.
  - **e)** Somente o item IV está correto.

Comentários:

Metformina é o medicamento padrão para o tratamento do diabetes tipo 2 e deve ser introduzida juntamente com as MEV. É eficaz em monoterapia ou em combinação e usualmente é bem tolerada; contudo, pelo menos 5% dos pacientes não toleram a medicação em virtude de seus efeitos adversos gastrintestinais. Na ausência de contraindicações, isto é, situações que predisponham à acidose láctica (complicação mais temida da metformina, porém muito rara), o fármaco pode ser utilizado em qualquer faixa etária. As preparações de liberação estendida são mais bem toleradas e têm ação mais prolongada, sendo, portanto, preferíveis. Glimepirida é uma sulfonilureia de segunda (ou terceira) geração, bastante eficaz e administrada em dose única diária. Em relação à metformina e aos inibidores da DPP-4, tem o inconveniente de causar hipoglicemias, as quais são potencialmente mais perigosas em idosos.

As metas para o LDL-c entre diabéticos são níveis < 100 mg/dL. Estatinas são os fármacos mais eficazes em reduzir o LDL-c, sendo seus benefícios também demonstrados entre os idosos.

Os níveis ideais de HbA1c em pacientes diabéticos mais idosos ainda são motivo de controvérsia, particularmente naqueles com alto risco cardiovascular e doença de longa duração. No estudo ACCORD, nessa população, observou-se aumento da mortalidade cardiovascular quando se almejaram valores de HbA1c < 6,5%. A causa real desse inesperado desfecho não ficou estabelecido, mas foi atribuída à maior ocorrência de hipoglicemias. Assim, para pacientes com as características citadas, o mais recomendado seria objetivar níveis de HbA1c < 7%.

☑ *Resposta: A.*

Referências: 254, 255, 337 e 338.

Mulher de 54 anos de idade sabe ter diabetes tipo 2 (DM2) há aproximadamente 15 anos. Queixa-se de intenso queimor e dor nas pernas, que se agravam à noite. Refere também ter bexiga neurogênica, glaucoma e hipertensão. É tratada com insulina NPH (40 U pela manhã e 20 U à noite). Também faz uso de losartana (50 mg/dia), indapamida SR (1,5 mg), AAS (100 mg/dia) e sinvastatina (20 mg/dia). Ao *exame físico*: IMC = 24,8 kg/m²; PA = 140 × 90 mmHg. *Exames laboratoriais*: glicemia de jejum = 122 mg/dL; HbA1c = 7,5% (VR: 4,8-5,9); creatinina = 1,2 (VR: 0,7-1,3); ureia = 36 mg/dL (VR: 15-40); colesterol total = 182 mg/dL; HDL-c = 38 mg/dL; LDL-c = 98 mg/dL; triglicerídeos = 230 mg/dL; sumário de urina, sem glicosúria ou proteinúria.

■ **Qual a opção menos apropriada para a aliviar a sintomatologia apresentada pela paciente?**

a) Gabapentina.
b) Amitriptilina.
c) Ácido tióctico (α-lipoico).
d) Duloxetina.
e) Pregabalina.

Comentários:

Diversas medicações, com mecanismos distintos, têm sido propostas para o tratamento da neuropatia diabética (ND) dolorosa. De acordo com as novas diretrizes da Associação Latino-americana de Diabetes (ALAD) para a ND (NeurALAD), as medicações consideradas de primeira linha para a polineuropatia diabética (PND) sintomática são os moduladores dos canais de cálcio, representados pelos anticonvulsivantes gabapentina e pregabalina, os antidepressivos tricíclicos (p. ex., amitriptilina, nortriptilina etc.) e a duloxetina (inibidor da recaptação da serotonina e noradrenalina). Além disso, o ácido tióctico (α-lipoico), um potente antioxidante, é recomendado para a PND com e sem deformidades, sintomática ou não. Por outro lado, a amitriptilina, em função de seus efeitos anticolinérgicos, está contraindicada em pacientes com glaucoma e bexiga neurogênica, como é o caso da paciente em questão.

☑ **Resposta: B.**

Referências: 316 e 339.

A.D.F., sexo feminino, 55 anos de idade, sabe ter diabetes tipo 2 há 10 anos. Vem em uso de rosuvastatina (10 mg/dia), AAS (100 mg/dia), metformina (2g/dia) e gliclazida MR (90 mg/dia). Submeteu-se à angioplastia 2 anos atrás. Há 2 meses, em avaliação oftalmológica, foi diagnosticada retinopatia proliferativa. *Exames laboratoriais*: glicemia de jejum = 112 mg/dL; HbA1c = 6,9% (VR: 4,8-5,9); creatinina = 0,9 (VR: 0,4-1,3); colesterol total = 182 mg/dL; HDL-c = 49 mg/dL; LDL-c = 98 mg/dL; triglicerídeos (TG) = 230 mg/dL; sumário de urina, sem glicosúria ou proteinúria. TSH, normal.

Pâncreas Endócrino

■ Sobre o tratamento desta paciente, é possível afirmar que:

I – O AAS deve ser suspenso em função do risco de hemorragia retiniana, devido à RDP.

II – A dose da rosuvastatina deve ser aumentada para 40 mg/dia.

III – A dose da rosuvastatina está adequada, já que os níveis de LDL-c estão < 100 mg/dL.

IV – O uso de fenofibrato deve ser considerado, visando alcançar TG < 150 mg/dL.

    a) Existe apenas um item incorreto.

    b) Apenas o item II está correto.

    c) Somente os itens II e IV estão corretos.

    d) Apenas os itens III e IV estão corretos.

    e) Todos os itens estão incorretos.

Comentários:

Na população diabética, as metas lipídicas ideais incluem LDL-c < 100 mg/dL e TG < 150 mg/dL. Em pacientes com doença cardiovascular estabelecida, a meta para o LDL-c são níveis < 70 mg/dL. Por isso, para a paciente em questão seria necessário aumentar a dose da rosuvastatina (40 mg/dia) e, se necessário, adicionar 10 mg de ezetimiba. Se com essa mudança os TG permanecerem elevados, estará indicada a introdução de um fibrato, de preferência o fenofibrato (200 mg/dia).

O uso de AAS em pacientes com RDP não implica risco aumentado de hemorragia retiniana.

☑ *Resposta: C.*

Referências: 236, 237, 254 e 255.

Mulher de 59 anos de idade, com diagnóstico de diabetes tipo 2 há 4 anos, vem sendo tratada com metformina XR (750 mg/dia) e glimepirida (2 mg/dia), mas tem se queixado de frequentes episódios de hipoglicemia. Há 2 anos teve episódio de pancreatite aguda. Ao *exame físico*: PA = 130/85 mmHg; IMC = 26,7 kg/m². *Exames laboratoriais*: glicemia de jejum = 125 mg/dL; glicemia pós-prandial = 139 mg/dL; HbA1c = 6,5%; colesterol total = 330 mg/dL; triglicerídeos = 730 mg/dL; ureia, creatinina e amilase, normais. TGO = 12 U/L (VR: até 34); TGP = 35 U/L (VR: até 55).

■ Qual é a melhor conduta para este caso?

    a) Substituir glimepirida por vildagliptina (100 mg/dia).

    b) Substituir glimepirida por pioglitazona (30 mg/dia).

    c) Substituir glimepirida por exenatida (10 µg/dia).

    d) Todas as condutas supracitadas são igualmente eficazes e seguras.

    e) Apenas as opções "a" e "b" estão corretas.

Comentários:

Vildagliptina, sitagliptina e saxagliptina, entre outros, são potentes inibidores seletivos da enzima dipeptidil-peptidase-4 (DPP-4), que inativa o GLP-1 (*glucagon-like peptide-1*). Esses medicamentos aumentam os níveis séricos de GLP-1 (diminuídos nos pacientes com DM tipo 2), o que resulta em aumento glicose-dependente de insulina e diminuição da secreção de glucagon. Não causam hipoglicemia e têm efeito neutro sobre o peso corporal.

Pioglitazona é um sensibilizador de insulina e não causa hipoglicemia; seu principal inconveniente é induzir ganho ponderal.

A exenatida é um análogo do GLP-1 cuja adição poderia ser uma alternativa bastante válida para esta paciente, uma vez que ela tem mecanismo de ação bastante abrangente, possibilitando redução tanto da GJ como da GPP. Além disso, reduz o peso e não causa hipoglicemias. No entanto, como foram descritos cerca de 30 casos de pancreatite em pacientes tratados com exenatida, tem sido sugerido evitar a medicação em pacientes com antecedentes de pancreatite.

☑ *Resposta: E.*

Referências: 254, 255, 310 e 311.

Mulher de 26 anos de idade, com IMC de 23,4 kg/m², foi diagnosticada como portadora de diabetes tipo 1 há 4 anos. Desde então vinha em uso de insulina Glargina (pela manhã) e insulina Lispro (pré-prandial). Nos últimos 12 meses, tem se mantido com satisfatório controle glicêmico e HbA1c oscilando entre 5,8% e 6,2%. Há alguns dias a paciente descobriu estar grávida e os exames iniciais mostraram glicemia de jejum (GJ) de 98 mg/dL, glicemia 2 h após o almoço = 124 mg/dL, HbA1c = 6,1% e função tireoidiana normal.

■ *Objetivando manter o bom controle glicêmico da paciente, na prevenção das complicações materno-fetais ao longo da gestação, dever-se-ia:*

a) Manter o atual esquema terapêutico.
b) Trocar o atual esquema terapêutico por NPH + Regular.
c) Trocar Glargina por NPH e manter Lispro.
d) Trocar Glargina por Detemir e Lispro por Aspart.
e) Existe mais de uma opção terapêutica correta.

Comentários:

Classicamente, as insulina NPH e Regular são as opções de escolha para tratamento de gestantes diabéticas (Metger e cols., 2007). No entanto, os dados clínicos e experimentais sobre os análogos de ação ultrarrápida Lispro e Aspart sugerem fortemente que eles não têm efeitos adversos maternos ou fetais durante a gravidez em mulheres com diabetes gestacional e pré-gestacional. Além disso, seu uso resulta em melhor controle glicêmico pós-prandial, menos

Pâncreas Endócrino

episódios de hipoglicemia e maior satisfação das pacientes, em comparação à insulina Regular (Jovanovic & Pettitt, 2007). Atualmente, ainda não existem dados publicados sobre o uso da Glulisina na gravidez (Torlone e cols., 2009).

Com relação aos análogos de ação prolongada (Glargina e Detemir), embora existam estudos mostrando sua eficácia e segurança, ainda são necessários dados mais consistentes que comprovem sua segurança na gestação. Até recentemente, encontravam-se disponíveis na literatura os resultados de cerca de 335 gestações com diabetes tipo 1 em que se usou Glargina, mostrando uma incidência de malformação congênita semelhante à obtida com a insulina humana (Torlone e cols., 2009). Da mesma maneira, estudos em camundongos e coelhos não mostraram ser a Glargina teratogênica (Hofmann e cols., 2002). Existe também o relato de um pequeno número de gestantes tratadas com a Detemir, sem aparentes efeitos danosos sobre o feto (Lapolla e cols., 2009; Sciacca e cols., 2010).

☑ **_Resposta: E._**

Referências: 340 a 345.

Capítulo 9
Distúrbios Endócrinos e Metabólicos Variados

Lucio Vilar ■ Annamaria Colao ■ Ashley Grossman ■ Rosario Pivonello
Moisés Mercado ■ Ernesto Sosa ■ Alessia Cozzolino ■ Josivan G. Lima
Lucia Helena C. Nóbrega ■ Viviane Canadas ■ Bárbara Gomes
Cláudio H. F. Vidal ■ Lucia Helena C. Lima ■ Monalisa F. Azevedo ■ Eliane Moura
Ana Paula Dias R. Montenegro ■ Ana Rosa P. Quidute ■ Virgínia O. Fernandes
Renan M. Montenegro Jr.

Uma mulher de 26 anos de idade apresentou-se com queixas de polidipsia, poliúria, galactorreia, amenorreia secundária e ganho de peso havia 8 meses. Sua história médica incluía anemia crônica e xantomas mucocutâneos generalizados (Fig. 9.1). Os *exames laboratoriais* mostraram níveis normais de glicemia, creatinina, eletrólitos e perfil lipídico. A avaliação hormonal revelou prolactina (PRL) de 84,5 ng/mL (VR: 2,8-29,2) e níveis normais de TSH, T_4 livre, FSH, LH, estradiol e cortisol matinal. A densidade urinária era de 1002 (VR: 1005-1030). Uma investigação posterior incluiu um teste de privação hídrica, cujos resultados foram compatíveis com diabetes insípido (DI) neurogênico parcial. Uma ressonância magnética do encéfalo mostrou espessamento da haste hipofisária (Fig. 9.2).

Uma biópsia da pele foi realizada para confirmar o diagnóstico. O exame histológico de xantomas ressecados revelou infiltrações densas dos espaços interstiais por células espumosas histiocíticas contendo múltiplos vacúolos lipídicos.

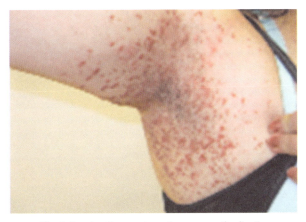

Fig. 9.1 ■ Lesões xantomatosas na axila direita.

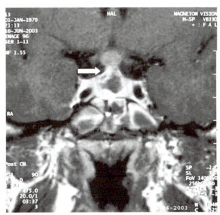

Fig. 9.2 ■ Imagem por RM, corte coronal em T1, mostrando espessamento da haste hipofisária (*seta*).

■ I – Qual o diagnóstico mais provável?

a) Doença de Hand-Schüller-Christian.
b) Sarcoidose.
c) Granuloma eosinofílico.
d) Doença de Letterer-Siwe.
e) Xantoma disseminado.

■ II – Como esta paciente deveria ser tratada?

a) Prednisona (60 mg/dia VO).
b) Pulsoterapia com metilprednisolona.
c) Cabergolina + DDAVP.
d) Cabergolina + DDAVP + estrogenioterapia.
e) Existe mais de uma alternativa correta.

Comentários:

As histiocitoses representam um grupo extenso e heterogêneo de raras desordens decorrentes de alterações na linhagem celular dos monócitos/macrófagos. São geralmente classificadas em histiocitose de células de Langerhans e histiocitose de células não Langerhans, de acordo com as características morfológicas e os marcadores fenotípicos das células comprometidas. Entre as síndromes cutâneas de células não Langerhans, o xantoma disseminado (XD) é a única entidade desse grupo classicamente associada ao diabetes insípido central (DIC).

A paciente em questão tem XD, que se caracteriza por lesões xantomatosas disseminadas em pacientes com valores normais de lipídios no sangue. Três variantes clínicas têm sido descritas: uma forma comum persistente, uma forma progressiva menos comum com acometimento sistêmico e uma rara forma de doença autolimitada. Tipicamente, o XD acomete a pele (dobras cutâneas flexoras e pálpebras), mas pode também se manifestar no sistema nervoso central (SNC), em estruturas oculares, bem como nos tratos respiratório e gastrintestinal. O envolvimento do SNC é caracterizado por hipofisite xantomatosa (HX), que é um processo inflamatório com infiltração da hipófise por histiócitos. Clinicamente, a HX pode mimetizar uma neoplasia hipofisária, como resultado de efeito de massa e disfunção hipotalâmico-hipofisária. DIC ocorre em cerca de 40% dos pacientes com XD. Hiperprolactinemia também é comum.

O XD não tem tratamento específico. A paciente foi tratada com desmopressina, que controlou o DIC, e cabergolina, que normalizou a PRL. Como não houve restauração dos ciclos menstruais, foi instituída reposição hormonal com estradiol e noretisterona.

O prognóstico a longo prazo desta paciente é desconhecido. Na literatura existem relatos de resolução espontânea do XD.

As histiocitoses de células de Langerhans compreendem classicamente três entidades (doença de Letterer-Siwe, doença de Hand-Schüller-Christian e granuloma eosinofílico). Entre essas variantes destaca-se a doença de Hand-Schüller-Christian, caracterizada pela tríade de DIC, exoftalmia e lesões ósseas destrutivas.

☑ *Respostas: (I) E e (II) D.*

Referências: 346 a 350.

Distúrbios Endócrinos e Metabólicos Variados

251

Homem de 38 anos de idade, com síndrome de Cushing ACTH-dependente, sem etiologia ainda definida, desenvolveu um quadro de apendicite aguda. No pós-operatório evoluiu com peritonite, septicemia, agravamento do hipercortisolismo, hipertensão de difícil controle, hiperglicemia e hipocalemia persistente.

- **Qual das opções abaixo seria a mais eficaz para se obter uma redução rápida e segura da cortisolemia neste paciente?**
  a) Cetoconazol.
  b) Adrenalectomia bilateral.
  c) Metirapona.
  d) Etomidato.
  e) Mifepristona.

Comentários:

Neste caso, a melhor opção seria o etomidato. Trata-se de um anestésico, derivado imidazólico, que bloqueia a 11β-hidroxilação do desoxicortisol, promovendo a redução dos níveis séricos do cortisol para os valores médios normais (10 µg/dL) dentro de 10 horas. Mostra-se bastante útil em situações de emergência, na dose de 0,3 mg/kg/h por via intravenosa.

☑ **Resposta: D.**

Referências: 19 e 351.

Homem de 40 anos de idade, com retocolite ulcerativa, foi encaminhado ao endocrinologista em razão de elevação do TSH (12,6 µUI/mL). Referia, na ocasião, piora da fadiga, diminuição do apetite e perda de 7 kg nos últimos 8 meses. No *exame físico*, aparentava estar cronicamente enfermo. A ausculta cardíaca era normal, com pressão arterial de 84/60 mmHg. O restante do exame era normal, exceto pela presença de alopecia universal. O paciente foi submetido a novos *exames laboratoriais*: glicemia = 66 mg/dL; sódio e potássio séricos, normais; TSH = 9,6 µUI/mL (VR: 0,35-5,5); T_4 livre = 0,7 ng/dL (VR: 0,7-1,8); anti-TPO = 860 UI/mL (VR: < 35); cortisol sérico (CS) às 8 h = 0,4 µg/dL (VR: 5-25); CS 30 min após 0,25 mg de ACTH sintético = 2,4 µg/dL (VR: > 18); ACTH = 5,4 e 6,6 pg/mL (VR: < 46); aldosterona plasmática = 6,6 ng/dL (VR: 4,0-31,0); atividade plasmática de renina = 2,8 ng/mL/h (VR: 0,1-4,7). Posteriormente dosaram-se testosterona e IGF-I, cujos valores também estavam normais. A ressonância nuclear magnética (RNM) da região selar não revelou anormalidades.

- **Com relação a este caso, é possível afirmar que:**

  I – O paciente tem síndrome poliglandular autoimune tipo 2.
  II – A insuficiência adrenal secundária do paciente não está relacionada com seus outros problemas clínicos.

III – O paciente deve obrigatoriamente ser tratado com um glicocorticoide e L-tiroxina.
IV – O paciente provavelmente tem hipofisite linfocítica.
   a) Todos os itens estão corretos.
   b) Apenas os itens I e IV estão corretos.
   c) Existe apenas um item incorreto.
   d) Apenas os itens II e III estão corretos.
   e) Apenas o item IV está correto.

Comentários:

A síndrome poliglandular autoimune (SPA) tipo 1 é definida pela presença de, pelo menos, dois dos seguintes componentes: candidíase mucocutânea crônica, hipoparatireoidismo e insuficiência adrenal (IA) primária autoimune. Pacientes com SPA tipo 2 têm IA e doença tireoidiana autoimune (DTA) ou diabetes tipo 1 (ou ambos). Os critérios da SPA tipo 3 incluem DTA associada a outras doenças autoimunes, com exceção da IA primária. A SPA tipo 4 implica a presença de duas ou mais doenças autoimunes órgão-específicas que não estão dentro do contexto das outras variantes de SPA.

A deficiência isolada de ACTH é uma causa rara de IA secundária e um componente ainda mais raro da SPA tipo 3, em que ela é causada pela hipofisite linfocítica (HL) [SPA 3A]. Como aconteceu com o paciente em questão, a deficiência de ACTH pode ser a única anormalidade hormonal hipofisária vista na HL. A imagem da paciente à RNM não era típica de HL, na qual geralmente são evidentes um infundíbulo espessado, uma massa hipofisária ou uma sela parcial ou completamente vazia. No entanto, em 7 a 11% dos casos, o aspecto da hipófise pode ser normal à RNM. Infelizmente, os ensaios para detecção de anticorpos anti-hipofisários não estão comercialmente disponíveis e, portanto, não puderam ser realizados.

Pacientes com IA primária podem se apresentar com elevação de TSH e PRL, que regridem após a reposição do glicocorticoide. O paciente em questão, após a coleta dos exames, foi tratado com prednisona (7,5 mg/dia), o que resultou em melhora acentuada de seu quadro clínico e, após 8 semanas, em normalização do TSH.

Portanto, o caso apresentado refere-se a uma SPA tipo 3, associada a deficiência isolada de ACTH por provável hipofisite linfocítica.

☑ **Resposta: E.**

Referências: 52, 117, 352 e 353.

Um homem de 69 anos de idade sabia ter diabetes tipo 2 e hipertensão há vários anos. Ele procurou o clínico geral, queixando-se de edema acentuado dos membros inferiores, progressiva falta de ar, ortopneia e fraqueza generalizada. Ele também referiu dificuldade de micção, com redução na frequência e no fluxo urinário. Além disso, relatou piora do controle de seu diabetes e pressão arterial (PA) durante o ano anterior, com o aumento da necessidade de insulina e de maior quantidade de agentes anti-hipertensivos. Ao *exame físico*: IMC = 33,2 kg/m²; PA = 160/100 mmHg. Ausculta cardíaca com ritmo de galope

Distúrbios Endócrinos e Metabólicos Variados

e frequência cardíaca de 100 bpm. Ausculta pulmonar com crepitações basais bilaterais. Obesidade abdominal e fraqueza muscular proximal presentes. Não havia evidência clara de face arredondada, aumento da gordura supraclavicular ou retrocervical, nem estrias.

Exames laboratoriais: glicemia de jejum = 122 mg/dL; HbA1c = 7,5% (VR: 4-6); potássio sérico = 2,1 e 2,6 mEq/L (VR: 3,5-5,0); bicarbonato sérico = 35 e 37 mEq/L (VR: 23-29); sódio sérico = 142 e 140 mEq/L (VR: 136-145).

Em função da hipocalemia persistente e da alcalose metabólica, foram investigados hiperaldosteronismo primário e síndrome de Cushing. Enquanto os níveis de aldosterona (5,6 ng/dL; VR: 2,0-16,0) e a atividade plasmática de renina (0,55 ng/mL/h; VR: 0,4 a 0,7) se mostraram normais, o ACTH (308 e 340 pg/mL; VR: até 46) e o cortisol livre urinário (UFC)–(680 µg/dia; VR: 4,2-60) encontravam-se bastante elevados. O cortisol sérico (CS) após supressão noturna com 1 mg de dexametasona (DMS) foi de 8,2 µg/dL. No teste de supressão noturna com 8 mg de DMS, o CS caiu de 36 para 32 µg/dL. Da mesma maneira, após estímulo com desmopressina, o pico do ACTH foi de apenas 20,6%. Na ressonância magnética não se visualizou nenhuma tumoração na região selar.

■ *Diante desses achados, dever-se-ia:*

I – Submeter o paciente a um cateterismo bilateral do seio petroso inferior (CBSPI).

II – Solicitar tomografia computadorizada de tórax e abdome.

III – Encaminhar o paciente ao neurocirurgião, uma vez que uma RM hipofisária normal não exclui o diagnóstico de doença de Cushing.

IV – Controlar o hipercortisolismo com cetoconazol antes de se considerar a realização do CBSPI.

    a) Apenas os itens I e II estão corretos.

    b) Apenas o item I está correto.

    c) Somente o item II está correto.

    d) Apenas os itens II e IV estão corretos.

    e) Apenas o item III está correto.

Comentários:

Neste paciente, a combinação dos seguintes achados sugere fortemente o diagnóstico de secreção de ACTH ectópica (SAE): (1) redução do CS < 50% no teste de supressão noturna com 8 mg de DMS; (2) ACTH > 300 pg/mL, com pico do ACTH < 35% após estímulo com desmopressina; (3) hipocalemia persistente e de difícil controle; (4) RM hipofisária normal. Nessa situação, a possibilidade de o paciente ter um adenoma hipofisário secretor de ACTH (doença de Cushing) é desprezível. O CBSPI é considerado o exame mais acurado na distinção entre DC e SAE. No entanto, no caso em questão, ele poderia até ser prescindível, levando-se em conta que é um exame invasivo, não isento de complicações, nem sempre disponível e, principalmente, em função da probabilidade mínima de DC. Lembrar que para o sucesso do CBSPI é fundamental que o hipercortisolismo esteja presente. Por isso, medicamentos que reduzam a cortisolemia, como o cetoconazol, devem ser suspensos, pelo menos, 4 semanas antes da realização do exame.

Na investigação da SAE são imprescindíveis exames de imagem de tórax e abdome, já que a causa mais comum são os carcinoides brônquicos. Causas menos comuns incluem carcinoma (CA) pulmonar de pequenas células, carcinoide tímico, câncer de pâncreas, CA medular de tireoide, feocromocitoma etc.

☑ **Resposta: D.**

Referências: 5, 6, 14 e 15.

O paciente do caso anterior submeteu-se à TC de tórax e abdome, bem como a um CBSPI. Neste último, o gradiente de ACTH centro/periferia foi de 1,5 (basal) e 1,6 (após desmopressina), resposta compatível com secreção de ACTH ectópica (SAE). A TC de tórax foi normal, ao passo que a TC de abdome total revelou: (1) intensa hiperplasia bilateral das adrenais, sem nódulos (Fig. 9.3); (2) uma grande massa prostática, heterogênea, com 14 × 8 cm, que invadia a bexiga e o reto (Fig. 9.4). Realizou-se biópsia transuretral de próstata, que revelou carcinoma (CA) de pequenas células, infiltrante. O estudo imuno-histoquímico mostrou-se positivo para citoqueratina, cromogranina A e ACTH (focalmente), mas negativo para sinaptofisina e PSA.

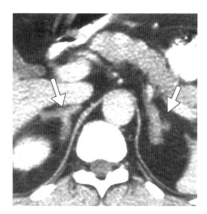
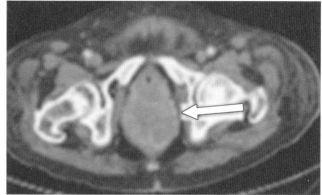

Fig. 9.3 ▪ Hiperplasia adrenal bilateral (setas).

Fig. 9.4 ▪ Volumosa massa prostática que media 14 × 8 cm e invadia o reto e a bexiga.

▪ **Tendo em mente que o CA de próstata foi considerado inoperável, que medida(s) deveria(m) ser tomada(s) para controle do hipercortisolismo?**

a) Adrenalectomia bilateral.
b) Cetoconazol.
c) Mitotano.
d) Quimioterapia (etoposídeo e cisplatina).
e) Existe mais de uma alternativa correta.

Distúrbios Endócrinos e Metabólicos Variados

Comentários:

SAE é uma causa bem-estabelecida de síndrome de Cushing endógena, representando 10 a 15% dos casos. Ela é mais frequentemente encontrada em associação com carcinoide brônquico. Entretanto, raramente tem sido descrita em associação com câncer de próstata, principalmente o subtipo de células pequenas. Esse subtipo tem prognóstico pior do que o adenocarcinoma típico e tende a cursar com níveis baixos de PSA, como observado no paciente em questão. Os investigadores têm proposto que o CA de próstata de células pequenas surge a partir de clones de um adenocarcinoma preexistente.

Entre as opções de tratamento citadas, certamente a adrenalectomia bilateral seria a mais eficaz em reverter o hipercortisolismo. Contudo, trata-se de cirurgia de grande porte e foi considerada inadequada em função das condições clínicas do paciente. Optou-se, assim, pelo uso do cetoconazol, inibidor da esteroidogenêse adrenal, na dose inicial de 600 mg/dia, que foi posteriormente aumentada até 1.000 mg/dia. Esse esquema propiciou redução do UFC de 4.125 para 152 µg/dia, bem como melhor controle da glicemia e da PA. Mitotano não seria útil. Sua principal indicação é como tratamento complementar do CA adrenal. O paciente recebeu um ciclo de quimioterapia (etoposídeo e cisplatina), mas desenvolveu neutropenia febril e sepse. A condição do paciente deteriorou e ele morreu 6 meses após o diagnóstico do CA de próstata.

☑ **Resposta: E.**

Referências: 5, 6, 354 a 356.

Mulher de 34 anos de idade foi enviada pelo clínico geral para investigação de síndrome de Cushing com queixas de ganho de 8 kg nos últimos 6 meses. A paciente menstrua regularmente em uso de contraceptivo oral contendo etinilestradiol e gestodeno. Nega o uso de qualquer outra medicação. Ao *exame físico*: IMC = 30,2 kg/m²; PA = 130/85 mmHg; presença de fácies de lua cheia e aumento da gordura retrocervical; sem pletora facial, estrias violáceas ou hirsutismo. Trouxe os seguintes *exames laboratoriais*: glicemia de jejum = 88 mg/dL; triglicerídeos = 350 mg/dL; cortisol sérico (CS) basal às 8 h = 28,8 µg/dL (VR: 5-25); CS às 8 h após supressão noturna com 1 mg de dexametasona (DMS)= 4,8 µg/dL (VR: < 1,8); ACTH plasmático = 35,6 pg/mL (VR: < 46); cortisol salivar à meia-noite = 76 ng/dL (VR: < 100). Trouxe também uma ressonância magnética, onde se via um questionável microadenoma hipofisário de 0,3 cm.

■ *Que outro(s) exame(s) você solicitaria para chegar a uma definição diagnóstica?*

a) Cateterismo bilateral do seio petroso inferior.
b) Teste de supressão com doses altas de dexametasona.
c) Teste de estímuo com CRH ou desmopressina.
d) As opções "a", "b" e "c" estão corretas.
e) Somente as opções "b" e "c" estão corretas.
f) Nenhum exame adicional se faz necessário.

Comentários:

A paciente apresenta obesidade, mas não tem síndrome de Cushing (SC). A elevação do CS e a ausência de supressão no teste com 1 mg de DMS devem-se ao aumento da globulina carreadora dos glicocorticoides (CBG), induzido pelo etinilestradiol. Na presença de condições que elevem a CBG (estrogenioterapia, gravidez e hipertireoidismo) ou de medicamentos que acelerem o metabolismo hepático da DMS (rifampicina, fenitoína, fenobarbital, carbamazepina etc.), o rastreamento da SC deve ser feito com o cortisol salivar e o cortisol livre urinário.

O suposto microadenoma visto na RM possivelmente representa um incidentaloma hipofisário, encontrado em 10% da população adulta.

☑ **Resposta: F.**

Referências: 5, 6, 50, 51.

Mulher de 43 anos de idade, com história de cálculos renais, vem sendo tratada para refluxo gastroesofágico há 2 anos, mas continua sintomática. No momento, está em uso apenas de omeprazol (40 mg/dia, em jejum). Há 2 anos a paciente submeteu-se a uma histerectomia, devido a miomas uterinos. *Exames laboratoriais*: glicemia, creatinina, transaminases e lípides, normais; cálcio (Ca^+) sérico = 11,5 mg/dL (VR: 8,6-10,3); PTH = 88 pg/mL (VR: 10-65). Uma esofagogastroduodenoscopia mostrou três úlceras gástricas e duas úlceras duodenais *H. pylori*-negativas, além de esofagite. Em função da elevação do Ca^+ sérico e do PTH, a paciente submeteu-se a uma cintilografia das paratireoides com sestamibi, que foi normal.

■ **Com relação a este caso, dever-se-ia:**

I – Dosar os níveis da gastrina sérica
II – Solicitar ressonância nuclear magnética (RNM) para estudo da região selar.
III – Dosar a prolactina.
IV – Submeter a paciente a uma RNM abdominal.
  a) Todos os itens estão corretos.
  b) Apenas os itens I e IV estão corretos.
  c) Apenas os itens II e III estão corretos.
  d) Apenas os itens I, III e IV estão corretos.

Comentários:

O achado de múltiplas úlceras gastroduenais em uma paciente com hiperparatireoidismo primário (HPTP) aponta fortemente para a possibilidade diagnóstica de neoplasia endócrina múltipla tipo 1 (MEN-1). Esta última tem como tríade clássica HPTP, tumores hipofisários e tumores pancreáticos (sobretudo, gastrinomas). Daí a necessidade da realização de RNM da região selar e abdominal.

A maioria dos gastrinomas é encontrada no duodeno e na cabeça do pâncreas. Existem, contudo, relatos documentados de tumores em estômago, ovários, fígado, omento, rins, linfonodos, jejuno, esôfago e árvore biliar extra-hepática.

A síndrome de Zollinger-Ellison (SZE), principal complicação dos gastrinomas, representa a maior causa de morbimortalidade na MEN-1. Tem como achados característicos: hipersecreção ácida gástrica, úlceras pépticas únicas ou múltiplas *H. pylori*-negativas (que podem apresentar localização atípica e usualmente são refratárias ao tratamento medicamentoso), diarreia, esofagite e gastrina sérica elevada (em geral > 300 e, caracteristicamente, > 1.000 pg/mL).

A avaliação hormonal mostrou níveis séricos elevados de gastrina (385 pg/mL; VR: < 100) e prolactina (88,5 ng/mL; VR: 2,8-29,2). A SZE foi confirmada pelo teste provocativo com a secretina, que demonstrou níveis de gastrina de 410, 4.000, 3.100, 1.600, 760 e 560 pg/mL na linha de base e 2, 5, 10, 20 e 30 minutos após a administração de secretina, respectivamente. Nesse teste, o acréscimo da gastrina sérica em pacientes com gastrinoma é > 200 pg/mL, enquanto esse aumento é mínimo (geralmente < 50 pg/mL) nos outros estados hipergastrinêmicos (hiperplasia das células G antrais, ressecção extensa do intestino delgado, obstrução gástrica, hipercalcemia ou doença ulcerosa duodenal).

A RNM cranioencefálica evidenciou um microadenoma hipofisário (0,8 cm). Uma RNM abdominal revelou uma massa de 4 × 3 cm no segmento IV do fígado (Fig. 9.5). Essa tumoração foi biopsiada e o material retirado confirmou a presença de um tumor neuroendócrino, positivo para gastrina à imuno-histoquímica. Com base nesses achados, ficou confirmado o diagnóstico de MEN-1, com sua tríade característica (HPTP, gastrinoma e prolactinoma).

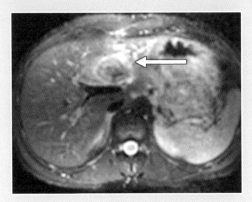

Fig. 9.5 ▪ RNM abdominal revelou uma massa de 4 × 3 cm no segmento IV do fígado (*seta*). Essa tumoração mostrou-se positiva para gastrina à imuno-histoquímica.

☑ **Resposta: A.**

Referência: 18.

■ **Ainda com relação ao caso anterior, baseando-se nos achados clínico-laboratoriais e nos exames de imagem, podemos afirmar que:**

I – A exploração cervical para realização de paratireoidectomia está plenamente indicada.
II – A SZE deve ser tratada clinicamente.

III – A paciente deve ser submetida à cirurgia abdominal para retirada do(s) gastrinoma(s).
IV – A paciente tem, *a priori*, um bom prognóstico.
  a) Todos os itens estão corretos.
  b) Apenas os itens I e II estão corretos.
  c) Existe apenas um item incorreto.
  d) Apenas os itens III e IV estão corretos.
  e) Apenas os itens II e IV estão corretos.

Comentários:

Aproximadamente 50% dos gastrinomas são malignos e apresentam alta propensão para causar metástases para linfonodos locais. Em cerca de 20% dos casos, observam-se metástases para fígado e, ocasionalmente, para outros tecidos, não raramente já presentes à ocasião do diagnóstico. Metástases hepáticas difusas implicam sobrevida em 5 anos de apenas 50%.

A terapia mais apropriada para os pacientes com gastrinomas associados à MEN-1 consiste no uso de inibidores da bomba de prótons (IBP – p.ex., omeprazol, esomeprazol, lanzoprazol, pantoprazol etc.). Quando administradas uma a duas vezes ao dia, essas medicações inibem com eficácia a secreção ácida e aliviam a sintomatologia dos pacientes. Alguns pacientes podem necessitar de terapia adicional com bloqueadores anti-H_2, como ranitidina, cimetidina ou famotidina.

Na maioria dos centros, a taxa de cura dos gastrinomas na MEN-1 pela cirurgia é quase zero (um terço dos casos é curado na ausência da síndrome). Isso se deve à multiplicidade de pequenos tumores e à elevada frequência de metástases locais. Por esse motivo, gastrectomia total tende a ficar reservada para os casos não responsivos à terapia com IBP. Entretanto, uma intervenção cirúrgica mais precoce e mais agressiva é sugerida por alguns grupos, considerando-se o mau prognóstico dos pacientes com metástases hepáticas. Também tem sido sugerida a remoção cirúrgica de toda lesão maior que 2,5 a 3 cm.

Como não houve resposta satisfatória ao tratamento medicamentoso (IBP e famotidina), optou-se, após 4 meses, pelo tratamento cirúrgico. Durante a exploração abdominal, uma ultrassonografia intraoperatória revelou um tumor hepático solitário (3 × 2,5 × 2,5 cm). Linfadenectomia regional foi realizada e um dos 10 linfonodos retirados mostrou-se positivo para metástase de tumor neuroendócrino. Um exame cuidadoso do pâncreas e duodeno, que incluiu duodenotomia, foi negativo para tumor primário. A ressecção completa do tumor tornou necessária a retirada dos sementos II, III e IV do fígado, bem como bifurcação hepática e criação de colangiojejunostomia em Y de Roux. O exame histopatológico revelou um gastrinoma localizado no ducto hepático esquerdo, localização rara para esses tumores. Após a cirurgia, houve normalização dos níveis de gastrina sérica, bem como acentuada melhora clínica da paciente, a qual vem sendo mantida com esomeprazol (40 mg/dia).

Recentemente, a paciente foi submetida à exploração cervical, que evidenciou hiperplasia paratireóidea. Optou-se, então, por paratireoidectomia total e autotransplante de uma glândula no antebraço. Este procedimento resultou em normalização do cálcio e do PTH.

☑ **Resposta: B.**

Referências: 18 e 357 a 359.

Distúrbios Endócrinos e Metabólicos Variados

Mulher de 35 anos de idade teve o diagnóstico de diabetes melito estalelecido 10 meses atrás. Nas últimas semanas vem se queixando de intensa fraqueza muscular nos membros inferiores e aparecimento de equimoses aos mínimos traumatismos. *Exames laboratoriais*: glicemia de jejum = 120 mg/dL; HbA1c = 7,3%; cortisol sérico (CS) basal às 8 h = 32 µg/dL (VR: 5-25); cortisol livre urinário = 420 µg/24 h (VR: 80-120); CS após supressão noturna com 8 mg de dexametasona = 25 µg/dL; ACTH plasmático = 4,2 e 3,5 pg/mL (VR: 10-60); ressonância magnética (RM) da sela túrcica com imagem sugestiva de microadenoma hipofisário (0,6 cm). A paciente nega o uso de qualquer medicação.

■ *Que exame adicional seria mais importante na definição da etiologia da doença desta paciente?*

a) Tomografia computadorizada abdominal.
b) Cateterismo bilateral do seio petroso inferior (CBSPI).
c) Teste do CRH.
d) Dosagem do cortisol salivar à meia-noite.
e) Tomografia computadorizada (TC) torácica.

Comentários:

Diante de hipercortisolismo endógeno associado a níveis suprimidos de ACTH, o diagnóstico mais provável é o de síndrome de Cushing resultante de tumor adrenal. Nessa situação, deve-se solicitar uma TC abdominal, que mostrará a lesão adrenal em praticamente 100% dos casos. Excepcionalmente, transformação adenomatosa de tecido adrenal ectópico pode propiciar alterações clínico-laboratoriais similares. O microadenoma hipofisário à RM representa um incidentaloma, encontrado em 10% da população adulta.

O CBSPI e o teste do CRH têm sua maior utilidade na distinção entre doença de Cushing e secreção de ACTH ectópica.

☑ *Resposta: A.*

Referências: 5, 6, 16 a 18.

Mulher de 34 anos de idade é trazida à sala de emergência com hipotensão e coma. Apresenta-se com glicemia de 60 mg/dL, sódio de 120 mEq/L (VR: 135-145) e potássio de 4,4 mEq/L (VR: 3,5-5,1). Há 2 anos a paciente desenvolveu galactorreia e amenorreia e foi submetida a cirurgia e irradiação hipofisárias para tratamento de um adenoma hipofisário não funcionante. Cerca de 20 dias antes de a paciente apresentar-se com o quadro atual, ela iniciara o tratamento com L-tiroxina (200 µg/dia), uma vez que uma avaliação laboratorial mostrara níveis baixos de TSH e T_4 livre.

■ *Qual é a terapia mais apropriada para esta paciente?*

a) Metimazol, 100 mg por sonda nasogástrica, seguido por solução saturada de iodeto de potássio, 10 gotas a cada 8 horas.

260
Distúrbios Endócrinos e Metabólicos Variados

---

b) Hidrocortisona, 100 mg por via intravenosa (IV) a cada 6 horas, associada a quantidades adequadas de solução fisiológica a 0,9%.

c) 50 mL de glicose a 50% IV.

d) L-tiroxina, 300 µg IV.

e) L-tiroxina, 300 µg IV + hidrocortisona IV.

Comentários:

> A paciente tem pan-hipopituitarismo (secundário à radioterapia) e desenvolveu um quadro de insuficiência adrenal aguda, precipitada pelo uso de L-tiroxina, sem a administração concomitante de um glicocorticoide.

☑ *Resposta: B.*

Referências: 103, 117 e 118.

Paciente de 16 anos de idade, com queixas de intensas poliúria e polidipsia. Há cerca de 2 meses vem sendo submetida à terapia com carbonato de lítio devido a um distúrbio afetivo bipolar. *Exames laboratoriais:* glicemia = 88 mg/dL; densidade urinária = 1003 (VR: 1005-1030); Na^+ sérico = 149 mEq/L (VR: 136-145); osmolalidade plasmática = 268 mOsm/kg (VR: 285-295); TSH e T_4 livre, normais.

■ *A primeira vista, qual das opções abaixo seria menos provável para justificar a poliúria apresentada pela paciente?*

a) Polidipsia dipsogênica.

b) Diabetes insípido (DI) nefrogênico.

c) DI por deficiência de ADH.

d) Polidipsia psicogênica.

e) Poliúria secundária à hipercalcemia.

Comentários:

> A terapia com lítio não inibe a secreção do ADH. Pode, contudo, resultar em situações que cursam com poliúria, como DI nefrogênico (causa mais comum), polidipsia dipsogênica e hipercalcemia. Ocasionalmente, o DI pode se manifestar dias após a suspensão do carbonato de lítio. Pacientes com distúrbios afetivos bipolares são mais propensos a desenvolver polidipsia psicogênica. Hipotireoidismo primário é outra complicação da terapia com lítio.

☑ *Resposta: C.*

Referências: 37 a 39.

Distúrbios Endócrinos e Metabólicos Variados

261

Paciente com tuberculose pulmonar apresenta quadro de sonolência, náuseas e vômitos, acompanhado de diminuição do Na^+ sérico (124 mEq/L; VR: 136-145) e da osmolalidade plasmática (262 mOsm/kg; VR: 285-295), bem como excreção renal de sódio aumentada. Não há evidências clínicas de depleção líquida e encontram-se baixos os níveis séricos de ureia, creatinina, potássio e ácido úrico. Outros *exames laboratoriais*: TSH = 0,4 mUI/L (VR: 0,35-5,5); cortisol às 8 h = 15,2 µg/dL (VR: 5,0-25,0); ACTH = 42,6 pg/mL (VR:< 46).

- **Qual a hipótese mais provável?**
  a) Polidipsia psicogênica.
  b) Meningite tuberculosa.
  c) Doença de Addison.
  d) Síndrome da secreção inapropriada de ADH (SIADH).
  e) Hipotireoidismo central.

Comentários:

A manifestação mais característica da SIADH é hiponatremia associada a níveis elevados do ADH e baixa osmolalidade plasmática. SIADH tem como etiologia mais comum as neoplasias malignas, sobretudo o carcinoma pulmonar de células pequenas. Distúrbios do sistema nervoso central (SNC), doenças pulmonares benignas (p. ex., tuberculose, pneumonias virais e bacterianas, asma, bronquiolite, DPOC avançada, pneumotórax, atelectasia, abscesso pulmonar etc.) e vários fármacos respondem pela maioria dos casos restantes. O diagnóstico adequado da SIADH exige funções adrenal e tireoidiana normais.

☑ **Resposta: D.**

Referências: 38, 39 e 360.

- **Qual a medicação de escolha no tratamento da síndrome de secreção inapropriada do ADH (SIADH)?**
  a) Ureia.
  b) Carbonato de lítio.
  c) Demeclociclina.
  d) Fludrocortisona.
  e) Todas essas medicações são igualmente eficazes.

Comentários:

Demeclociclina é o mais potente inibidor da ação do ADH e pode ser útil no tratamento crônico da SIADH (900 a 1.200 mg/dia). Em virtude da menor eficácia e do maior potencial de efeitos colaterais, o carbonato de lítio fica reservado para os casos em que a demeclociclina não seja bem tolerada ou esteja contraindicada. Fludrocortisona e ureia representam outras alternativas terapêuticas para a SIADH.

Novas perspectivas para o tratamento da SIADH incluem antagonistas altamente seletivos do receptor V_2 do ADH, como tolvaptana, lixivaptana e satavaptana. Em dois estudos controlados e randomizados envolvendo o uso de tolvaptana, os níveis séricos de sódio se elevaram dentro de 24 horas após a primeira dose do fármaco ativo e permaneceram significativamente maiores (até 4 mmol/L) do que os valores do grupo placebo, 30 dias após o início do tratamento. Em um estudo aberto, em pacientes com SIADH, a terapia com satavaptana mantinha o sódio sérico dentro dos valores da normalidade após 1 ano, sem efeitos colaterais importantes (Soupart e cols., 2006).

☑ *Resposta: C.*

Referências: 38, 39 e 360 a 363.

Um paciente de 23 anos de idade, negro, procurou atendimento médico com quadro de crises álgicas em membros inferiores e abdome, astenia, adinamia e anorexia. Ao *exame físico*: 1,31 m, 32 kg; hipocorado, distrófico; ausência de pilificação axilar; estágio puberal G1P1. *Avaliação laboratorial*: TSH = 0,01 mUI/L (VR: 0,45-4,5); T_4 livre = 0,5 ng/dL (VR: 0,7--1,8); testosterona livre = 98 pmol/L (VR: 131-640); IGF-I = 114 ng/mL (VR: 117-131); Hb = 9,6 g/dL; hematócrito (Htco) = 32%; idade óssea de 10 anos. O pico do GH durante o teste de hipoglicemia insulínica (ITT) foi de 0,2 ng/mL. À ressonância magnética de sela túrcica, observou-se redução do volume hipofisário.

■ *Assinale a alternativa correta:*

a) Trata-se de um caso de baixa estatura por desnutrição crônica.

b) O paciente apresenta hipopituitarismo, com deficiências dos eixos tireotrófico e somatotrófico, por provável deficiência nos fatores de transcrição LHX-3 e CUTE.

c) Deve-se considerar o diagnóstico de anemia falciforme, e o paciente apresenta hipopituitarismo por provável infarto hipofisário prévio.

d) O diagnóstico de malformação de estruturas parasselares e encefalocele, comprometendo a passagem de hormônios hipofiseotróficos pela haste hipofisária, deve ser considerado para este paciente.

e) O paciente apresenta um quadro característico de apoplexia hipofisária.

Comentários:

O paciente apresenta, provavelmente, um quadro de anemia falciforme, sugerido pelas crises álgicas e anemia. A redução de volume hipofisário e o hipopituitarismo são frequentes sequelas de infartos hipofisários que podem ocorrer durante crises de falcização. Os fatores de transcrição LHX-3 e CUTE estão envolvidos na citodiferenciação hipofisária, mas não justificam a deficiência somatotrófica.

☑ *Resposta: C.*

Referências: 364 e 365.

Distúrbios Endócrinos e Metabólicos Variados

263

Homem de 79 anos de idade, cor branca, 1,70 m, foi encaminhado ao endocrinologista em função de dislipidemia. Após 6 meses de mudanças do estilo de vida (MEV), apresentava-se com 68,2 kg e índice de massa corpórea (IMC) de 23,6 kg/m², PA = 140 × 90 mmHg. Na ocasião, submeteu-se a nova *avaliação bioquímica*, que revelou: glicemia de jejum = 106 mg/dL; HbA1c = 5,8%; colesterol total = 260 mg/dL; colesterol HDL (HDL-c) = 40 mg/dL; colesterol LDL (LDL-c) = 180 mg/dL; triglicerídeos = 200 mg/dL; creatinina = 0,8 mg/dL; TGP e TGP, normais. O paciente realizou avaliação cardiológica há 1 ano, a qual foi considerada normal. Não é fumante nem usa nenhuma medicação.

■ *Sobre o tratamento deste paciente, é possível afirmar que:*

   I – Deve-se iniciar sinvastatina (20 mg/dia).
  II – Deve-se iniciar atorvastatina ou rosuvastatina (10 mg/dia).
 III – Deve-se procurar manter o LDL-c < 130 mg/dL.
 IV – O ideal seria insistir nas MEV.
   a) Existe apenas um item incorreto.
   b) Apenas o item I está correto.
   c) Somente os itens I e II estão corretos.
   d) Apenas os itens III e IV estão corretos.
   e) Somente o item IV está correto.

Comentários:

Mesmo após 6 meses de mudanças de estilo de vida (MEV), este paciente continua com dislipidemia mista e fora das metas lipídicas. Ele não apresenta doença aterosclerótica clínica evidente e sua avaliação cardiológica foi considerada normal. Além do perfil lipídico alterado, ele não é tabagista nem obeso, mas seu HDL-c está em um valor limítrofe (40 mg/dL), bem como sua pressão arterial (140 × 90 mmHg). A idade (79 anos) também é um fator de risco adicional que deve ser levado em consideração. Avaliando o risco de ter um evento cardiovascular nos próximos 10 anos por meio da tabela de Framingham, constatamos que o paciente, principalmente em razão da idade, tem alto risco cardiovascular (> 20%). Então, a meta primária do LDL-c para este paciente são níveis < 100 mg/dL. Considerando que as MEV já foram implementadas sem sucesso após 6 meses, um agente hipolipemiante deve ser prescrito. As estatinas são as preferidas nesses casos, podendo, neste momento, ser utilizada qualquer uma delas. Os itens I e II estariam corretos.

☑ *Resposta: C.*

Referências: 232, 235 e 237.

Paciente de 30 anos de idade procurou o endocrinologista por estar amenorreica há 2 anos. Faz uso de insulina NPH há 10 anos e há 3 anos soube ser portadora de tireoidite de Hashimoto (em tratamento com L-tiroxina, 100 µg/dia). A *avaliação laboratorial* revelou os seguintes resultados: glicemia de jejum = 140 mg/dL; HbA1c = 8,5% (VR: 4,8-5,9);

LH = 40 UI/L; FSH = 70 UI/L; prolactina (PRL) = 41 e 44 ng/mL (VR: 2,8-29,2); TSH = 23,5 mcUI/mL (VR: 0,3-5); T_4 livre = 0,7 ng/dL (VR: 0,7-1,8); anticorpo anti-TPO = 435 UI/mL (VR: < 35).

■ Sobre este caso, é possível afirmar que:

a) A amenorreia desta paciente é secundária à hiperprolactinemia.
b) A paciente deve fazer cariótipo para excluir síndrome de Turner.
c) A função adrenal deve ser obrigatoriamente investigada.
d) A correção do hipotireoidismo certamente possibilitará o retorno das menstruações.
e) Existem duas alternativas corretas.

Comentários:

A paciente tem a síndrome poliglandular autoimune tipo II (SPGA II), cujas manifestações mais comuns são doença de Addison (presente em 100% dos casos), doença tireoidiana autoimune (70%), diabetes melito tipo 1 (em 50%) e falência gonadal (5 a 50%). A avaliação da função adrenal confirmou o diagnóstico de doença de Addison (cortisol baixo e ACTH elevado), a qual é a manifestação inicial em 50% dos casos de SPGA II. A hiperprolactinemia era secundária ao hipotireoidismo primário, que ainda não estava devidamente controlado (TSH elevado). De fato, os valores da PRL retornaram à faixa da normalidade após a normalização do TSH, alcançada com o aumento da dose da L-tiroxina para 150 µg/dia.

☑ Resposta: C.

Referências: 117, 118 e 352.

M.S.F., 41 anos de idade, IMC de 26,8 kg/m², sabe ter diabetes tipo 2 há 2 anos. Procura o endocrinologista com queixas de intensas poliúria, nictúria e polidipsia há 2 meses. Está em uso de carbonato de lítio e metformina (850 mg/dia) há, respectivamente, 9 e 15 meses. *Exames laboratoriais*: glicemia de jejum = 118 mg/dL; glicemia pós-prandial = 140 mg/dL; Hb glicosilada = 6,9% (VR: 4-6); sumário de urina = densidade de 1003 (VR: 1005-1025) e ausência de glicosúria. Durante o teste de restrição hídrica, a urina permaneceu diluída (osmolalidade urinária [Uosm] < 300 mOsm/kg) e o incremento na Uosm foi de 6% após a administração de DDAVP.

■ I – Qual a hipótese diagnóstica mais provável para explicar a sintomatologia apresentada pela paciente?

a) Controle inadequado do diabetes melito.
b) Diabetes insípido (DI) nefrogênico (DIN).
c) DI neurogênico.
d) Polidipsia psicogênica (PP).
e) Controle inadequado do diabetes melito + DIN.

Distúrbios Endócrinos e Metabólicos Variados

265

- **II – Qual o tratamento mais indicado para reverter a sintomatologia apresentada pela paciente?**

    a) Aumentar a dose da metformina.
    b) Adicionar uma sulfonilureia.
    c) Iniciar DDAVP.
    d) Suspender a terapia com carbonato de lítio.
    e) Existem duas opções corretas.

Comentários:

A paciente tem controle glicêmico satisfatório, o que não justificaria seus sintomas. Mais provavelmente ela tem DIN, cuja etiologia mais comum é a terapia crônica com carbonato de lítio. Baixa densidade urinária e Uosm < 300 mOsm/kg durante a privação hídrica que se eleva < 9% após DDAVP são características do DIN. No DI central, esse incremento é > 50% na forma completa e > 9% e < 50% na forma parcial. Em pacientes com PP, a urina usualmente se concentra durante a privação hídrica. Além disso, geralmente eles não têm nictúria, pois a ingestão excessiva de líquidos costuma se restringir ao período diurno.

O DIN induzido pelo carbonato de lítio, na grande maioria das vezes, reverte quando o medicamento é suspenso ou tem sua dose reduzida.

☑ **Respostas: (I) B e (II) D.**

Referências: 37 e 39.

Homem de 67 anos de idade foi hospitalizado por apresentar crise convulsiva tônico--clônica generalizada. Quatro anos antes, ele se submetera à tireoidectomia total + radio--iodoterapia (100 mCi) para tratamento de carcinoma papilífero. Desde então vinha em uso de L-tiroxina (175 µg/dia). Além disso, há 6 meses lhe fora prescrito citalopram (40 mg/dia). *Exames laboratoriais*: glicemia = 88 mg/dL; sódio = 130 mEq/L (VR: 136-145); transaminases e creatinina, normais; cálcio = 7,2 mg/dL (VR: 8,6-10,3); fósforo = 6,2 mg/dL (VR: 2,7-4,5); TSH = 0,1 mcUI/mL (VR: 0,3-5); T_4 livre = 1,6 ng/dL (VR: 0,7-1,8); tireoglobulina (Tg)= 0,4 ng/mL (VR: < 1,0); ressonânca nuclear magnética (RNM) cranioencefálica, sem anormalidades.

- **I – Qual a mais provável explicação para a crise convulsiva deste paciente?**

    a) Micrometástases cerebrais.
    b) Hiponatremia.
    c) Hipoparatireoidismo (HPT).
    d) Todas as afirmativas estão corretas.

- **II – Que conduta deveria ser tomada?**

    a) Tratar o paciente com dose empírica de 200 mCi de [131]I.
    b) Suspender ou reduzir a dose do citalopram.
    c) Corrigir o HPT (cálcio + calcitriol).
    d) Existe mais de uma opção correta.

Comentários:

Como complicação da tireoidectomia total, o paciente desenvolveu HPT, que tardiamente se manifestou como uma crise convulsiva, o que certamente não é comum em adultos. Manifestações mais usuais incluem câimbras e parestesias. A administração de cálcio e calcitriol constitui o tratamento clássico do HPT. RNM cranioencefálica e Tg normais praticamente descartam a possibilidade de metástases cerebrais. Os inibidores da recaptação da serotonina (citalopram, fluoxetina, sertralina, paroxetina etc.) sabidamente podem levar à SIADH e à hiponatremia, sobretudo em idosos. Por isso, a dose do citalopram deveria ser reduzida para 20 mg/dia, caso a medicação não possa ser retirada.

☑ **Respostas: (I) C e (II) D.**

Referências: 38, 39 e 276.

A.C.V., sexo masculino, 40 anos de idade, submeteu-se à ultrassonografia da tireoide, que mostrou nódulo de 0,9 cm no lobo direito. *Ao exame físico*: auscultas cardíaca e pulmonar normais; PA = 150 × 100 mmHg. Chamou também a atenção a presença de lesões papulares na língua e no lábio superior (Fig. 9.6), bem como mãos grandes, com dedos longos e finos. *Exames laboratoriais*: TSH e T_4 livre, normais; anti-TPO = 12 UI/mL (VR: < 35).

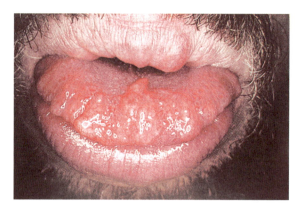

Fig. 9.6 ▪ Fibromas nodulares (neuromas mucosos) nos lábios e na língua.

▪ *Sobre este caso, é possível afirmar que:*

I – O paciente possivelmente tem neoplasia endócrina múltipla tipo 2A (MEN-2A) e deve submeter-se à investigação para feocromocitoma (FEO).
II – Existe risco elevado para hiperparatireoidismo.
III – A dosagem da calcitonina sérica se faz mandatória.
IV – O nódulo deve ser puncionado, mesmo sendo < 1 cm, devido à possibilidade de se tratar de um carcinoma medular de tireoide (CMT).

Distúrbios Endócrinos e Metabólicos Variados

267

a) Apenas o item III está correto.
b) Somente os itens II e III estão corretos.
c) Apenas o item IV está incorreto.
d) Apenas os itens III e IV estão corretos.
e) Todos os itens estão corretos.

Comentários:

O paciente foi submetido à dosagem de calcitonina, que se mostrou elevada (450 pg/mL; VR: até 5,0). Diante da suspeita de CMT, foi realizada PAAF, e o exame citotológico foi sugestivo da neoplasia. A investigação para FEO revelou níveis elevados de metanefrinas urinárias totais (4.500 µg/24 h de creatinina; VR: 90-690) e tumoração de 3×2 cm na adrenal esquerda à tomografia computadorizada, também visualizada na cintilografia com ^{131}I-MIBG.

Os nódulos presentes nos lábios e na língua do paciente são neuromas mucosos. Portanto, o paciente muito possivelmente tem neoplasia endócrina múltipla tipo 2B (MEN-2B), cujas manifestações principais são neuromas mucosos (presentes em 100% dos casos), CMT (90 a 97%), hábito marfanoide (65%) e feocromocitoma (30 a 50%). Diferentemente do observado na MEN-2A, hiperparatireoidismo praticamente não ocorre na MEN-2B. Em contraste, neuromas mucosos e hábito marfanoide apenas são vistos na MEN-2B.

☑ *Resposta: D.*

Referência: 366.

Em um homem de 42 anos de idade, foram detectadas duas glicemias de jejum elevadas (118 e 115 mg/dL). A glicemia de 2 horas no TOTG foi de 177 mg/dL. O paciente submeteu-se durante 6 meses a mudanças no estilo de vida (MEV), que resultaram em redução do IMC (de 27,8 para 25,9 kg/m^2) e da circunferência abdominal (de 104 para 94 cm), mas a glicemia de jejum permaneceu estável (114 mg/dL). Nessa ocasião, a PA era 140/90 mmHg (em uso de perindopril + indapamida SR), os triglicerídeos, 280 mg/dL, o colesterol HDL, 38 mg/dL, e o colesterol LDL, 125 mg/mL.

▪ *Qual a melhor conduta para este paciente, levando-se em conta que sua mãe e um de seus irmãos têm diabetes melito tipo 2 (DM2)?*

a) Insistir nas MEV.
b) Introduzir metformina.
c) Adicionar acarbose.
d) Iniciar pioglitazona.
e) Existe mais de uma opção terapêutica correta.

Comentários:

O caso deste paciente é de um clássico portador de tolerância diminuída à glicose (IGT), caracterizada por glicemia-2 h no TOTG ≥ 140 e < 200 mg/dL. Segundo as diretrizes da Sociedade

Brasileira de Diabetes, a orientação para esses pacientes consiste em mudança comportamental (perda de peso e atividade física regular).

O paciente em discussão obteve perda ponderal considerável, chegando a um IMC satisfatório. Apesar disso, os valores glicêmicos permaneceram acima do patamar de normalidade. Assim, parece adequado e oportuno insistir nas MEV e reavaliar o paciente após 3 meses. Caso ele se mantenha com glicemias elevadas, poder-se-ía lançar mão de drogas que comprovadamente se mostraram eficazes na prevenção da progressão de IGT para DM2 e na regressão de IGT para tolerância normal à glicose particularmente a metformina que é mais barata, relativamente bem tolerada e não induz ganho de peso. Conforme mostrado no Diabetes Prevention Program, os pacientes que mais se beneficiaram da terapia preventiva com metformina foram aqueles com idade < 60 anos e IMC > 30 kg/m².

☑ **Resposta: A.**

Referências: 367 a 369.

Mulher de 30 anos de idade foi diagnosticada como portadora de doença de Graves há 3 anos. Desde então vem em uso de metimazol (MMI). Nos últimos 15 meses, a dose do MMI foi reduzida para 10 mg/dia. Em três ocasiões, foi tentada a retirada do medicamento, a qual foi seguida de elevação do T_3 e T_4 livre. Ao *exame físico*: bócio difuso (+/3+); RCR, FC= 88 bpm.

Exames laboratoriais: TSH = 0,9 µUI/mL (VR: 0,35-5,5); T_4 livre = 1,6 ng/dL (VR: 0,7-1,8), T_3 = 156 ng/dL (VR: 60-190); anti-TPO = 256 UI/mL (VR: < 35); TRAb = 12 U/L (VR: positivo a partir de 1,5 U/L).

■ **Qual a melhor conduta para este caso?**

a) Manter o metimazol indefinidamente.
b) Administrar 12 mCi de ^{131}I, 5-7 dias após a suspensão do MMI.
c) Trocar MMI por propiltiouracil (PTU) e, posteriormente, administrar [131]I (12 mCi), tomando o cuidado de retirar o PTU 10 dias antes.
d) Todas as opções terapêuticas são igualmente adequadas.
e) Somente as opções "a" e "b" estão corretas.

Comentários:

Existem evidências de que o uso do PTU antes ou após o radioiodo pode reduzir a efetividade do tratamento por bloquear a captação tireoidiana de iodo (efeito radioprotetor intratireoidiano). Portanto, nesse contexto, parece prudente dar preferência ao MMI. O PTU pode inibir a captação do iodo por semanas ou meses após sua retirada. Em contraste, o efeito inibitório do MMI pode se dissipar dentro de 24 horas. Recomenda-se suspender o MMI 5 a 7 dias antes da dose do [131]I.

Distúrbios Endócrinos e Metabólicos Variados

269

> Após o controle do hipertireoidismo, manter a terapia com PTU ou MMI na menor dose eficaz, por prazo indeterminado, pode ser um tratamento alternativo válido para o radioiodo nos pacientes nos quais o eutireoidismo não consegue se manter após a suspensão do medicamento.

☑ *Resposta: E.*

Referências: 82, 96, 370 e 371.

Mulher de 42 anos de idade tem hipotireoidismo por tireoidite de Hashimoto. Diz que nos últimos 6 anos usou várias preparações de L-tiroxina, sem conseguir adequados controle hormonal e alívio dos sintomas. Suas principais queixas são fraqueza, astenia, tonturas, depressão, perda de peso e diarreia ocasional. Atualmente, está tomando 150 μg/dia de L-tiroxina. Usa também carbonato de cálcio (1g/dia), em razão da hipocalcemia, detectada após episódio de tetania.

Ao *exame físico*: paciente bastante emagrecida, com pele ressecada; tireoide palpável, indolor; RCR, FC = 82 bpm; PA = 90/50 mmHg; altura = 1,56 m; peso = 41,3 kg; IMC = 17 kg/m². Restante do exame físico, sem anormalidades.

Exames laboratoriais: TSH = 75,2 μUI/mL (VR: 0,35-5,5); T_4 livre = 0,42 ng/dL (VR: 0,58-1,64); anti-TPO = 646 UI/mL (VR: < 35); Hb = 10,4 g/dL; Htco: 33%; ferro sérico = 22 μg/dL (VR: 37-150); cálcio = 6,5 mg/dL (VR: 8,6-10,3); albumina = 2,8 g/dL (VR: 3,5-5,2); PTH = 88 pg/mL (VR: 10-65); potássio = 3,3 mEq/L (VR: 3,5-5,1); sódio = 134 mEq/L (VR: 136-145); cortisol às 8 h = 5,1 μg/dL (VR: 5-25); pico do cortisol após estímulo com 250 μg de ACTH(1-24) = 13,8 μg/dL.

■ *Diante desses achados clínicos e laboratoriais, que conduta deveria ser tomada?*

a) Aumentar a dose da L-tiroxina para 200 μg/dia.
b) Aumentar a dose do carbonato de cálcio para 2 g/dia.
c) Iniciar prednisona (7,5 mg/dia).
d) As opções "a" e "c" estão corretas.
e) Todas as opções estão corretas.

Comentários:

> O uso da prednisona seria justificado pelas queixas da paciente e pelo baixo pico de cortisol pós-ACTH (normal, > 20 μg/dL). Aumentar a dose do carbonato de cálcio poderia não ser oportuno, já que ele pode reduzir a absorção intestinal da L-tiroxina. Ademais, como a albumina está baixa, o valor do cálcio corrigido seria 7,7 mg/dL.

☑ *Resposta: D.*

Referências: 103, 117 e 118.

A paciente do caso anterior teve sua dose de L-tiroxina (L-T$_4$) progressivamente aumentada até 300 µg/dia, o que resultou em normalização do TSH e do T$_4$ livre. No entanto, os sintomas de astenia, fraqueza, depressão e diarreia não melhoraram significativamente, a despeito do uso de 10 mg/dia de prednisona. O que você faria diante desses achados clínico-laboratoriais?

a) Aumentaria a dose da prednisona para 15 mg/dia.
b) Realizaria colonoscopia.
c) Dosaria anticorpos antiendomísio e antigliadina.
d) Todas as opções estão corretas.

Comentários:

Os anticorpos antigliadina e antiendomísio mostram-se fortemente positivos, tornando bastante provável o diagnóstico de doença celíaca. Esta última, de etiologia autoimune, leva a uma síndrome disabsortiva, sendo relativamente frequente em indivíduos com doenças endócrinas autoimunes (p. ex., diabetes tipo 1, tireoidite de Hashimoto, doença de Addison etc.). A paciente foi, então, submetida à dieta sem glúten, o que resultou em progressivos ganho de peso (10 kg em 1 ano) e decréscimo da dose diária de L-T$_4$, bem como em desaparecimento dos sintomas atribuídos à insuficiência adrenal, mesmo após a suspensão da prednisona. Após 15 meses, a paciente estava usando 125 µg/dia de L-T$_4$ e os exames mostraram: TSH = 1,8 µUI/mL; T$_4$ livre = 1,40 ng/dL; anti-TPO = 580 UI/mL; Hb = 12,4 g/dL; Htco = 36%; ferro sérico = 62 µg/dL; cálcio = 8,9 mg/dL; albumina = 3,5 g/dL; PTH = 56 pg/mL; potássio = 3,8 mEq/L; sódio = 141 mEq/L; cortisol às 8 h = 9,1 µg/dL; pico do cortisol após estímulo com 250 µg de ACTH(1-24) = 24,8 µg/dL.

Este caso de hipotireoidismo autoimune refratário a doses elevadas de L-tiroxina, resultante de uma síndrome disabsortiva, salienta a importância do rastreamento de doença celíaca em portadores de doença tireoidiana autoimune, sobretudo nos pacientes com difícil controle hormonal.

☑ **Resposta: C.**

Referências: 103 e 372.

Mulher de 17 anos de idade vem evoluindo, há 2 meses, com disfagia, tosse, dispneia aos grandes esforços, aumento do volume cervical, dor ao toque nessa região, palpitações, sudorese e febre (há 3 dias). Em razão da piora do quadro respiratório, a paciente foi internada, apresentando estado geral regular e taquipneia. À palpação, a tireoide mostrou-se de consistência pétrea, dolorosa, com lobo esquerdo aumentado de volume, mas sem nódulos com limites definidos. Palpava-se também linfonodo cervical de 2 cm, à esquerda. Ausculta pulmonar com roncos difusos e sibilos.

Exames laboratoriais: TSH = 0,47 mUI/L (VR: 0,3-5,5); T$_4$ livre = 0,7 ng/dL (VR: 0,7-1,8); anticorpos antitireoglobulina e antimicrossomal, negativos; hemograma com 15.000 leucócitos/mm (78% de segmentados, 2% de bastões, 10% monócitos, 5% de linfócitos, 0% de eosinófilos, 5% de basófilos); VHS = 16 mm. Radiografia de tórax em PA e perfil mostrou

Distúrbios Endócrinos e Metabólicos Variados

alargamento de mediastino superior, com desvio da traqueia e diminuição de seu calibre. A ultrassonografia (US) cervical evidenciou nódulo de 3,1 × 2,0 cm no lobo esquerdo (LE) tireoidiano. Na tomografia computadorizada cervical e torácica havia uma massa em mediastino superior, infiltrando o LE, o istmo e, parcialmente, o lobo direito da tireoide.

- **Com relação ao caso descrito, é possível afirmar que:**

I – Em virtude de seu tamanho (3,1 × 2,0 cm), o nódulo tireoidiano deve ser ressecado, sem necessidade de prévia PAAF.

II – O diagnóstico diferencial poderia ser feito com a tireoidite de Riedel ou tireoidite subaguda e linfoma primário de tireoide ou de mediastino.

III – Em função do quadro de crescimento rápido da massa cervical, está indicada a realização de PAAF guiada por US, mesmo na ausência de nódulo palpável.

IV – O linfoma primário de tireoide ocorre mais frequentemente em mulheres idosas com tireoidite de Hashimoto.

  a) Todos os itens estão incorretos.
  b) Apenas o item I está correto.
  c) Os itens II, III e IV estão corretos.
  d) Apenas o item IV está correto.
  e) Apenas o item III está incorreto.

Comentários:

A descrição acima se refere a um caso de acometimento tireoidiano por linfoma B primário do mediastino. Essa enfermidade representa 5% dos linfomas agressivos, sendo mais comum em mulheres < 30 anos e podendo infiltrar a tireoide de forma secundária. Em virtude do crescimento rápido das lesões neoplásicas, pode haver dor cervical, simulando quadro de tireoidite. O linfoma primário de tireoide representa 0,6 a 5% das neoplasias desse órgão, ocorrendo em mulheres idosas. Apresenta-se como massa cervical que causa sintomas compressivos traqueoesofágicos. A tireoidite de Riedel se caracteriza por processo inflamatório fibroso crônico, podendo, em sua forma agressiva, ser confundida com neoplasia tireoidiana ou cervical.

A PAAF, além de possibilitar o diagnóstico da maioria das neoplasias tireoidianas (limitação para as neoplasias foliculares), tem importância também na programação cirúrgica, devendo ser realizada, sempre que possível, na investigação de nódulos tireoidianos > 1 cm ou naqueles menores com aspectos ultrassonográficos sugestivos de malignidade.

☑ **Resposta: C.**

Referências: 78, 91, 373 e 374.

Mulher de 54 anos de idade, cor branca, não fumante, sedentária, foi encaminhada ao endocrinologista devido a excesso de peso (índice de massa corpórea [IMC] de 27,2 kg/m²) e hiperglicemia (glicemia de jejum [GJ] de 120 mg/dL). Na ocasião, revelou ter dois irmãos com diabetes tipo 2 (DM2). Após 6 meses de mudanças do estilo de vida (MEV), apresentava-se com IMC de 26,2 kg/m^2 e pressão arterial (PA) de 150 × 90 mmHg (em uso de maleato de enalapril, 10 mg/dia); circunferência abdominal = 90 cm. Na ocasião, submeteu-se a nova avaliação bioquímica, que revelou: GJ = 110 mg/dL; HbA1c = 5,8%; colesterol total (CT) = 220 mg/dL; HDL-c = 40 mg/dL; LDL-c = 130 mg/dL; triglicerídeos (TG) = 250 mg/dL; creatinina = 0,9 mg/dL; TGO e TGP, normais. No TOTG com 75 g de glicose anidra, a glicemia de 2 h foi de 182 mg/dL.

- ■ **Sobre o tratamento desta paciente, é possível afirmar que:**

I – Deve-se iniciar metformina (500 mg/dia).
II – Deve-se iniciar um inibidor da DPP-4 ou acarbose (em caso de contraindicação ou intolerância à metformina).
III – Deve-se procurar manter os níveis de LDL-c < 100 mg/dL e de TG < 150 mg/dL.
IV – O ideal seria insistir apenas nas MEV, com o intuito de se obter um IMC < 25 kg/m^2.

   a) Existe apenas um item incorreto.
   b) Apenas o item I está correto.
   c) Somente os itens I e III estão corretos.
   d) Apenas os itens I e II estão corretos.
   e) Somente os itens III e IV estão corretos.

Comentários:

Trata-se de uma mulher com sobrepeso, glicemia de jejum (GJ) alterada (GJ ≥ 100 e < 126 mg/dL), tolerância diminuída à glicose (IGT – glicemia de 2 h no TOTG entre 140 e 199 mg/dL), hipertensão arterial e dislipidemia mista com baixo HDL-c. Por definição, ela preenche os critérios para síndrome metabólica, o que lhe confere risco cardiovascular elevado. Estudos com metformina (DPP) e acarbose (Stop NIDDM) mostraram ser esses medicamentos eficazes na redução do risco de progressão de IGT ou pré-diabetes para diabetes tipo 2 (DM2). Não há, contudo, estudos de prevenção com inibidores da DPP-4 em pacientes com intolerância à glicose, de modo que eles não devem ser utilizados.

O estudo DPP (Diabetes Prevention Program) concluiu que as mudanças de estilo de vida (dieta e exercícios) previnem mais a evolução para DM2 (58%) do que o uso de metformina (31%). Assim, insistir nas mudanças de hábitos é fundamental e, se o paciente realmente aderir à dieta e à prática de exercícios regulares, os resultados são bons. Os melhores resultados com a metformina foram observados em indivíduos com idade < 60 anos e IMC > 30 kg/m^2.

Ao avaliarmos o risco cardiovascular desta paciente, levando em conta idade, sexo, CT, HDL-c, PA e tabagismo, ela apresenta risco intermediário (10-20%). No entanto, a presença de síndrome metabólica é um fator agravante, devendo-se considerá-la como de alto risco. Nesta situação, as metas lipídicas incluem LDL-c < 100 mg/dL e TG < 150 mg/dL.

☑ **Resposta: E.**

Referências: 237 e 367 a 369.

Distúrbios Endócrinos e Metabólicos Variados

Mulher de 36 anos de idade procurou o clínico geral em decorrência de episódios de repetição de "gastrite". Submeteu-se à endoscopia digestiva, que mostrou uma úlcera gástrica e duas úlceras duodenais. A paciente foi tratada por 3 meses com omeprazol (40 mg/dia), tendo obtido alívio de seus sintomas. Um ano depois, ainda em uso irregular de omeprazol, a paciente procurou o endocrinologista, referindo galactorreia e amenorreia há 3 meses.

Ao *exame físico*, chamava a atenção, além de galactorreia bilateral à expressão mamilar, a presença de lesão na hemiface direita, que foi biopsiada e diagnosticada como angiofibroma facial. Havia também lipomas múltiplos no tronco e membros superiores.

Exames laboratoriais: prolactina = 120 ng/mL (VR: até 29,2); FSH = 6 UI/L; LH = 3 UI/L; estradiol = 25 pg/mL; TSH= 1,5 mUI/mL; glicemia = 98 mg/dL; cálcio = 9,2 mg/dL (VR: 8,6-10,3); albumina = 3,9 g/dL (VR: 3,6-5,2). Ressonância magnética mostrou lesão expansiva intrasselar com 1,3 x 1,1 cm.

■ *Sobre este caso, é possível afirmar que:*

I – O diagnóstico mais provável é neoplasia endócrina múltipla tipo 1 (MEN-1).
II – O diagnóstico mais provável é neoplasia endócrina múltipla tipo 2A (MEN-2A).
III – A paciente muito provavelmente tem lipomatose encefalocraniocutânea.
IV – A síndrome de McCune-Albright (SMA) deve ser incluída no diagnóstico diferencial.
    a) Todos os itens estão incorretos.
    b) Apenas o item I está correto.
    c) Somente o item II está correto.
    d) Apenas os itens I e IV estão corretos.
    e) Apenas o item III está incorreto.

Comentários:

A paciente muito provavelmente tem MEN-1, cujas manifestações clássicas são hiperparatireoidismo primário (HPTP) e tumores hipofisários e pancreáticos. Portadores de MEN-1 podem também cursar com uma ou mais das seguintes condições: angiofibromas faciais, adenomas adrenocorticais (geralmente não funcionantes), lipomas e tumores carcinoides.

A investigação posterior da paciente em questão mostrou que ela tinha gastrinoma com síndrome de Zollinger-Ellison, HPTP (PTH = 180 pg/mL [VR:10-65]) e macroprolactinoma, além de lipomas e angiofibroma facial, confirmando o diagnóstico de MEN-1.

Em uma revisão de 158 casos da SMA, as manifestações dos pacientes, em ordem decrescente de frequência, foram: displasia fibrosa poliostótica ou monostótica (97%), manchas café com leite (85%), precocidade sexual (52%), acromegalia/gigantismo (27%), hiperprolactinemia (15%), anormalidades cardíacas (11%), anormalidades hepáticas (10%), hipercortisolismo (5%), raquitismo/osteomalacia (3%) e osteossarcoma (2%).

☑ *Resposta: B.*

Referências: 18, 366, 375 e 376.

Uma mulher de 50 anos de idade relatou a seu médico de família que vinha apresentando, nos últimos 6 meses, *flushing* (rubor) "seco" intermitente, principalmente durante o dia. Sem outras queixas. Ela não tinha história de qualquer alteração no hábito intestinal e estava no momento sem nenhuma medicação. No passado, ela se submetera a uma apendicectomia aos 28 anos de idade. Era casada, tinha dois filhos e trabalhava como recepcionista odontológica. Fumava 10 cigarros por dia e ingeria 10 unidades de álcool por semana. Como sua menstruação apresentava períodos irregulares, seu médico fez um diagnóstico de *flushing* relacionado com a menopausa. Ele iniciou terapia de reposição hormonal (TRH) combinada de estrogênios equinos conjugados (EEC) e medroxiprogesterona. Após 3 meses, a paciente retornou e disse que seu *flushing* estava inabalável, e pediu mais investigação. Ela foi encaminhada a um parecer do endocrinologista, e foi vista 6 semanas mais tarde, com a mesma história. Ao *exame físico*, nada digno de nota além de uma borda hepática palpável sob o rebordo costal direito. PA = 135/85 mmHg (em uso de ramipril, 5 mg/dia).

■ I – Sobre o diagnóstico e o diagnóstico diferencial deste caso, é possível afirmar que:

I – A possibilidade de feocromocitoma (FEO) deve ser fortemente considerada e a dosagem de metanefrinas urinárias e/ou metanefrinas livres plasmáticas se impõe.

II – Deve-se trocar o tipo de TRH, substituindo os EEC por estradiol, antes de prosseguir com a investigação diagnóstica.

III – Mastocitose é uma das possíveis etiologias para as queixas da paciente.

IV – Deve obrigatoriamente ser dosado o ácido 5-hidroxi-indolacético (5-HIAA).

    a) Somente o item I está correto.

    b) Apenas os itens I e IV estão corretos.

    c) Existe apenas um item incorreto.

    d) Apenas os itens III e IV estão corretos.

    e) Apenas o item II está correto.

Comentários:

O rubor (*flushing*) é um problema comum, e os diagnósticos a serem seriamente considerados incluem rubor da menopausa, hipogonadismo adquirido por qualquer causa em homens e mulheres, síndrome carcinoide, feocromocitoma (raro; geralmente palidez, em vez de rubor, é vista durante os ataques agudos) e mastocitose. O rubor associado a estados hipogonádicos geralmente é "molhado", com transpiração, e costuma ser muito mais incômodo à noite. Em muitos casos, no entanto, é difícil diferenciar esses ataques de estados mais fisiológicos que ocorrem durante o estresse ou constrangimento e, muitas vezes, a causa específica não é encontrada. Nessas situações, é razoável procurar fatores desencadeantes, como alimentos picantes ou álcool.

Os testes de rastreamento mais importantes são as dosagens do 5-HIAA e das metanefrinas em amostra urinária de 24 h para excluir uma síndrome carcinoide ou feocromocitoma, respectivamente. Diversos alimentos podem falsamente elevar o 5-HIAA, mas dois exames completamente normais praticamente excluem a síndrome carcinoide. Neste caso, as metanefrinas urinárias estavam normais, mas os valores do 5-HIAA foram de 232 e 158 µmol/24 h (normal, < 40).

- **II – Os achados clínicos e laboratoriais sugerem fortemente uma síndrome carcinoide. Identificação da fonte é essencial para o tratamento adequado. Qual(is) dos exames abaixo seria(m) a melhor opção?**
    a) Tomografia computadorizada (TC) de tórax/abdome/pelve.
    b) Ressonância magnética de corpo inteiro.
    c) OctreoScan®.
    d) Cromogranina A (CgA).
    e) Existe mais de uma opção correta.

Comentários:

Na identificação da fonte da síndrome carcinoide, uma TC de tórax/abdome/pelve seria o ideal. Deve ser feita com contraste e tomadas de imagens nas fases arterial e venosa. A RM de corpo inteiro é uma alternativa, pois não tem risco de radiação, mas leva mais tempo para ser concluída e tem pior resolução. A dosagem da CgA (peptídeo secretado pelos tumores neuroendócrinos [NET]) é mais útil para avaliar a progressão da doença do que para o diagnóstico. Falso-positivos são comuns, especialmente em pacientes em uso de inibidores da bomba de prótons ou corticoterapia, bem como naqueles com insuficiência renal crônica. O OctreoScan® irá mostrar a extensão da doença, também podendo ser valioso se a terapia radiomarcada for considerada em uma fase posterior. Também é útil para se ter um ecocardiograma de base, visando à pesquisa de uma eventual insuficiência valvular decorrente de fibrose.

A TC mostrou uma massa com cerca de 3,5 cm de diâmetro na região do íleo e múltiplas metástases hepáticas (Fig. 9.7) Os valores da CgA excederam em duas vezes o limite superior do normal, enquanto o OctreoScan® mostrou a doença conhecida.

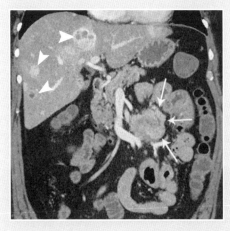

Fig. 9.7 ▪ TC de abdome mostrando tumoração em íleo com ± 3,5 cm (*setas maiores*) e múltiplas metástases hepáticas (*setas menores*).

III – Qual o melhor tratamento inicial para esta paciente?

a) Cirurgia + quimioterapia.
b) Quimioterapia + análogos da somatostatina.
c) Cirurgia + ^{177}Lu-octreotato.
d) Cirurgia + análogos da somatostatina.
e) Existe mais de uma opção correta.

Comentários:

Os análogos da somatostatina, como octreotida e lanreotida autogel, são altamente eficazes na redução dos sintomas da síndrome carcinoide, especialmente diarreia e rubor. Há também dados recentes que demonstram que actreotida LAR pode retardar a progressão do tumor. Foi mostrado que a remoção cirúrgica do tumor primário prolonga a sobrevida dos pacientes, mesmo na presença de doença metastática. Um pequeno número de metástases hepáticas também pode ser removido cirurgicamente em alguns casos. Outras vezes, lesões pequenas podem ser submetidas a ablação por radiofrequência. Para doença generalizada, embolização pode ser considerada se houver profissionais experientes com o procedimento (não há muita evidência de que a quimioembolização seja melhor). A injeção local de esferas de ítrio radiomarcado também é possível, mas é complicada e cara. A quimioterapia é pouco eficaz em tumores originários do intestino.

A paciente foi medicada com um análogo da somatostatina e, 4 semanas depois, submeteu-se a uma laparotomia: a massa primária foi removida, juntamente com duas grandes metástases hepáticas. Outras lesões hepáticas não foram passíveis de remoção ou ablação. A patologia mostrou um NET grau 2 com Ki-67 de 5%. A paciente melhorou muito sintomaticamente; o 5-HIAA caiu para 54 e 65 μmol/24 h, enquanto a CgA tornou-se normal. Ela se manteve estável por 18 meses, mas depois surgiu evidência de progressão do tumor, com aumento da CgA e surgimento de diarreia. Diante desses achados, foi discutido o possível uso do inibidor de mTOR everolimus ou octreotida radiomarcada. Optou-se por tratá-la com o radionuclídeo, uma vez que ele estava prontamente disponível, utilizando-se o ^{177}Lu-octreotato. Everolimus será reservado para o futuro, se, e quando, vier a ocorrer progressão do tumor.

☑ *Respostas: (I) D, (II) B e (III) D.*

Referências: 377 a 379.

Em mulher de 45 anos de idade, residente em Recife, portadora de doença celíaca, foram detectados, em duas ocasiões, valores diminuídos de 25OH vitamina D (15 e 17 ng/mL). A paciente raramente vai à praia. Quando questionada, referiu dores articulares ocasionais. Ainda menstrua normalmente. A função tireoidiana, o cálcio, o fósforo, o PTH e a fosfatase alcalina estão normais.

Como deveria ser feita a reposição da vitamina D neste caso?

a) Calcitriol (2,5 μg/dia).
b) Vitamina D, 2.000 UI/dia.

Distúrbios Endócrinos e Metabólicos Variados

c) Vitamina D, 50.000 UI/semana.
d) Vitamina D, 100.000 UI/mês
e) Existe mais de uma opção correta.

Comentários:

A referida paciente é portadora de doença celíaca, que causa má absorção intestinal e favorece o aparecimento da deficiência de vitamina D. Outras situações também estão ligadas ao aparecimento dessa hipovitaminose: uso de anticonvulsivantes, demência, esclerose múltipla, pouca exposição solar, envelhecimento, mal de Parkinson, fibrose cística, doenças hematológicas e renais, artrite reumatoide, insuficiência cardíaca congestiva etc.

A principal fonte de vitamina D em humanos é a exposição solar. Na sociedade contemporânea, ela é bem menor do que no passado. A dieta ocidental é pobre em vitamina D, ou seja, sua suplementação somente pela dieta é inviável. Atualmente, não há mais controvérsias sobre a reposição de vitamina D. O ponto controverso seria como fazê-lo. A maioria dos consensos sugere uma dose de 400 a 600 UI/dia para evitar o hiperparatireoidismo secundário e a diminuição da massa óssea. Os idosos necessitam de doses maiores, como 800 a 1.000 UI/dia. Atualmente, são utilizadas doses maiores (1.000 a 7.000 UI/dia).

Após a ingestão da vitamina D, os níveis séricos começam a se elevar em 72 horas e permanecem estáveis por meses. Em virtude dessa observação, vem sendo preconizado o uso da vitamina D não em doses diárias, mas semanais, mensais, trimestrais ou até semestrais.

Para os casos de síndrome de má absorção, como é a situação de nossa paciente, as doses preconizadas têm que ser maiores, ou seja, 10.000 UI/dia. Alguns autores preconizam doses semanais de 50.000 UI. Após 4 a 8 semanas de tratamento, deve ser feita nova dosagem da 25OH-vitamina D. Se normalizada, deve-se reduzir a dose para 25.000 UI/semana, monitorizando sempre os níveis de 25OH-vitamina D. Após 5 a 6 meses de uso, os níveis da 25OH-vitamina D tendem a permanecer estáveis após a interrupção do tratamento.

☑ *Resposta: C.*

Referências: 288, 289, 380 e 381.

Mulher de 45 anos de idade, com diagnóstico de diabetes tipo 2 há 3 anos. Está em uso de metformina (1.000 mg/dia) e vildaglitina (100 mg/dia). Não fuma nem tem história familiar de doença cardiovascular (DCV). Ao *exame físico*: IMC = 25,6 kg/m^2; PA = 130/80 mmHg; circunferência abdominal = 79 cm. *Exames laboratoriais*: glicemia de jejum = 106 mg/dL; HbA1c = 6,8%; colesterol total = 227 mg/dL; colesterol HDL (HDL-c) = 50 mg/dL; colesterol LDL (LDL-c) = 127 mg/dL; triglicerídeos = 150 mg/dL; creatinina = 0,8 mg/dL; TGP e TGP normais. A paciente realizou avaliação cardiológica há 4 meses, que foi considerada normal.

■ *Sobre o tratamento deste paciente, é recomendável:*

I – Iniciar sinvastatina (20 mg/dia) de imediato.
II – Acrescentar AAS (100 mg/dia).

III – Introduzir clopidogrel (75 mg/dia), em caso de alergia ao AAS.
IV – Intensificar as mudanças do estilo de vida (MEV) para manter IMC < 25 kg/m².
   a) Existe apenas um item incorreto.
   b) Apenas o item I está correto.
   c) Somente os itens I e IV estão corretos.
   d) Apenas os itens II e III estão corretos.
   e) Todos os itens estão corretos.

Comentários:

As metas para os pacientes diabéticos, concernentes ao LDL-c, são níveis < 100 mg/dL. Como esta paciente tem risco cardiovascular baixo, < 10% em 10 anos de acordo com a tabela de Framingham, e os níveis de LDL-c não estão muito elevados, seria possível esperar de 3 a 6 meses pelo possível efeito da intensificação das MEV. Caso o LDL-c permaneça > 100 mg/dL, seria introduzida uma estatina (20 mg/dia de sinvastatina ou 10 mg/dia de atorvastatina ou rosuvastatina).

A Associação Americana de Diabetes (ADA) já recomendou o uso de AAS, na ausência de contraindicação (p. ex., risco aumentado para sangramento), para todo diabético com idade > 40 anos. No entanto, de acordo com suas recomendações atuais, a terapia com AAS (75-162 mg/dia), como estratégia de prevenção primária, só deve ser prioritariamente considerada para pacientes com diabetes tipo 1 ou tipo 2 que tenham risco cardiovascular aumentado (> 10% em 10 anos). Isso inclui a maioria dos homens > 50 anos e mulheres > 60 anos que tenham pelo menos um fator de risco adicional (história familiar de DCV, hipertensão, tabagismo, dislipidemia ou albuminúria).

A terapia com AAS não deve ser recomendada na prevenção de DCV para adultos diabéticos com risco de DCV < 5% em 10 anos (p. ex., homens com idade < 50 anos e mulheres < 60 anos sem fatores de riscos maiores adicionais), uma vez que os potenciais efeitos adversos em virtude de sangramento possivelmente superam os potenciais benefícios. Para os pacientes nessas faixas etárias com outros múltiplos fatores de riscos (p. ex., risco de DCV em 10 anos entre 5 e 10%), faz-se necessário o julgamento clínico.

Em contrapartida, na ausência de contraindicação, a terapia com AAS (75-162 mg/dia) deve ser sempre usada como estratégia de prevenção secundária, ou seja, em pacientes com DCV confirmada. Para pacientes com DCV e documentada alergia ao AAS, deve-se usar o clopidogrel (75 mg/dia).

☑ *Resposta: B.*

Referências: 236, 382 e 383.

Homem de 54 anos de idade, em reposição de 125 μg/dia de L-tiroxina e hidrocortisona (50 mg IV 6/6 horas), foi operado de volumoso tumor hipofisário. Já nas primeiras horas após a cirurgia, o paciente passou a apresentar poliúria intensa (8 litros/24 h), sendo tratado com desmopressina. No sétimo dia do pós-operatório, desenvolveu sonolência, mostrando-se às vezes incoerente, confuso e desorientado no tempo e no espaço.

Distúrbios Endócrinos e Metabólicos Variados

■ *Entre as alternativas abaixo, escolha a incorreta:*

a) A complicação inicial foi de diabetes insípido.
b) A hiponatremia provavelmente é a causa do comportamento apresentado no sétimo dia.
c) O paciente pode ter tido a síndrome da secreção inapropriada do hormônio antidiurético (SIADH) e deverá ser tratado com restrição de líquido.
d) O paciente pode ter desenvolvido a síndrome cerebral perdedora de sal e deverá ser tratado com reposição de cloreto de sódio.
e) O pan-hipopituitarismo do paciente explicaria todo o quadro clínico.

Comentários:

A deficiência de hormônio antidiurético (ADH), ocasionando diabetes insípido central (DIC), é frequente após cirurgia para remoção de tumor hipofisário, em razão da lesão da hipófise posterior e dos neurônios dos núcleos supraópticos e paraventriculares. O DIC, na maioria das vezes, é transitório e pode ser seguido de período de secreção inapropriada de ADH, geralmente entre o quinto e o sétimo dia, ocasionando retenção e acúmulo de água no líquido extracelular, o que resulta em hiponatremia diluicional. Por isso, deve-se ter muita cautela ao utilizar-se a desmopressina, análogo de longa ação do ADH, que pode piorar o quadro de excesso do ADH. Contudo, a hiponatremia pode também ser devida à síndrome cerebral perdedora de sal (SCPS), que se caracteriza pela perda renal de sódio, ocasionando depleção de volume extracelular e desidratação.

Por serem diferentes os mecanismos que provocam a hiponatremia, os tratamentos dessas síndromes são opostos. Na SIADH faz-se restrição de líquido e/ou furosemida, objetivando a eliminação do excesso de água. A reposição de sódio com solução salina hipertônica (3,6%) raramente é necessária (p. ex., em casos selecionados com natremia < 120 mEq/L). Já o tratamento da SCPS consistirá em reposição de volume e sódio, associado ou não à fludrocortisona, um potente mineralocorticoide. A reposição de sódio deve ser cuidadosa para que não ocorra a mielinólise pontina ou a extrapontina, quase sempre fatais. Assim, a natremia não deve aumentar mais do que 0,7 mEq/L/h e 20 mEq/L/dia.

A distinção entre SCPS e SIADH é difícil. Nesse contexto, o teste da furosemida pode ser útil. Administram-se 20 mg do medicamento, por via intravenosa, e dosa-se o sódio sérico (sNa^+) antes e após cada hora, por 3 horas. O sNa^+ geralmente apresenta elevação significativa na SIADH, enquanto não se altera ou diminui na SCPS. Quando a incerteza diagnóstica persiste, podem ser infundidos dois litros de solução fisiológica a 0,9% (SF 0,9%) em um período de 24 a 48 horas. A correção da hiponatremia pela SF 0,9% sugere uma subjacente depleção do volume extracelular.

☑ *Resposta: E.*

Referências: 38, 39, 360 e 384.

Paciente com 42 anos de idade, sexo feminino, procurou um endocrinologista com discreta exoftalmia à esquerda, bócio, perda de 6 kg, taquicardia e amenorreia há 8 meses. Referia também cefaleia ocasional. Os *exames laboratoriais* revelaram TSH normal, com valores elevados do T_4 livre, do T_3 e da captação do radioiodo (RAIU)/24 h. A ultrassonografia mostrou bócio multinodular, com vários nódulos sólidos bilaterais < 1 cm.

- **Sobre esta paciente, é possível afirmar que:**

  I – A tireoidite subaguda por destruição tireoidiana autoimune ou viral, provocando a liberação excessiva de T_4 e T_3, deve ser considerada.

  II – A exoftalmia de Graves pode estar presente unilateralmente, como na paciente do caso. Contudo, deve ser feito o diagnóstico diferencial com pseudotumor ou cisto de órbita.

  III – A paciente deve ser submetida a uma ressonância magnética (RM), pois o tireotropinoma pode ser considerado o principal diagnóstico desta paciente.

  IV – A resistência hipofisária ao hormônio tireoidiano deve ser considerada como diagnóstico diferencial.

  a) Apenas o item I está correto.
  b) Apenas o item III está correto.
  c) Os itens III e IV estão corretos.
  d) Apenas o item II está correto.

Comentários:

A paciente foi submetida à RM da região selar, que mostrou um volumoso macroadenoma hipofisário (6,5 × 4,2 cm), com extensão supra e parasselar esquerda, que invadia o ápice da órbita esquerda, justificando a proptose e confirmando o diagnóstico de tireotropinoma (TSH-oma) (Fig. 9.8). Trata-se de um tumor raro, representando menos de 1% de todos os tumores hipofisários. O grau de hipertireoidismo pode ser variado, associado a sintomas de efeito de massa (cefaleia, distúrbios visuais etc.). O bócio está presente em 95% dos casos, geralmente difuso, mas pode ser multinodular. A exoftalmia é rara e, quando ocorre, é unilateral por invasão tumoral da órbita. Nos pacientes portadores de TSH-oma, os níveis de T_3 e T_4 estão elevados, com TSH elevado (77%) ou normal (23%), porém em níveis inadequados para os valores do T_3 e do T_4.

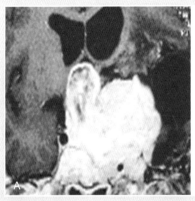 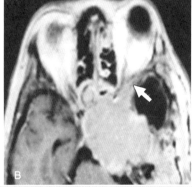

Fig. 9.8 ▪ **A.** Corte coronal em T1 da RM mostrando volumoso macroadenoma com extensão supra e parasselar esquerda. **B.** Corte axial mostrando invasão do ápice da órbita esquerda pelo tumor (SPTA).

Distúrbios Endócrinos e Metabólicos Variados

A grande maioria dos TSH-omas é de macroadenomas. Seu principal diagnóstico diferencial é com a resistência hipofisária aos hormônios tireoidianos, pois ambos cursam com hipertireoidismo central. A diferenciação entre as duas condições pode eventualmente ser difícil, especialmente se a RM não for conclusiva. A ausência de história familiar, a presença de uma relação molar subunidade α/TSH > 1 e ausência de resposta ao TRH e/ou à supressão do T_3 são achados mais sugestivos de TSH-oma.

A tireoidite subaguda também faz parte do diagnóstico diferencial, uma vez que na fase inicial cursa com T_4 e T_3 elevados. Contudo, o TSH e a RAIU/24 h estão sempre baixos. Nos TSH-omas, a RAIU/24 h encontra-se tipicamente elevada. Na doença de Graves, o bócio é difuso e o TSH, invariavelmente suprimido.

☑ **Resposta: C.**

Referências: 66, 72, 83 e 84.

Uma enfermeira de 35 anos de idade foi trazida ao hospital com história de perda de consciência mais cedo naquele dia. Ela era uma professora e havia corrido para a escola naquele dia e deixado de tomar o café da manhã. Seus colegas perceberam que ela se comportava de modo estranho, comendo o almoço com os dedos, e aparentava estar atordoada. Ela foi levada para o Pronto-Atendimento, onde o exame físico não apresentava nada digno de nota, mas a glicemia capilar foi de 41 mg/dL. Após receber glicose a 50% IV, ela se recuperou totalmente, mas depois não tinha lembrança desse episódio.

■ **I – Qual seria sua conduta para este caso?**

a) Orientar a paciente a colher glicemias capilares domiciliares, a cada 6 horas, por 3 dias.

b) Submeter a paciente ao teste de jejum prolongado (até 72 h), sob supervisão médica, no hospital.

c) Solicitar dosagem de glicemia, insulina e peptídeo C após jejum de 10 horas.

d) Solicitar tomografia computadorizada (TC) ou ressonância magnética (RM) de abdome.

Comentários:

Esta paciente parece ter tido hipoglicemia, mas uma glicemia capilar não é totalmente confiável. Portanto, não é possível considerar as diversas causas de hipoglicemia até que esse diagnóstico tenha sido confirmado. O diagnóstico é mais confiavelmente obtido mediante a admissão hospitalar para um jejum de 72 horas, sob supervisão. A paciente foi hospitalizada e, durante esse teste, apresentou-se confusa após 17 horas de jejum. A glicemia capilar nesse momento foi de 32 mg/dL. Colheu-se amostra sanguínea para exames bioquímicos e hormonais e administrou-se glicose oral, com rápida reversão do quadro confusional. Os resultados dos exames mostraram glicemia de 30 mg/dL, insulina de 4 mUI/mL e peptídeo C de 0,65 nmol/L (normal < 0,2 nmol/L).

- **II – Com base nesses achados, qual o diagnóstico mais provável?**

   a) Insulinoma.
   b) Hipoglicemia autoinduzida por insulina.
   c) Tumor extrapancreático secretor de IGF-II.
   d) Hipoglicemia induzida por sulfonilureia.
   e) Existe mais de uma opção correta.

- **III – Qual dos exames abaixo seria menos acurado na definição da etiologia da hipoglicemia?**

   a) Tomografia computadorizada (TC) de abdome.
   b) Ressonância magnética (RM) de abdome.
   c) Ultrassonografia pancreática endoscópica pré-operatória (USEPO).
   d) Dosagem do IGF-II.
   e) Dosagem de sulfonilureias no sangue e na urina.

Comentários:

Embora o nível de insulina esteja baixo, ele ainda é inadequado para a hipoglicemia grave, e o peptídeo C não está suprimido. A hipoglicemia é, portanto, dependente de insulina, e as raras causas metabólicas de hipoglicemia podem ser excluídas, assim como a hipoglicemia vista em casos de insuficiência hepática grave, sepse, tumores extrapancreáticos secretores de IGF-II e outras situações em que os pacientes estão gravemente enfermos. O diferencial principal é, portanto, entre um insulinoma e hipoglicemia factícia resultante do abuso de sulfonilureias ou substâncias afins, visto que a administração factícia de insulina causa a elevação dos níveis de insulina, mas supressão do peptídeo C.

A dosagem de sulfonilureias no sangue ou urina é feita pela maioria dos bons laboratórios, mas deve-se estar ciente de que nem todos os novos medicamentos estão incluídos no rastreamento rotineiro. Neste caso, o resultado foi negativo e, assim, a localização de um provável insulinoma foi pesquisada.

A TC com contraste pode demonstrar uma minoria dos insulinomas, mas a imagem muitas vezes é incerta. A RM, usando imagens de T1 e T2, é melhor e, com imagem de difusão-ponderação, pode identificar a maioria das lesões no pâncreas; contudo, a certeza ainda pode ser ilusória. A USEPO habitualmente tem sido considerada superior à TC e à RM para visualização dos insulinomas. Contudo, profissionais experientes com esse procedimento não estão uniformemente disponíveis. Na paciente em questão, a TC foi inútil, enquanto a RM mostrou uma provável lesão no lobo uncinado do pâncreas. Assim, procedeu-se à estimulação com cálcio, em que um radiologista intervencionista colocou uma cânula no eixo celíaco e cálcio foi seletivamente injetado nas artérias esplênica, gastroduodenal e, por fim, na mesentérica superior, com coleta de sangue para dosagem de insulina da veia hepática durante 2 minutos. Verificou-se que a insulina basal aumentou em três vezes após a injeção de cálcio na mesentérica superior.

Com base nesses achados, a paciente foi avaliada pelo cirurgião e submetida à laparotomia aberta, que confirmou a presença de uma lesão de 1,2 cm no processo uncinado do pâncreas tanto por palpação como por US intraoperatórias. A lesão foi enucleada e a histopatologia revelou tratar-se de um tumor neuroendócrino com imuno-histoquímica fortemente positiva

Distúrbios Endócrinos e Metabólicos Variados

para cromogranina A e fracamente positiva para insulina, e um Ki-67 de 1%; não havia características malignas. A paciente recuperou-se bem da cirurgia e não teve recidiva da hipoglicemia.

☑ **Respostas: (I) B, (II) E e (III) D.**

Referências: 225, 308, 319 e 385.

Um homem de 19 anos de idade foi encaminhado para avaliação de polidipsia e poliúria. Seu problema começara 2 meses antes, quando ele percebeu poliúria de até 8 litros/dia e sede aumentada. Nenhum outro sintoma foi relatado; mais especificamente, ele negou ter cefaleia, dores de cabeça, alterações visuais ou disfunção sexual. Sua história clínica era significativa para um abdome agudo à idade de 7 anos, pelo qual ele se submeteu a uma laparotomia e um divertículo de Meckel foi ressecado, juntamente com um pequeno segmento do intestino necrosado. Sua evolução no pós-operatório foi complicada por choque séptico e síndrome da angústia respiratória, que necessitaram de ventilação mecânica, e hemodiálise, em função da insuficiência renal aguda. Ele teve alta com hemiparesia esquerda que, anos mais tarde, foi atribuída a um evento cerebrovascular aterotrombótico pequeno, mas que não foi investigado. Seus antecedentes familiares eram irremarcáveis.

Ao *exame físico*, a pressão arterial era de 110/70 mmHg e a frequência cardíaca de 74 bpm, sem alterações posturais nos dois parâmetros. Sua altura era de 1,65 m e seu peso, 60 kg. Os exames cardiopulmonar, abdominal e cervical foram todos normais. Seu desenvolvimento sexual era adequado para idade e sexo. O exame neurológico inicial era notável por uma monoparesia muito leve no braço esquerdo.

A avaliação bioquímica, incluindo eletrólitos séricos, foi normal. A investigação hormonal mostrou níveis baixos de testosterona, LH, FSH e T_4 livre, enquanto TSH e cortisol sérico estavam normais (Quadro 9.1). Um teste de privação hídrica (Quadro 9.2),

Quadro 9.1 ▪ Dosagens hormonais

Hormônio	Resultado	Nível normal
TSH	1,6 mUI/mL	(0,3-3,5)
T_4 livre	0,6 ng/mL	(0,7-1,5)
LH	0,27 UI/L	(2-5)
FSH	0,47 UI/L	(2-5)
Testosterona	115 ng/dL	(350-1.200)
Cortisol	20,83 µg/dL	(7-20)
IGF-I	50 ng/mL	(220-450, para idade e sexo)

Quadro 9.2 ▪ Comportamento dos bioquímicos e da arginina-vasopressina (AVP) durante o teste de privação hídrica

Hora	Peso	Osmolalidade urinária	Osmolalidade plasmática	Na⁺ sérico	AVP (VR:0-4 pg/mL)
06:00	70,5	515	280	140	–
08:00	70,5	492	280	140	–
10:00	70,5	466	280	140	–
12:00	70,4	521	283	140	–
14:00	70,4	515	283	141|	–
16:00	70,4	497	285	140	–
18:00	70,3	507	282	143	–
20:00	70,0	499	–	144	–
22:00	69,9	496	–	143	–
24:00	69,9	516	287	141	–
02:00	69,8	512	289	145	3,2
04:00	69,8	514	293	146	–
06:00	69,7	502	293	145	–
08:00	69,3	497	290	145	–
10:00	68,5	511	290	145	–

durante o qual a osmolalidade plasmática (Posm) subiu para 293 mOsm/kg, revelou um sódio sérico (sNa⁺) normal, mas uma capacidade subnormal de concentrar, atribuída à lavagem do gradiente de concentração pela poliúria. A ressonância magnética da região selar revelou-se normal, exceto pela ausência do sinal brilhante da neuro-hipófise. Como os níveis plasmáticos de vasopressina eram normais, e em vista de um diagnóstico prévio de transtorno obsessivo-compulsivo e depressão, ele foi diagnosticado como tendo polidipsia primária e paroxetina foi prescrita. O paciente foi também aconselhado a restringir o consumo de água.

Foram também dosados o fator de Leyden, os anticorpos antifosfolípides, a proteína S e a proteína C, todos marcadores trombóticos. Destes, apenas os níveis de proteína C estavam anormalmente baixos (30% do normal). O paciente foi mantido em desmopressina inalada e escitalopram, e começou L-tiroxina, injeções mensais de testosterona e anticoagulantes orais. Ele foi liberado para casa sob um programa de fisioterapia para melhorar seu déficit neurológico.

Distúrbios Endócrinos e Metabólicos Variados

285

■ *Com base na história do paciente e nos achados laboratoriais, qual a mais provável etiologia para sua poliúria?*

a) Diabetes insípido central idiopático.
b) Polidipsia psicogênica.
c) Trombofilia.
d) Hipofisite linfocítica.
e) Existe mais de uma opção correta.

Comentários:

Este paciente jovem procurou atendimento médico por causa de poliúria e polidipsia. Sua história psiquiátrica, juntamente com o sódio sérico normal e um nível aparentemente normal de vasopressina durante um teste de privação hídrica, desviou-nos do diagnóstico de diabetes insípido (DI) central e nos levou a rotulá-lo como tendo polidipsia primária. Foi apenas mais tarde, quando ele desenvolveu um acidente vascular cerebral (AVC) e recidiva de sua poliúria e polidipsia, que finalmente conseguimos relacionar sua história de eventos trombóticos com potencial dano isquêmico de seu sistema hipotálamo-hipófise. A história remota de um AVC após uma ressecção intestinal considerada devido a um divertículo de Meckel, mas que poderia muito bem ter sido secundária a uma trombose mesentérica, foi uma dica importante que nos fez suspeitar de uma trombofilia primária que, no final, mostrou ser uma deficiência grave da proteína C.

A proteína C é um zimogênio dependente da vitamina, codificado no cromossomo 2q13--14 e sintetizado pelo fígado, sendo ativado pela trombina (aPC). Seu efeito anticoagulante consiste em inativar os fatores Va e VIIIa. Na deficiência da proteína C do tipo I, os pacientes são heterozigotos e têm uma redução de 50% nas concentrações plasmáticas. Este o é o fenótipo mais comum. No tipo II da deficiência de proteína C, os níveis de antígenos são normais, mas a proteína é funcionalmente deficiente. Embora esteja geralmente associada a tromboses venosas recorrentes, também tem sido relacionada a eventos trombóticos arteriais, particularmente cerebrovasculares. A deficiência da proteína C é diagnosticada quando há redução > 50% na concentração plasmática, como foi demonstrado em nosso caso. Em uma recente metanálise (Kene e cols., 2010), que avaliou o impacto de diferentes trombofilias sobre o risco de AVC isquêmico na infância, foi observado que a deficiência de proteína C estava significativamente associada, com um *odds ratio* notável de 11,05 (95% CI 5,13-23,59).

Embora algumas alterações na secreção de hormônios hipofisários sejam frequentemente observadas durante a fase aguda dos eventos cerebrovasculares, provavelmente representando uma resposta adaptativa à agressão isquêmica, hipopituitarismo irreversível ocorre em 47% dos pacientes com hemorragia subaracnóidea e em até 19% dos pacientes com AVC isquêmico. Nesse contexto, deficiências dos hormônios hipofisários geralmente se apresentam isoladamente e DI é extremamente raro. Um diagnóstico precoce e o tratamento adequado do hipopituitarismo são de suma importância para a sobrevida do paciente e sua reabilitação. Muitos casos de DI central podem, na verdade, ter tido uma origem vascular e, ainda assim, permanecerem rotulados como idiopáticos, devido às dificuldades inerentes à avaliação da perfusão para a área do hipotálamo-hipófise.

Assim, no presente caso, um índice elevado da suspeita nos leva ao diagnóstico de trombofilia – uma deficiência grave de proteína C – como a causa do AVC, do paciente e, portanto, de seu DI e de seu pan-hipopituitarismo.

☑ *Resposta: C.*

Referências: 37 a 39 e 385 a 388.

Mulher 52 anos de idade vem apresentando sintomas compatíveis com hipoglicemia há cerca de 30 dias. Foi atendida em um serviço de emergência, onde se constatou glicemia de 38 mg/dL. A paciente foi internada para investigação diagnóstica e após 6 horas de jejum desenvolveu episódio grave de hipoglicemia, acompanhado de crise convulsiva. Nessa ocasião, os exames colhidos mostraram: glicemia = 25 mg/dL; insulina = 1,6 mUI/L (VR: 2-19); peptídeo C = 0,18 ng/mL (VR: 0,36-3,59). Foi solicitada tomografia computadorizada abdominal, que mostrou tumoração intragástrica com 4,5 cm (Fig. 9.9).

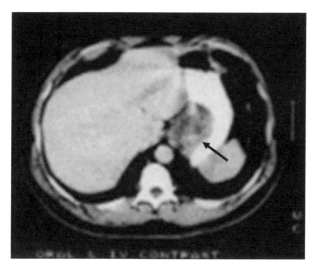

Fig. 9.9 ▪ Tumoração no cárdia do estômago, medindo 4,5 cm (*seta*).

- **Diante desses achados, pode-se afirmar que:**

   I – A paciente definitivamente não tem um insulinoma.
   II – A dosagem do cortisol sérico para investigação de insuficiência adrenal seria de extrema importância.
   III – A possibilidade de feocromocitoma secretor de insulina deve ser considerada.
   IV – Mais provavelmente a paciente tem um tumor mesenquimal secretor de IGF-II.
   a) Somente os itens I e IV estão corretos.
   b) Somente o item II está incorreto.
   c) Todos os itens estão corretos.
   d) Somente o item IV está incorreto.

Comentários:

Raramente, hipoglicemia tem como etiologia tumores de células não beta. A maioria deles é mesenquimal (fibrossarcoma, mesotelioma, rabdomiossarcoma, leiomiossarcoma, lipossarcoma, hemangiopericitoma, neurofibroma e linfossarcoma), com localização retroperitoneal,

Distúrbios Endócrinos e Metabólicos Variados

intra-abdominal ou intratorácica. Têm tamanho variável (0,3 a 20 kg), mas são geralmente volumosos. Tumores epiteliais de células não beta que ocasionalmente se fazem acompanhar de hipoglicemia incluem hepatomas, neoplasias adrenocorticais (geralmente grandes e malignas) e tumores carcinoides (íleo, brônquios ou pâncreas). Raramente, carcinomas comuns (p. ex., estômago, cólon, pulmão, mama, próstata, testículo e pâncreas) se acompanham de hipoglicemia.

A patogênese da hipoglicemia induzida por tumores não localizados nas células beta pode diferir entre os pacientes e pode ser multifatorial em um determinado paciente. A causa da hipoglicemia, na maioria dos pacientes, é a produção excessiva de IGF-II, especificamente uma forma incompletamente processada (*big IGF-II*) que não se acopla às proteínas de ligação e, assim, tem acesso mais fácil aos tecidos-alvo. O IGF-II tem ação insulina-símile e também inibe a liberação de glucagon e GH. Consumo excessivo de glicose pelo tumor é outra possível causa de hipoglicemia, bem como comprometimento da produção hepática de glicose (p. ex., em casos de múltiplas metástases hepáticas, carcinoma hepático primário etc.). Alguns linfomas e outras neoplasias levam à hipoglicemia por produzirem anticorpos anti-insulina ou contra os receptores de insulina.

O tumor da paciente foi ressecado e mostrou ser um leiomiossarcoma. Três meses após a cirurgia, a paciente permanecia sem apresentar episódios de hipoglicemia.

☑ **Resposta: A.**

Referências: 225, 308 e 319.

Um homem de 25 anos de idade apresentou-se com prostração intensa e depressão acentuada; em especial, ele se queixava de dor lombar intensa com duração de 2 meses, não responsiva ao tratamento anti-inflamatório. Uma ressonância magnética (RM) da coluna mostrou a presença de múltiplas fraturas vertebrais. Além disso, ele relatava perda importante de peso (10 kg) nos últimos meses e piora da função sexual. Ao *exame físico*, o paciente estava caquético, com um índice de massa corporal de 19 kg/m². Ele também tinha equimoses difusas e hipotrofia muscular grave, especialmente localizadas em braços e pernas. Ele tinha face arredondada e apenas uma única estria vermelha no quadril direito. A pressão arterial era de 140/100 mmHg, com frequência cardíaca de 80 bpm. O perfil bioquímico mostrou hipocalemia (potássio = 2,9 mEq/L), hipocalcemia (cálcio = 8,3 mg/dL) e anemia (Hb = 10 g/dL). Estavam normais a glicemia, o perfil lipídico, bem como as funções renal, hepática e tireoidiana.

■ *I – Qual o diagnóstico mais provável?*

a) Síndrome paraneoplásica.
b) Síndrome de Cushing.
c) Mieloma múltiplo.
d) AIDS.
e) Tuberculose.

Comentários:

Hipocalemia associada a hipertensão arterial e a peculiares características clínicas (astenia geral, hipotrofia muscular e fraturas vertebrais) sugere a presença de síndrome de Cushing (SC). Portanto, pelo menos duas medições do cortisol livre na urina de 24 horas (UFC), cortisol sérico ou salivar à meia-noite e um teste de supressão com dose baixa de dexametasona (LDDST) estariam indicados para confirmar o diagnóstico. Neste caso, a excreção UFC mostrou-se significativamente elevada, com uma média de três diferentes amostras de 828 µg/24 h (valor de referência, 35-135). O cortisol sérico (CS) pela manhã e à meia-noite foram de 23 e 21,8 µg/dL, respectivamente, mostrando a perda do ritmo circadiano normal do cortisol. Também se observou que o CS não suprimiu após o LDDST de 48 h, caindo de 31,4 para 28,7 µg/dL, quando o esperado seria um valor < 1,8 µg/dL. Esses achados confirmaram a síndrome de Cushing. Em seguida, foi dosado o ACTH plasmático, cujos níveis se situaram em 85,6 pg/mL (VR: 10-130).

- **■ II – Qual dos exames abaixo seria menos útil na definição da etiologia da síndrome de Cushing (SC)?**
  - **a)** Tomografia computadorizada (TC) de abdome.
  - **b)** Ressonância magnética da região selar.
  - **c)** Cintilografia com ^{111}In-pentetreotide (OctreoScan®).
  - **d)** Cateterismo bilateral do seio petroso inferior (CBSPI).
  - **e)** Teste de supressão com alta dose de dexametasona (HDDST) e teste de estímulo com CRH ou desmopressina.

Comentários:

A utilidade maior da TC abdominal seria na investigação de uma eventual SC não ACTH--dependente (representada sobretudo pelos tumores adrenais secretores de cortisol), em que os níveis de ACTH estão tipicamente suprimidos ou, raramente, no limite inferior da normalidade. No caso de nosso paciente, ele claramente tem uma SC ACTH-dependente, cuja etiologia principal é um adenoma hipofisário secretor de ACTH (doença de Cushing [DC]), que responde por 80-90% dos casos, enquanto a secreção de ACTH ectópica responde pelo restante. Na DC, os valores de ACTH estão normais (60% dos casos) ou elevados, enquanto na SAE geralmente estão aumentados, mas podem eventualmente estar dentro dos valores de referência. Os níveis de ACTH tendem a ser maiores na SAE do que na DC. No entanto, a superposição dos valores de ACTH é tal que, por si só, apenas raramente eles permitem distinguir as duas condições; testes dinâmicos são, portanto, necessários. Comumente combinam-se dois testes dinâmicos não invasivos: o HDDST com o teste de estímulo com CRH ou desmopressina (DDAVP). Nenhum desses testes tem 100% de sensibilidade ou especificidade, mas a combinação deles aumenta a acurácia diagnóstica.

No caso do nosso paciente, o teste com DDAVP mostrou um CS basal de 27,7 e 32,3 µg/dL, 15 minutos após a desmopressina (aumento de 16%). No HDDST, o CS reduziu de 290 µg/dL para 175 µg/dL (diminuição de 40%). As duas respostas são sugestivas de SAE. Na DC, a supressão do CS classicamente excede 50%, enquanto a resposta do cortisol à desmopressina é > 20%.

Na investigação da SAE, o paciente foi submetido a um OctreoScan® e à TC de tórax e abdome, os quais não revelaram nenhuma tumoração. Então, solicitou-se uma RM hipofisária, que revelou

Distúrbios Endócrinos e Metabólicos Variados

um microadenoma de cerca de 2 mm em seu maior diâmetro, no lado esquerdo da glândula. Em função desses resultados, foi realizado um CBSPI que mostrou, 5 minutos após a administração do CRH, um gradiente entre a periferia e o seio petroso inferior esquerdo. Neste último, o nível do ACTH atingiu 411 pg/mL, enquanto o valor correspondente na periferia foi de 81,3 pg/mL.

- **III – Qual o diagnóstico final?**
  a) Doença de Cushing.
  b) SAE oculta.
  c) Hiperplasia corticotrófica.
  d) São necessários exames adicionais para se chegar a uma definição diagnóstica.

Comentários:

O paciente tem doença de Cushing (DC). O diagnóstico ficou estabelecido pelo CBSPI, que mostrou um gradiente de ACTH seio petroso inferior/periferia pós-CRH de 5,05. Valores basais > 2 e pós-estímulo > 3 são indicativos de DC. Considera-se que o CBSPI tem sensibilidade e especificidade superiores às dos testes dinâmicos não invasivos. Contudo, é um exame invasivo que necessita de profissional experiente e habilidoso, não sendo isento de riscos e complicações. Além disso, também está sujeito a resultados falso-positivos e falso-negativos. Uma análise de 14 séries publicadas, totalizando 726 pacientes com doença de Cushing e 112 com SAE submetidos ao CBSPI, detectou 41 resultados falso-negativos e 7 falso-positivos (sensibilidade e especificidade de 94%) (Lindsay e cols., 2005).

O paciente foi submetido a cirurgia transesfenoidal para remoção do adenoma, a qual resultou em reversão do hipercortisolismo e normalização dos níveis de testosterona, cálcio e potássio, bem como em melhora da anemia (a Hb subiu de 10 para 11,6 g/dL). Atualmente, o paciente continua em terapia de reposição de glicocorticoide (37,7 mg/dia de acetato de cortisona) e encontra-se em boa condição clínica.

Comentários finais:

Este caso espelha bem por que a síndrome de Cushing (SC) é considerada a mais desafiadora doença endócrina. No presente caso, avaliamos um paciente jovem com manifestações clínico-laboratoriais altamente sugestivas de secreção de ACTH ectópica, mas cujo diagnóstico final foi doença de Cushing, a qual se exteriorizou de maneira completamente atípica. De fato, as manifestações clássicas do hipercortisolismo (obesidade abdominal, estrias violáceas largas e múltiplas etc.) estavam ausentes e predominaram os sintomas das neoplasias malignas secretoras de ACTH (caquexia, atrofia muscular intensa, osteoporose grave, hipocalemia etc.). Mais uma vez fica demonstrado que a combinação de testes diagnósticos e exames de imagem é fundamental para se chegar à definição etiológica da SC ACTH-dependente.

☑ *Respostas: (I) B, (II) A e (III) A.*

Referências: 5, 14, 113, 123 e 390.

Referências

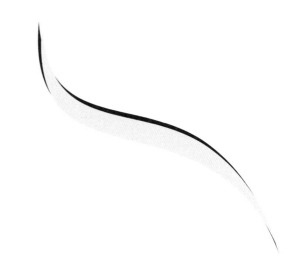

1. Komossa K, Rummel-Kluge C, Schwarz S et al. Risperidone versus other atypical antipsychotics for schizophrenia. *Cochrane Database Syst Rev*. 2011;1:CD006626.
2. Gutenberg A, Hans V, Puchner MJ et al. Primary hypophysitis: clinical-pathological correlations. *Eur J Endocrinol*. 2006;155:101-7.
3. Elster AD, Chen MY, Williams DW 3rd, Key LL. Pituitary gland: MR imaging of physiologic hypertrophy in adolescence. *Radiology*. 1990;174:681-5.
4. Bhuvaneswar CG, Baldessarini RJ, Harsh VL, Alpert JE. Adverse endocrine and metabolic effects of psychotropic drugs: selective clinical review. *CNS Drugs*. 2009;23:1003-21.
5. Vilar L, Faria M, Coelho CE. Diagnóstico e diagnóstico diferencial da síndrome de Cushing. In: Vilar L et al., editores. *Endocrinologia Clínica* (4ª ed.). Rio de Janeiro: Guanabara Koogan; 2009. p. 425-48.
6. Newell-Price J, Trainer P, Besser M, Grossman A. The diagnosis and differential diagnosis of Cushing's syndrome and pseudo-Cushing's states. *Endocr Rev*. 1998;19:647-72.
7. Bronstein MD. Disorders of prolactin secretion and prolactinomas. In: *Endocrinology*. Jameson JL, De Groot LJ, editores. Editora Saunders; 2010. p. 333-57.
8. Bronstein MD. Prolactinomas and pregnancy. *Pituitary*. 2005;8:31-8.
9. Vilar L, Naves LA, Gadelha M. Armadilhas no diagnóstico da hiperprolactinemia. *Arq Brasil Endocrinol Metab*. 2003;47:347-57.
10. Vilar L, Naves LA, Gadelha MR. Avaliação diagnóstica da hiperprolactinemia. In: Vilar L et al., editores. *Endocrinologia Clínica* (4ª ed.). Rio de Janeiro: Guanabara Koogan; 2009. p. 37-46.
11. Vilar L, Naves LA, Freitas MC et al. Tratamento medicamentoso dos tumores hipofisários – Parte I: prolactinoma e adenomas secretores de GH. *Arq Brasil Endocrinol Metab*. 2000;44:367-81.
12. Melmed S, Casanueva FF, Hoffman AR, et al.; Endocrine Society. Diagnosis and treatment of hyperprolactinemia: an Endocrine Society clinical practice guideline. *J Clin Endocrinol Metab*. 2011;96:273-88.
13. Colao A, Ciccarellli A. Tratamento dos prolactinomas. In: Vilar L et al., editores. *Endocrinologia Clínica* (4ª ed.). Rio de Janeiro: Guanabara Koogan; 2009. p. 47-60.
14. Alexandraki KI, Grossman AB. The ectopic ACTH syndrome. *Rev Endocr Metab Disord*. 2010;11:117-26.
15. Ilias I, Torpy DJ, Pacak K et al. Cushing's syndrome due to ectopic corticotropin secretion: twenty years' experience at the National Institutes of Health. *J Clin Endocrinol Metab*. 2005;90:4955-62.
16. Vilar L, Freitas MC, Naves LA et al. Diagnosis and management of hyperprolactinemia: results of a Brazilian multicenter study with 1234 patients. *J Endocrinol Invest*. 2008;31:436-44.
17. Atchison JA, Lee PA, Albright AL. Reversible suprasellar pituitary mass secondary to hypothyroidism. *JAMA*. 1989;262:3175-7.

18. Canadas V, Barbosa F, Serfaty F, Vilar L. Neoplasias endócrinas múltiplas. *In*: Vilar L *et al.*, editores. *Endocrinologia Clínica* (4ª ed.). Rio de Janeiro: Guanabara Koogan; 2009. p. 953-68.
19. Czepielewski MA, Rollin GAFS, Bruno OD, Vilar L. Tratamento da síndrome de Cushing. *In*: Vilar L *et al.*, editores. *Endocrinologia Clínica* (4ª ed.). Rio de Janeiro: Guanabara Koogan; 2009. p. 459-75.
20. Pivonello R, De Martino MC, Cappabianca P, *et al.* The medical treatment of Cushing's disease: effectiveness of chronic treatment with the dopamine agonist cabergoline in patients unsuccessfully treated by surgery. *J Clin Endocrinol Metab*. 2009;94:223-30.
21. Vilar L, Naves LA, Azevedo MF, *et al.* Effectiveness of cabergoline in monotherapy and combined with ketoconazole in the management of Cushing's disease. *Pituitary*. 2010;13:123-9.
22. Molitch ME. Pregnancy and the hyperprolactinemic woman. *N Engl J Med*. 1985;312:1364-70.
23. Molitch ME. Prolactinomas and pregnancy. *Clin Endocrinol (Oxf)*. 2010;73:147-8.
24. Rivera JA. Lymphocytic hypophysitis: Disease spectrum and approach to diagnosis and therapy. *Pituitary*. 2006;9:35-45.
25. Thodu E, Asa SL, Kontogeorgos G *et al.* Clinical case seminar: Lymphocytic hypophysitis. Clinico-pathological findings. *J Clin Endocrinol Metab*. 1995;80:2302-11.
26. Vilar L, Moura E, Canadas V *et al.* Prevalência da macroprolactinemia entre 115 pacientes com hiperprolactinemia. *Arq Brasil Endocrinol Metab*. 2007;71:86-91.
27. Cozzi R, Attanasio R, Lodrini S, Lasio G. Cabergoline addition to depot somatostatin analogues in resistant acromegalic patients: efficacy and lack of predictive value of prolactin status. *Clin Endocrinol (Oxf)*. 2004;61:209-15.
28. Mattar P, Alves Martins MR, Abucham J. Short- and long-term efficacy of combined cabergoline and octreotide treatment in controlling IGF-I levels in acromegaly. *Neuroendocrinology*. 2010;92:120-7.
29. Vilar L, Azevedo MF, Naves LA *et al.* Role of the addition of cabergoline to the management of acromegalic patients resistant to longterm treatment with octreotide LAR. *Pituitary*. 2010 Nov 21. [Epub ahead of print]
30. Jallad RS, Bronstein MD. Optimizing medical therapy of acromegaly: beneficial effects of cabergoline in patients uncontrolled with long-acting release octreotide. *Neuroendocrinology*. 2009;90:82-92.
31. Melmed S, Bonert VS, Vilar L, Mercado M. Diagnóstico e tratamento da acromegalia. *In*: Vilar L *et al.*, editores. *Endocrinologia Clínica* (4ª ed.). Rio de Janeiro: Guanabara Koogan; 2009. p. 61-86.
32. Vilar L, Moura E, Gusmão A *et al.* Germinoma hipofisário: relato de caso. *Arq Brasil Endocrinol Metab*. 2005;49 (Supl. 1): S221.
33. Musolino NRC, Vilar L, Naves LA *et al.* Diagnóstico diferencial das massas selares. *In*: Vilar L *et al.*, editores. *Endocrinologia Clínica* (4ª ed.). Rio de Janeiro: Guanabara Koogan; 2009. p. 1-22.
34. Vilar L, Czepielewski MA, Naves LA *et al.* Substantial shrinkage of adenomas cosecreting growth hormone and prolactin with use of cabergoline therapy. *Endocr Pract*. 2007;13:396-402.
35. Vilar L, Naves L, Oliveira S, Lyra R. Efficacy of cabergoline in the treatment of acromegaly. *Arq Brasil Endocrinol Metab*. 2002;46:269-74.
36. Madhusoodanan S, Parida S, Jimenez C. Hyperprolactinemia associated with psychotropics – a review. *Hum Psychopharmacol Clin Exp*. 2010;25:281-97.
37. Vilar L, Naves LA, Leal E, Casulari LA. Manuseio do diabetes insípido. *In*: Vilar L *et al.*, editores. *Endocrinologia Clínica* (4ª ed.). Rio de Janeiro: Guanabara Koogan; 2009. p.141-57.
38. Vilar L, Leal E, Oliveira S, Lyra R. Alterações da vasopressina. *In*: Coronho V, Petroianu A, Santana EM, Pimenta LG (eds.) *Tratado de Endocrinologia e Cirurgia Endócrina*. Rio de Janeiro: Guanabara Koogan; 2001. p. 316-33.
39. Naves LA, Vilar L, Costa ACF *et al.* Distúrbios na secreção e ação do hormônio antidiurético. *Arq Bras Endocrinol Metab*. 2003;47:347-57.
40. Drummond JB, Martins JCT, Soares MMS, Dias EP. Alterações da haste hipofisária e suas implicações clínicas. *In*: Vilar L *et al.*, editores. *Endocrinologia Clínica* (4ª ed.). Rio de Janeiro: Guanabara Koogan; 2009. p. 132-40.
41. Diggle CP, Carr IM, Zitt E *et al.* Common and recurrent *HPGD* mutations in Caucasian individuals with primary hypertrophic osteoarthropathy. *Rheumatology*. 2010;49:1056-62.

42. Castori M, Sinibaldi L, Mingarelli R *et al*. Pachydermoperiostosis: an update. *Clin Genet*. 2005; 68:477-86.
43. Uthman I, Dahdah M, Kibbi AG, Rubeiz N. Treatment of pachydermoperiostosis pachydermia with botulinum toxin type A. *J Am Acad Dermatol*. 2010;63:1036-41.
44. Passos VQ, Souza JJS, Musolino NRC, Bronstein MD. Long-term follow-up of prolactinomas: normoprolactinemia after bromocriptine withdrawal. *J Clin Endocrinol Metab*. 2002;87:3578-82.
45. Vilar L, Albuquerque JL, Canadas V *et al*. Longterm remission following withdrawal of cabergoline and bromocriptine therapy in patients with prolactinomas. *Arq Brasil Endocrinol Metab*. 2011 (*in press*).
46. Colao A, Di Sarno A, Cappabianca P *et al*. Withdrawal of long-term cabergoline therapy for tumoral and nontumoral hyperprolactinemia. *N Engl J Med*. 2003;349:2023-33.
47. Clayton P, Gleeson H, Monson J *et al*. Growth hormone replacement throughout life: insights into age-related responses to treatment. *Growth Horm IGF Res*. 2007;17:369-82.
48. Colao A, Grasso LF, Pivonello R, Lombardi G. Therapy of aggressive pituitary tumors. *Expert Opin Pharmacother*. 2011 Mar 24. [Epub ahead of print].
49. Freda F. Practice Guidelines for Pituitary Incidentalomas. Table of Contents, volume 26, Issue1, September 2010. ENDO 2010 The Endocrine Society Annual Meeting.
50. Molitch ME. Pituitary tumours: pituitary incidentalomas. *Best Pract Res Clin Endocrinol Metab*. 2009;23:667-75.
51. Vilar L, Azevedo MF, Barisic G, Naves LA. Incidentalomas hipofisários. *Arq Brasil Endocrinol Metab*. 2005;49:651-6.
52. Abe T. Lymphocytic infundibulo-neurohypophysitis and infundibulo-panhypophysitis regarded as lymphocytic hypophysitis variant. *Brain Tumor Pathol*. 2008;25:59-66.
53. Caturegli P, Newschaffer C, Olivi A *et al*. Autoimmune hypophysitis. *Endocr Rev*. 2005;26:599-614.
54. Bolanowski M, Zatonska K, Kaluzny M *et al*. A follow-up of 130 patients with acromegaly in a single centre. *Neuro Endocrinol Lett*. 2006;27:828-32.
55. Isidori AM, Kaltsas G, Frajese V *et al*. Ocular metastases secondary to carcinoid tumors: the utility of imaging with [(123)I]meta-iodobenzylguanidine and [(111)In]DTPA pentetreotide. *J Clin Endocrinol Metab*. 2002;87:1627-33.
55a.Tanriverdi F, Alp E, Demiraslan H et al. Investigation of pituitary functions in patients with acute meningitis: a pilot study. *J Endocrinol Invest*. 2008;31:489-91.
55b.Tsiakalos A, Xynos ID, Sipsas NV, Kaltsas G. Pituitary insufficiency after infectious meningitis: a prospective study. *J Clin Endocrinol Metab*. 2010;95:3277-81.
56. Kung AW Clinical review: Thyrotoxic periodic paralysis: a diagnostic challenge. *J Clin Endocrinol Metab*. 2006;91:2490-5.
57. Pappa T, Papanastasiou L, Markou A *et al*. Thyrotoxic periodic paralysis as the first manifestation of a thyrotropin-secreting pituitary adenoma. *Hormones (Athens)*. 2010;9:82-6.
58. Pothiwala P, Levine SN Analytic review: thyrotoxic periodic paralysis: a review. *J Intensive Care Med*. 2010;25:71-7.
59. Links TP, Smit AJ, Molenaar WM *et al*. Familial hypokalemic periodic paralysis. Clinical, diagnostic and therapeutic aspects. *J Neurol Sci*. 1994;122:33-43.
60. Rivkees SA. Pediatric Graves' disease: controversies in management. *Horm Res Paediatr*. 2010; 74:305-11.
61. Maia AL, Ward LS, Carvalho GA *et al*. Thyroid nodules and differentiated thyroid cancer: Brazilian consensus. *Arq Bras Endocrinol Metabol*. 2007;51:867-93.
62. Baloch Z, Caryon P, Conte-Devolx B *et al*. Laboratory medicine practice guidelines. Laboratory support for the diagnosis and monitoring of thyroid disease. *Thyroid*. 2003;13:3-126.
63. Spencer CA. New insigths for using serum thyroglobulin (Tg) measurement for managing patients with differentiated thyroid carcinomas. *Thyroid Intern*. 2003; (4):3-14.
64. Spencer CA, Bergoglio LM, Kazarosyan M *et al*. Clinical impact of thyroglobulin (Tg) and Tg autoantibody method differences on the management of patients with differentiated thyroid carcinomas. *J Clin Endocrinol Metab*. 2005;90:5566-75.
65. Spencer CA, Wang C, Fatemi S *et al*. Serum thyroglobulin autoantibodies: prevalence, influence on serum thyroglobulin measurement and prognostic significance in pattients with differentiated thyroid carcinoma. *J Clin Endocrinol Metab*. 1998;83:1121-7.

66. Azevedo M, Sales B, Leal E, Bruno OD. Interpretação dos testes de função tiroidiana. *In*: Vilar L *et al.*, editores. *Endocrinologia Clínica* (4ª ed.). Rio de Janeiro: Guanabara Koogan; 2009. p. 247-57.
67. Heufelder AE, Klee GG, Wynne MAG, Gharib H. Familial dysalbuminemic hyperthyroxinemia: cumulative experience in 29 consecutive patients. *Endocr Pract*. 1995;1:4-8.
68. Gharib H, Papini E, Paschke R *et al*. American Association of Clinical Endocrinologists, Associazione Medici Endocrinologi, and European Thyroid Association Medical guidelines for clinical practice for the diagnosis and management of thyroid nodules: executive summary of recommendations. *Endocr Pract*. 2010;16:468-75.
69. Coltrera MD. Evaluation and imaging of a thyroid nodule. *Surg Oncol Clin N Am*. 2008;17:37-56.
70. Coelho CE, Albuquerque JL, Moura E. Manuseio da disfunção tiroidiana subclinica. *In*: Vilar L *et al.*, editores. *Endocrinologia Clínica* (4ª ed.). Rio de Janeiro: Guanabara Koogan; 2009. p. 347-53.
71. Biondi B, Cooper DS The clinical significance of subclinical thyroid dysfunction. *Endocr Rev*. 2008; 29:76-131.
72. Graf H, Carvalho GA. Fatores interferentes na interpretação de dosagens laboratoriais no diagnóstico do hiper- e hipotiroidismo. *Arq Bras Endocrinol Metab*. 2002;46:51-64.
73. Glinoer D, Abalovich M. Unresolved questions in managing hypothyroidism during pregnancy. BMJ. 2007;335:300-2.
74. Abalovich M, Amino N, Barbour LA *et al*. Management of thyroid dysfunction during pregnancy and postpartum: an Endocrine Society Clinical Practice Guideline. *J Clin Endocrinol Metab*. 2007;92 (8 Suppl):S1-47.
75. Vaisman M, Reis FAA. Manuseio do bócio uni- e multinodular tóxico. *In*: Vilar L, *et al.*, editores. *Endocrinologia Clínica* (4ª ed.). Rio de Janeiro: Guanabara Koogan; 2009. p. 330-6.
76. Bolusani H, Okosieme OE, Velagapudi M *et al*. Determinants of long-term outcome after radioiodine therapy for solitary autonomous thyroid nodules. *Endocr Pract*. 2008;14:543-9.
77. Lippi F, Ferrari C, Manetti L *et al*. Treatment of solitary autonomous thyroid nodules by percutaneous ethanol injection: results of an italian multicenter study. The Multicenter Study Group. *J Clin Endocrinol Metab*. 1996;81:3.261-4.
78. American Thyroid Association (ATA) Guidelines Taskforce on Thyroid Nodules and Differentiated Thyroid Cancer; Cooper DS, Doherty GM, Haugen BR *et al*. Revised American Thyroid Association management guidelines for patients with thyroid nodules and differentiated thyroid cancer. *Thyroid*. 2009;19:1167-214.
79. Lee J, Yun MJ, Nam KH *et al*. Quality of life and effectiveness comparisons of thyroxine withdrawal, triiodothyronine withdrawal, and recombinant thyroid-stimulating hormone administration for low--dose radioiodine remnant ablation of differentiated thyroid carcinoma. *Thyroid*. 2010;20:173-8.
80. Pacini F, Schlumberger M, Dralle H *et al*.; European Thyroid Cancer Taskforce 2006 European consensus for the management of patients with differentiated thyroid carcinoma of the follicular epithelium. *Eur J Endocrinol*. 2006;154:787-803.
81. Barbaro D, Boni G, Meucci G *et al*. Recombinant human thyroid-stimulating hormone is effective for radioiodine ablation of post-surgical thyroid remnants. *Nucl Med Commun*. 2006; 27:627-32.
82. Jeffcoate W, Rustam R, Canadas V, Vilar L. Diagnóstico e tratamento da doença de Graves. *In*: Vilar L *et al.*, editores. *Endocrinologia Clínica* (4ª ed.). Rio de Janeiro: Guanabara Koogan; 2009; p. 302-18.
83. Montenegro RM, Montenegro RM Jr, Vilar L. Tiroidites – Abordagem diagnóstico-terapêutica. *In*: Vilar L *et al.*, editores. *Endocrinologia Clínica* (4ª ed.). Rio de Janeiro: Guanabara Koogan; 2009. p. 354-65.
84. Beck-Peccoz P, Persani L. Thyrotropinomas. *Endocrinol Metab Clin North Am*. 2008;37:123-34.
85. Luster M, Lippi F, Jarzab B *et al*. rhTSH-aided radioiodine ablation and treatment of differentiated thyroid carcinoma: a comprehensive review. *Endocr Relat Cancer*. 2005;12:49-64.
86. Taïeb D, Sebag F, Farman-Ara B *et al*. Iodine biokinetics and radioiodine exposure after recombinant human thyrotropin-assisted remnant ablation in comparison with thyroid hormone withdrawal. *J Clin Endocrinol Metab*. 2010;95:3283-90.
87. Lee J, Yun MJ, Nam KH *et al*. Quality of life and effectiveness comparisons of thyroxine withdrawal, triiodothyronine withdrawal, and recombinant thyroid-stimulating hormone administration for low--dose ^{131}I remnant ablation of differentiated thyroid carcinoma. *Thyroid*. 2010;20:173-9.

Referências

88. Paz-Filho GJ, Graf H. Recombinant human thyrotropin in the management of thyroid disorders. *Expert Opin Biol Ther*. 2008;8:1721-32.
89. Abucham J, Vieira TCA, Barbosa EB *et al*. Terapia de reposição hormonal no hipopituitarismo. *Arq Bras Endocrinol Metab*. 2003;47:492-508.
90. Lazarus JH. The continuing saga of postpartum thyroiditis. *J Clin Endocrinol Metab*. 2011;96:614-6.
91. Bindra A, Braunstein GD. Thyroiditis. *Am Fam Physician*. 2006;73;1769-76.
92. Grüning T, Tiepolt C, Zöphel K *et al*. Retinoic acid for rediffferentiation of thyroid cancer: does it hold its promise? *Eur J Endocrinol*. 2003;148:395-402.
93. Coelho SM, Vaisman F, Buescu A *et al*. Follow-up of patients treated with retinoic acid for the control of radioiodine non-responsive advanced thyroid carcinoma. *Braz J Med Biol Res*. 2011;44:73-7.
94. Chen L, Shen Y, Luo Q *et al*. Response to sorafenib at a low dose in patients with radioiodine-refractory pulmonary metastases from papillary thyroid carcinoma. *Thyroid*. 2011;21:119-24.
95. Duntas LH, Bernardini R. Sorafenib: Rays of hope in thyroid cancer. *Thyroid*. 2010;20:1351-8.
96. Cooper DS. Hyperthyroidism. *Lancet*. 2003;362:459-68.
97. Rosario PW, Borges MA, Costa GB *et al*. Management of low-risk patients with thyroid carcinoma and detectable thyroglobulin on T4 after thyroidectomy and ablation with iodine-131. *Arq Bras Endocrinol Metabol*. 2007;51:99-103.
98. Rosario PW, Tavares WC, Barroso AL *et al*. Contribution of computed tomography in patients with lung metastases of differentiated thyroid carcinoma not apparent on plain radiography who were treated with radioiodine. *Arq Bras Endocrinol Metabol*. 2008; 52:114-9.
99. Yen PM. Molecular basis of resistance to thyroid hormone. *Trends Endocrinol Metab* 2003;14:327-33.
100. McIver B, Gorman CA. Euthyroid sick syndrome: an overview. *Thyroid*. 1997;7:125-32.
101. Ursella S, Testa A, Mazzone M, Gentiloni Silveri N. Amiodarone-induced thyroid dysfunction in clinical practice. *Eur Rev Med Pharmacol Sci*. 2006;10:269-78.
102. Maciel RMB, Biscolla RPM, Vilar L, Rosario PSW. Diagnóstico e tratamento do câncer da tiróide. *In*: Vilar L *et al*., editores. *Endocrinologia Clínica* (4ª ed.). Rio de Janeiro: Guanabara Koogan; 2009. p. 268-82.
103. Freitas MC, Lima LHC. Diagnóstico e tratamento do hipotiroidismo. In: Vilar L *et al*., editores. *Endocrinologia Clínica* (4ª ed.). Rio de Janeiro: Guanabara Koogan; 2009. p. 290-301.
104. Ball DW. Medullary thyroid cancer: monitoring and therapy. *Endocrinol Metab Clin North Am*. 2007;36:823-37.
105. Schlumberger M, Carlomagno F, Baudin E *et al*. New therapeutic approaches to treat medullary thyroid carcinoma. *Nat Clin Pract Endocrinol Metab*. 2008;4:22-32.
106. Rosario PW. Natural history of subclinical hyperthyroidism in elderly patients with TSH between 0.1 and 0.4mUI/L: a prospective study. *Clin Endocrinol (Oxf)*. 2010;72:685-8
107. Mitchell AL, Pearce SHS. How should we treat patients with low serum thyrotropin concentrations? *Clin Endocrinol (Oxf)*. 2010;72:292-6.
108. Hegedüs L, Bonnema SJ, Bennedbaek FN. Management of simple nodular goiter: current status and future perspectives. *Endocr Rev*. 2003;24:102-32.
109. Tan GH, Carney JA, Grant CS, Young WF Jr. Coexistence of bilateral adrenal phaeochromocytoma and idiopathic hyperaldosteronism. *Clin Endocrinol (Oxf)*. 1996;44:603-9.
110. Rossi GP, Pessina AC, Heagerty AM. Primary aldosteronism: an update on screening, diagnosis and treatment. *J Hypertens*. 2008;26:613-21.
111. Vilar L, Caldato M, Kater CE. Manuseio do hiperaldosteronismo primário. *In*: Vilar L *et al*., editores. *Endocrinologia Clínica* (4ª ed.). Rio de Janeiro: Guanabara Koogan; 2009; p. 481-98.
112. Kater CE, Biglieri EG. The syndromes of low-renin hypertension: "Separating the wheat from the chaff". *Arq Bras Endocrinol Metab*. 2004;48:674-81.
113. Pivonello R, De Martino MC, De Leo M *et al*. Cushing's syndrome. *Endocrinol Metab Clin North Am*. 2008;37:135-49.
114. Vilar L, Machado RJC. Feocromocitoma – Diagnóstico e tratamento. *In*: Vilar L *et al*., editores. *Endocrinologia Clínica* (4ª ed.). Rio de Janeiro: Guanabara Koogan; 2009. p. 405-24.

115. Lenders JW, Pacak K, Walther MM *et al*. Biochemical diagnosis of pheochromocytoma: Which test is best? *JAMA*. 2002;287:1427-34.
116. Plouin PF, Chatellier G, Fofol I, Corvol P. Tumor recurrence and hypertension persistence after successful pheochromocytoma operation. *Hypertension*. 1997;29:1133-9.
117. Vilar L, Freitas MC, Silva RC, Kater CE. Insuficiência adrenal – Diagnóstico e tratamento. *In*: Vilar L *et al*. (editores). *Endocrinologia Clínica* (4ª ed.). Rio de Janeiro: Guanabara Koogan; 2009. p. 389-404.
118. Arlt W. Adrenal insufficiency. *Clin Med*. 2008;8:211-5.
119. Young WF Jr. Clinical practice. The incidentally discovered adrenal mass. *N Engl J Med*. 2007;356:601-10.
120. Vilar L. Manuseio dos incidentalomas adrenais. *In*: Vilar L *et al*. (editores). *Endocrinologia Clínica* (4ª ed.). Rio de Janeiro: Guanabara Koogan; 2009. p. 374-88.
121. Invitti C, Giraldi FP, de Martin M, Cavagnini F. Diagnosis and management of Cushing's syndrome: results of an Italian multicentre study. Study group of the Italian Society of Endocrinology on the pathophysiology of the hypothalamic-pituitary-adrenal axis. *J Clin Endocrinol Metab*. 1999;84:440-8.
122. Vilar L, Freitas MC, Faria M *et al*. Pitfalls in the diagnosis of Cushing's syndrome. *Arq Brasil Endocrinol Metab*. 2007;51:1207-16.
123. Vilar L, Freitas MC, Naves LA *et al*. The role of non-invasive dynamic tests in the diagnosis of Cushing's syndrome. *J Endocrinol Invest*. 2008;31:1008-13.
124. Bravo EL, Tagle R. Pheochromocytoma: state-of-the-art and future prospects. *Endocr Rev*. 2003;24:539-53.
125. Elias LLK, Castro M. Diagnóstico da forma não clássica da deficiência de 21-hidroxilase: redefinição de critérios após estudos moleculares? *Arq Bras Endocrinol Metab*. 2003:47:511-3.
126. Bachega TASS, Billerbeck AEC *et al*. Estudo multicêntrico de pacientes brasileiros com deficiência da 21-hidroxilase: correlação do genótipo com o fenótipo. *Arq Bras Endocrinol Metab*. 2004;48:697-704.
127. Speiser PW, Azziz R, Baskin LS *et al*. Congenital adrenal hyperplasia due to steroid 21-hydroxylase deficiency: An Endocrine Society clinical practice guideline. *J Clin Endocrinol Metab*. 2010;95:4133-60.
128. Norbiato G, Bevilacqua M, Vago T *et al*. Cortisol resistance in acquired immunodeficiency syndrome. *J Clin Endocrinol Metab*. 1992;74:608-13.
129. Munir A, Newell-Price J. Síndrome de Nelson. *In*: Vilar L *et al*., editores. *Endocrinologia Clínica* (4ª ed.). Rio de Janeiro: Guanabara Koogan; 2009; p. 476-80.
130. Kemink SAG, Smals AGH, Hermus ARMM *et al*. Nelson's syndrome: a review. *Endocrinologist*. 1997;7:5-9.
131. Ashwell SG, James RA. Nelson's syndrome with an interval of 33 years. *Pituitary*. 2000;3:36.
132. Casulari LA, Naves LA, Mello PA *et al*. Nelson's syndrome: complete remission with cabergoline but not with bromocriptine or cyproheptadine treatment. *Horm Res*. 2004;62:300-5.
133. Arlt W, Callies F, van Vlijmen JC *et al*. Dehydroepiandrosterone replacement in women with adrenal insufficiency. *N Engl J Med*. 1999;341:1013-20.
134. Vilar L, Freitas MC, Canadas V *et al*. Adrenal incidentalomas: diagnostic evaluation and long-term follow-up. *Endocr Pract*. 2008;14:269-78.
135. Barzon L, Scaroni C, Sonino N *et al*. Risk factors and long-term follow-up of adrenal incidentalomas. *J Clin Endocrinol Metab*. 1999;84:520-6.
136. Bayraktar F, Kebapcilar L, Kocdor MA *et al*. Cushing's syndrome due to ectopic CRH secretion by adrenal pheochromocytoma accompanied by renal infarction. *Exp Clin Endocrinol Diabetes*. 2006;114:444-7.
137. Sato M, Watanabe T, Ashikaga T *et al*. Adrenocorticotropic hormone-secreting pheochromocytoma. *Intern Med*. 1998;37:403-6.
138. Tonetto-Fernandes V, Lemos-Marini S H V, Kuperman H *et al.*, and the Brazilian Congenital Adrenal Hyperplasia Multicenter Study Group. Serum 21-deoxycortisol, 17-hydroxyprogesterone, and 11-deoxycortisol in classic congenital adrenal hyperplasia: clinical and hormonal correlations and identification of patients with 11-hydroxylase deficiency among a large group with alleged 21-hydroxylase deficiency. *J Clin Endocrinol Metab*. 2006;91:2179-84.
139. Spritzer PM. Diagnóstico etiológico do hirsutismo e implicações para o tratamento. *Rev Bras Ginecol Obstet*. 2009;31:41-7.
140. Quack I, Vonend O, Rump LC. Familial hyperaldosteronism I-III. *Horm Metab Res*. 2010;42:424-8.

Referências

141. Kater CE. Hiperplasia adrenal congênita – Como diagnosticar e tratar. *In*: Vilar L *et al.*, editores. *Endocrinologia Clínica* (4ª ed.). Rio de Janeiro: Guanabara Koogan; 2009; p. 499-508.

142. Belgini DR, Mello MP, Baptista MT *et al.* Six new cases confirm the clinical molecular profile of complete combined 17α-hydroxylase/ 17,20-lyase deficiency in Brazil. *Arq Bras Endocrinol Metabol.* 2010;54:711-6.

143. Wang C, Nieschlag E, Swerdloff R *et al.* International Society of Andrology; International Society for the Study of Aging Male; European Association of Urology; European Academy of Andrology; American Society of Andrology. Investigation, treatment, and monitoring of late-onset hypogonadism in males: ISA, ISSAM, EAU, EAA, and ASA recommendations. *Eur Urol.* 2009;55:121-30.

144. Bhasin S, Cunningham GR, Hayes FJ *et al.* Task Force, Endocrine Society. Testosterone therapy in men with androgen deficiency syndromes: an Endocrine Society clinical practice guideline. *J Clin Endocrinol Metab.* 2010;95:2536-59.

145. Calof OM, Singh AB, Lee ML *et al.* Adverse events associated with testosterone replacement in middle-aged and older men: a meta-analysis of randomized, placebo-controlled trials. *J Gerontol A Biol Sci Med Sci.* 2005;60:1451-7.

146. English KM, Steeds RP, Jones TH *et al.* Low-dose transdermal testosterone therapy improves angina threshold in men with chronic stable angina: a randomized, double-blind, placebo-controlled study. *Circulation.* 2000;102:1906-11.

147. Liu PY, Yee B, Wishart SM *et al.* The short-term effects of high-dose testosterone on sleep, breathing, and function in older men. *J Clin Endocrinol Metab.* 2003;88:3605-13.

148. Reddy P, White CM, Dunn AB *et al.* The effect of testosterone on health-related quality of life in elderly males: a pilot study. *J Clin Pharm Ther.* 2000;25:421-6.

149. Maclaran K, Panay N. Premature ovarian failure. *J Fam Plann Reprod Health Care.* 2011;37:35-42.

150. Nelson LM. Pathogenesis, diagnosis and treatment of autoimmune ovarian failure. UP TO DATE version 18.3 acessado em 10/02/2011.

151. Vital-Reyes V, Tellez-Velasco S, Chhieng D *et al.* Spontaneous pregnancy in a woman with premature ovarian failure: a case report. *J Reprod Med.* 2004;49:989-91.

152. La Marca A, Brozzetti A, Sighinolfi G *et al.* Primary ovarian insufficiency: autoimmune causes. *Curr Opin Obstet Gynecol.* 2010;22:277-82.

153. Barboza Filho R, Domingues L, Naves L *et al.* Polycystic ovary syndrome and hyperprolactinemia are distinct entities. *Gynecol Endocrinol.* 2007;23: 267-72.

154. Vilar L, Naves LA, Casulari L. Hiperprolactinemia – Problemas no diagnóstico. *Brasília Med.* 2005;42:41-7.

155. Cruz TRP, Pontes L, Vilar L. Hipogonadismo masculino. *In*: Vilar L *et al.*, editores. *Endocrinologia Clínica* (4ª ed.). Rio de Janeiro: Guanabara Koogan; 2009; p. 509-29.

156. Lofrano-Porto A, Barra GB, Giacomini LA *et al.* Luteinizing hormone beta mutation induces hypogonadism in men and women. *N Engl J Med.* 2007;357:897-904.

157. Valdes-Socin H, Salvi R, Daly AF *et al.* Hypogonadism in a patient with mutation in the luteinizing beta-subunit gene. *N Engl J Med.* 2004;351:2619-25.

158. Weiss J, Axelrod L, Whitcomb RW *et al.* Hypogonadism caused by a single amino acid substitution in the beta subunit of luteinizing hormone. *N Engl J Med.* 1992;326:179-83.

159. Melo KF, Mendonca BB, Billerbeck AE *et al.* Clinical, hormonal, behavioral, and genetic characteristics of androgen insensitivity syndrome in a Brazilian cohort: five novel mutations in the androgen receptor gene. *J Clin Endocrinol Metab* 2003;88:3241-50.

160. Bojesen A, Gravholt CH. Klinefelter syndrome in clinical practice. *Nat Clin Pract Urol.* 2007;4:192-204.

161. Quinton R, Duke VM, de Zoysa PA *et al.* The neuroradiology of Kallmann's syndrome: a genotypic and phenotypic analysis. *J Clin Endocrinol Metab.* 1996;81:3010-7.

162. Ribeiro RS, Abucham J. Kallmann syndrome: a hystorical, clinical and molecular review. *Arq Bras Endocrinol Metabol.* 2008;52:8-17.

163. Ramos A. Síndrome dos ovários policísticos. *In*: Vilar L *et al.*, editores. *Endocrinologia Clínica* (4ª ed.). Rio de Janeiro: Guanabara Koogan; 2009; p. 554-63.

164. Martin KA, Chang RJ *et al*. Evaluation and treatment of hirsutism in premenopausal women: An Endocrine Society clinical practice guideline. *J Clin Endocrinol Metab*. 2008;93:1105-20.
165. Meirelles RM, Athayde A. Terapia hormonal da menopausa – Quando e como? *In*: Vilar L *et al*., editores. *Endocrinologia Clínica* (4ª ed.). Rio de Janeiro: Guanabara Koogan; 2009. p. 574-84.
166. Davis SR, Jane F. Drugs for the treatment of menopausal symptoms. *Expert Opin Pharmacother*. 2010;11:1329-41.
167. Moura e Silva L, Arruda MJ, Vilar L. Ginecomastia. *In*: Vilar L *et al*., editores. *Endocrinologia Clínica* (4ª ed.). Rio de Janeiro: Guanabara Koogan; 2009. p. 543-53.
168. Vierhapper H, Nowotny P. Gynecomastia and raised oestradiol concentrations. *Lancet*. 1999; 353:640.
169. Botelho CA, Agra R, Vilar L. Disfunção erétil – investigação diagnóstica e tratamento. *In*: Vilar L *et al*., editores. *Endocrinologia Clínica* (4ª ed.). Rio de Janeiro: Guanabara Koogan; 2009. p. 530-42.
170. Rizvi K, Hampson JP, Harvey JN. Do lipid-lowering drugs cause erectile dysfunction? A systematic review. *Fam Pract*. 2002;19:95-8.
171. Stadler T, Bader M, Uckert S *et al*. Adverse effects of drug therapies on male and female sexual function. *World J Urol*. 2006;24:623-9.
172. Rizvi K, Hampson JP, Harvey JN. Do lipid-lowering drugs cause erectile dysfunction? A systematic review. *Fam Pract*. 2002;19:95-8.
173. Barth J, Vilar L. Manuseio do hirsutismo. *In*: Vilar L *et al*., editores. *Endocrinologia Clínica* (4ª ed.). Rio de Janeiro: Guanabara Koogan; 2009; p. 969-82.
174. Kelestimur F, Everest H, Kursad U *et al*. A comparison between spironolactone and spironolactone plus finasteride in the treatment of hirsutism. *Eur J Endocrinol*. 2004;150:351-4.
175. Martin KA, Chang RJ *et al*. Evaluation and treatment of hirsutism in premenopausal women: An Endocrine Society clinical practice guideline. *J Clin Endocrinol Metab*. 2008;93:1105-20.
176. Spritzer PM, Mallmann ES, Vilar L. Amenorreia – Abordagem diagnóstico-terapêutica. *In*: Vilar L *et al*., editores. *Endocrinologia Clínica* (4ª ed.). Rio de Janeiro: Guanabara Koogan; 2009; p. 564-73.
177. Practice Committee of the American Society for Reproductive Medicine. Current evaluation of amenorrhea. *Fertil Steril*. 2008;90 (5 Suppl):S219-25.
178. Longui CA, Calliari LEP, Monte O. Criptorquismo: conceitos básicos e tratamento hormonal. *J Pediatr (Rio de Janeiro)*. 1994;70:331-7.
179. The Rotterdam ESHRE/ASRM-sponsored PCOS consensus workshop group. Revised 2003 consensus on diagnostic criteria and long-term health risks related to polycystic ovary syndrome (PCOS). *Human Reproduction*. 2004;19:41-7.
180. Ehrmann DA. Polycystic ovary syndrome. *N Engl J Med*. 2005;352:1223-36.
181. Aaronson IA. Micropenis: medical and surgical implications. *J Urol*. 1994;152:4-14.
182. Lofrano-Porto A, Casulari LA, Giacomini L *et al*. Effects of follicle-stimulating hormone (FSH) and human chorionic gonadotropin on gonadal steroidogenesis in two siblings with a FSH β subunit mutation. *Fertil Steril*. 2008;90:1169-74.
183. Layman LC, Porto ALA, Xie J *et al*. FSH beta mutations in a female with partial breast development and a male sibling with normal puberty and azoospermia. *J Clin Endocrinol Metab*. 2002;87:3702-7.
184. Davis SR, Moreau M, Kroll R, Bouchard C *et al*. Testosterone for low libido in postmenopausal women not taking estrogen. *N Engl J Med*. 2008;359:2005-17.
185. Cummings SR, Ettinger B, Delmas PD *et al*. The effects of tibolone in older postmenopausal women. *N Engl J Med*. 2008;359:697-708.
186. Canonico M, Oger E, Plu-Bureau G *et al*. Hormone therapy and venous thromboembolism among postmenopausal women: impact of the route of estrogen administration and progestogens: the ESTHER study. *Circulation*. 2007;115:840-5.
187. Damiani D, Menezes Filho HC, Damiani D. Indicações do uso de hormônio de crescimento. *Rev Cat Ped*. 2010;14:4-8.
188. Damiani D. Distúrbios do crescimento. *Pediatr Mod*. 1999;35:857-82.
189. Melmed S, Bonert VS, Vilar L, Mercado M. Diagnóstico e tratamento da acromegalia. *In*: Vilar L *et al*., editores. *Endocrinologia Clínica* (4ª ed.). Rio de Janeiro: Guanabara Koogan; 2009. p. 61-86.

Referências

190. Madsen H, Borges MT, Kerr JM *et al*. McCune-Albright syndrome: surgical and therapeutic challenges in GH-secreting pituitary adenomas. *J Neurooncol*. 2010 Nov 21. [Epub ahead of print].
191. Baszko-Blaszyk D, Slynko J, Liebert W *et al*. Difficulties in diagnosis and treatment of acromegaly in a patient with a McCune-Albright syndrome and acromegaly. A case report and a review of literature. *Neuro Endocrinol Lett*. 2010;31:594-6.
192. David R, Lamki N, Fan S *et al*. The many faces of neuroblastoma. *Radiographics*. 1989;9:859-82.
193. Ilias I, Pacak K. Diagnosis and management of tumors of the adrenal medulla. *Horm Metab Res*. 2005;37:717-21.
194. Costa EMF, Domenice S, Correa RV *et al*. Genética molecular do eixo hipotálamo-hipófise-gonadal. *Arq Bras Endocrinol Metab*. 2003;47:440-52.
195. Rosenbloom AL, Almonte AS, Brown MR *et al*. Clinical and biochemical phenotype of familial anterior hypopituitarism from mutation of the PROP1 gene. *J Clin Endocrinol Metab*. 1999;84:50-7.
196. Malaquias AC, Ferreira LV, Souza SC *et al*. Noonan syndrome: from phenotype to growth hormone therapy. *Arq Bras Endocrinol Metabol*. 2008;52:800-8.
197. Araújo J, Gomes, Carmélio J *et al*. Investigação da criança com baixa estatura. *In*: Vilar L *et al*., editores. *Endocrinologia Clínica* (4ª ed.). Rio de Janeiro: Guanabara Koogan; 2009. p. 180-202.
198. Lins TSS, Vilar L. Manuseio da puberdade precoce. *In*: Vilar L *et al*., editores. *Endocrinologia Clínica* (4ª ed.). Rio de Janeiro: Guanabara Koogan; 2009. p. 228-46.
199. Damiani D. Diagnóstico laboratorial da puberdade precoce. *Arq Brasil Endocrinol Metab*. 2002;46:79-84.
200. Brito VN, Latronico AC, Arnhold IJ, Mendonça BB. Update on the etiology, diagnosis and therapeutic management of sexual precocity. *Arq Bras Endocrinol Metabol*. 2008;52:18-31.
201. Dumitrescu CE, Collins MT. McCune-Albright syndrome. *Orphanet J Rare Dis*. 2008;3:12.
202. Brito VN, Latronico AC, Arnhold IJ, Mendonça BB. Update on the etiology, diagnosis and therapeutic management of sexual precocity. *Arq Bras Endocrinol Metabol*. 2008;52:18-31.
203. Mieszczak J, Lowe ES, Plourde P, Eugster EA. The aromatase inhibitor anastrozole is ineffective in the treatment of precocious puberty in girls with McCune-Albright syndrome. *J Clin Endocrinol Metab*. 2008;93:2751-4.
204. Proppe KH, Scully RE. Large-cell calcifying Sertoli cell tumor of the testis. *Am J Clin Pathol*. 1980; 74:607-19.
205. van Lier MG, Westerman AM, Wagner A *et al*. High cancer risk and increased mortality in patients with Peutz-Jeghers syndrome. *Gut*. 2011;60:141-7.
206. Lefevre H, Bouvattier C, Lahlou N *et al*. Prepubertal gynecomastia in Peutz-Jeghers syndrome: incomplete penetrance in a familial case and management with an aromatase inhibitor. *Eur J Endocrinol*. 2006;154:221-7.
207. Stratakis CA. Turner Syndrome: an update. *Endocrinologist*. 2005;15:27-36.
208. Reiter EO. Hormonal treatment of idiopathic short stature. *Horm Res*. 2007;67 Suppl 1:58-63.
209. Campos R, Leal E, Arahata C, Santos V. Manuseio do hipoparatiroidismo. *In*: Vilar L *et al*., editores. *Endocrinologia Clínica* (4ª ed.). Rio de Janeiro: Guanabara Koogan; 2009. p. 893-904.
210. De Sanctis C, De Sanctis V, Radetti G *et al*. Hypoparathyroidism and pseudohypoparathyroidism. *Minerva Pediatr*. 2002;54:271-8.
211. Haddad N, Eugster E. An update on the treatment of precocious puberty in McCune-Albright syndrome and testotoxicosis. *J Pediatr Endocrinol Metab*. 2007;20:653-61.
212. Damiani D. Diagnóstico laboratorial da puberdade precoce. *Arq Brasil Endocrinol Metab*. 2002;46:79-84.
213. Coral MHC, Fonseca RC, Araújo LA *et al*. Emergências em *diabetes mellitus*. *In*: Vilar L *et al*., editores. *Endocrinologia Clínica* (4ª ed.). Rio de Janeiro: Guanabara Koogan. 2009. p. 755-71.
214. Cohen P, Rogol AD, Deal CL *et al*.; 2007 ISS Consensus Workshop participants. Consensus statement on the diagnosis and treatment of children with idiopathic short stature: a summary of the Growth Hormone Research Society, the Lawson Wilkins Pediatric Endocrine Society, and the European Society for Paediatric Endocrinology Workshop. *J Clin Endocrinol Metab*. 2008;93:4210-7.
215. Finkelstein BS, Imperiale TF, Speroff T *et al*. Effect of growth hormone therapy on height in children with idiopathic short stature: a meta-analysis. *Arch Pediatr Adolesc Med*. 2002;156:230-40.

216. Normann EK, Trygstad O, Larsen S, Dahl-Jørgensen K. Height reduction in 539 tall girls treated with three different dosages of ethinyloestradiol. *Arch Dis Child*. 1991;66:1275-8.
217. Weimann E, Bergmann S, Böhles HJ. Oestrogen treatment of constitutional tall stature: a risk-benefit ratio. *Arch Dis Child*. 1998;78:148-51.
218. Rayner JA, Pyett P, Astbury J. The medicalisation of 'tall' girls: A discourse analysis of medical literature on the use of synthetic oestrogen to reduce female height. *Soc Sci Med*. 2010;71:1076-83.
219. Palmert MR, Malin HV, Boepple PA. Unsustained or slowly progressive puberty in young girls: initial presentation and long-term follow-up of 20 untreated patients. *J Clin Endocrinol Metab*. 1999;84:415-23.
220. Carel JC, Eugster EA, Rogol A *et al*. Consensus statement on the use of gonadotropin-releasing hormone analogs in children. *Pediatrics*. 2009;123:e752-62.
221. Resende EA, Lara BH, Reis JD *et al*. Assessment of basal and gonadotropin-releasing hormone-stimulated gonadotropins by immunochemiluminometric and immunofluorometric assays in normal children. *J Clin Endocrinol Metab*. 2007;92:1424-9.
222. Monte O, Longui CA, Calliari LE. Puberdade precoce: dilemas no diagnóstico e tratamento. *Arq Bras Endocrinol Metab*. 2001;4:321-30.
223. Pasquino AM, Pucarelli I, Accardo F *et al*. Long-term observation of 87 girls with idiopathic central precocious puberty treated with gonadotropin-releasing hormone analogs: impact on adult height, body mass index, bone mineral content, and reproductive function. *J Clin Endocrinol Metab*. 2008;93:190-5.
224. Klein KO, Barnes KM, Jones JV *et al*. Increased final height in precocious puberty after long-term treatment with LHRH agonists: the National Institutes of Health Experience. *J Clin Endocrinol Metab*. 2001;86:4711-6.
225. Lima JG, Nóbrega LH, Caldas G, Vilar L. Manuseio da hipoglicemia em não-diabéticos. *In*: Vilar L *et al*., editores. *Endocrinologia Clínica* (4ª ed.). Rio de Janeiro: Guanabara Koogan; 2009. p. 772-86.
226. LaFranchi S. Hypoglycemia of infancy and childhood. *Pediatr Clin North Am*. 1987;34:961-82.
227. Ferns G, Keti V, Griffin B. Investigation and management of hypertriglyceridaemia. *J Clin Pathol*. 2008;61:1174-83.
228. Gusmão A, Montenegro L, Santos V. Investigação diagnóstica das dislipidemias. *In*: Vilar L *et al*., editores. *Endocrinologia Clínica* (4ª ed.). Rio de Janeiro: Guanabara Koogan. 2009. p. 787-802.
229. Schippling S, Orth M, Beisiegel U, *et al*. Severe Tangier disease with a novel ABCA1 gene mutation. *Neurology*. 2008;71:1454-5.
230. Kyriakou T, Hodgkinson C, Pontefract DE. Genotypic effect of the -565C > T polymorphism in the ABCA1 gene promoter on ABCA1 expression and severity of atherosclerosis. *Arterioscler Thromb Vasc Biol*. 2005;25:418-23.
231. Garg A, Simha V. Update on dyslipidemia. *J Clin Endocrinol Metab*. 2007;92:1581-9.
232. Lyra R, Vilar L, Mesquita MF, Cavalcanti N. Tratamento da hipercolesterolemia. *In*: Vilar L *et al*., editores. *Endocrinologia Clínica* (4ª ed.). Rio de Janeiro: Guanabara Koogan; 2009. p. 816-37.
233. Bodor ET, Offermanns S. Nicotinic acid: an old drug with a promising future. *Br J Pharmacol*. 2008;153 Suppl 1:S68-75.
234. Maccubbin D, Bays HE, Olsson AG *et al*. Lipid-modifying efficacy and tolerability of extended-release niacin/laropiprant in patients with primary hypercholesterolaemia or mixed dyslipidaemia. *Int J Clin Pract*. 2008;62:1959-70.
235. National Cholesterol Education Program. Executive summary of the Third Report of the National Cholesterol Education Program (NCEP) Expert Panel on detection, evaluation and treatment of high blood cholesterol in adults (adult treatment panel III). *JAMA*. 2001;285:2486-97.
236. American Diabetes Association. Standards of Medical Care in Diabetes – 2011. *Diabetes Care*. 2011;34 (Suppl. 1):S1-S61.
237. Sposito AC, Caramelli B, Fonseca FA *et al*. IV Brazilian Guideline for Dyslipidemia and Atherosclerosis prevention: Department of Atherosclerosis of Brazilian Society of Cardiology. *Arq Brasil Cardiol*. 2007;88 Suppl 1:2-19.

238. Nicholls SJ, Brandrup-Wognsen G, Palmer M, Barter PJ. Meta-analysis of comparative efficacy of increasing dose of Atorvastatin versus Rosuvastatin versus Simvastatin on lowering levels of atherogenic lipids (from VOYAGER). *Am J Cardiol*. 2010;105:69-76.

239. Ridker PM, Fonseca FA, Genest J *et al*.; JUPITER Trial Study Group. Baseline characteristics of participants in the JUPITER trial, a randomized placebo-controlled primary prevention trial of statin therapy among individuals with low low-density lipoprotein cholesterol and elevated high-sensitivity C-reactive protein. *Am J Cardiol*. 2007;100:1659-64.

240. Blom DJ, Byrnes P, Jones S, Marais AD. Dysbetalipoproteinaemia – clinical and pathophysiological features. *S Afr Med J*. 2002;92:892-7.

241. Solano MP. Management of diabetic dyslipidemia. Endocrinol Metab Clin North Am. 2005;34:1-25.

242. Montenegro RM Jr, Viana CFG, Fernandes VO, Lima JMC. Doença hepática gordurosa não-alcoólica. *In*: Vilar L *et al*., editores. *Endocrinologia Clínica* (4ª ed.). Rio de Janeiro: Guanabara Koogan; 2009. p. 1010-7.

243. Sanyal AJ, Chalasani N, Kowdley KV *et al*. Pioglitazone, vitamin E, or placebo for nonalcoholic steatohepatitis. *N Engl J Med*. 2010;362:1675-85.

244. Yoneda M, Fujita K, Nozaki Y *et al*. Efficacy of ezetimibe for the treatment of non-alcoholic steatohepatitis: An open-label, pilot study. *Hepatol Res*. 2010;40:613-21.

245. Yuan G, Al-Shali KZ, Hegele RA. Hypertriglyceridemia: its etiology, effects and treatment. *CMAJ*. 2007;176:1113-20.

246. Assmann G, Schulte H, von Eckardstein A. Hypertriglyceridemia and elevated lipoprotein(a) are risk factors for major coronary events in middle-aged men. *Am J Cardiol*. 1996;77:1179-84.

247. Chebli JM, de Souza AF, de Paulo GA *et al*. Hyperlipemic pancreatitis: clinical course. *Arq Gastroenterol*. 1999;36:4-9.

248. Toskes PP. Hyperlipidemic pancreatitis. *Gastroenterol Clin North Am*. 1990;19:783-91.

249. Gillett MJ, Burnett JR. Manifestations of familial hypercholesterolaemia. *Intern Med J*. 2005;35:63-4.

250. ACCORD Study Group, Ginsberg HN *et al*. Effects of combination lipid therapy in type 2 diabetes mellitus. *N Engl J Med*. 2010;362:1563-74.

251. Leow MKS, Addy CL, Mantzoros CS. Human immunodeficiency virus/highly active antiretroviral therapy-associated metabolic syndrome: clinical presentation, pathophysiology, and therapeutic strategies. *J Clin Endocrinol Metab*. 2003;88:1961-76.

252. Oh J, Hegele RA. HIV-associated dyslipidemia: pathogenesis and treatment. *Lancet Infect Dis*. 2007;7:787-96.

253. Kiser JJ, Gerber JG, Predhomme JA *et al*. Drug/drug interaction between lopinavir/ritonavir and rosuvastatin in healthy volunteers. *J Acquir Immune Defic Syndr*. 2008;47:570-8.

254. Mattheus D, Ahmed S, Lyra R, Vilar L. Tratamento farmacológico do diabetes tipo 2. *In*: Vilar L *et al*., editores. *Endocrinologia Clínica* (4ª ed.). Rio de Janeiro: Guanabara Koogan; 2009. p. 622-47.

255. Nathan DM, Buse JB, Davidson MB *et al*. American Diabetes Association; European Association for Study of Diabetes. Medical management of hyperglycemia in type 2 diabetes: a consensus algorithm for the initiation and adjustment of therapy: a consensus statement of the American Diabetes Association and the European Association for the Study of Diabetes. *Diabetes Care*. 2009;32:193-203.

256. Campos JM, Evangelista LF, Machado RJC, Teixeira L. Tratamento cirúrgico da obesidade: uma visão geral. *In*: Vilar L *et al*., editores. *Endocrinologia Clínica* (4ª ed.). Rio de Janeiro: Guanabara Koogan; 2009. p. 853-64.

257. Marchesini JCD, Marchesini JB, Galvão Neto MP *et al*. Balão intragástrico e assistência da equipe multidisciplinar. *In*: Campos JM, Galvão Neto MP, Moura EGH (eds.). *Endoscopia em Cirurgia da Obesidade*. São Paulo: Livraria Santos Editora Ltda; 2008. p. 93-104.

258. Paolini JF, Mitchel YB, Reyes R *et al*. Effects of laropiprant on nicotinic acid-induced flushing in patients with dyslipidemia. *Am J Cardiol*. 2008;101:625-30.

259. Lima JG, Nóbrega LHC, Oliveira LSAA. Manuseio da dislipidemia durante a gravidez. *In*: Vilar L, editor. *Doenças Endócrinas & Gravidez*. Rio de Janeiro: MedBook; 2010. p. 297-306.

260. Petersen EE, Mitchell AA, Carey JC *et al*. Maternal exposure to statins and risk for birth defects: a case-series approach. *Am J Med Genet A*. 2008;146A:2701-5.
261. Saadi HF, Kurlander DJ, Erkins JM, Hoogwerf BJ. Severe hypertriglyceridemia and acute pancreatitis during pregnancy: treatment with gemfibrozil. *Endocr Pract*. 1999;5:33-6.
262. Perrone G, Critelli C. Severe hypertriglyceridemia in pregnancy. A clinical case report. *Minerva Ginecol*. 1996;48:573-6.
263. Bar-David J, Mazor M, Leiberman JR *et al*. Gestational diabetes complicated by severe hypertriglyceridemia and acute pancreatitis. *Arch Gynecol Obstet*. 1996;258:101-4.
264. Griz L, Griz A, Modesto J, Bandeira F. Doença de Paget óssea. *In*: Vilar L *et al.*, editores. *Endocrinologia Clínica* (4ª ed.). Rio de Janeiro: Guanabara Koogan; 2009. p. 930-9.
265. Saban M, Fidalgo S, Díaz CA, Lutfi RJ. Effect of a single dose of zoledronic acid in a case of Paget bone disease. *Medicina (B Aires)*. 2010;70:445-8.
266. Merlotti D, Gennari L, Martini G *et al*. Comparison of different intravenous bisphosphonate regimens for Paget's disease of bone. *J Bone Miner Res*. 2007;22:1510-7.
267. Pallan S, Khan A. Primary hyperparathyroidism: Update on presentation, diagnosis, and management in primary care. *Can Fam Physician*. 2011;57:184-9.
268. Bandeira F, Griz L, Caldas G *et al*. From mild to severe primary hyperparathyroidism: The Brazilian experience. *Arq Bras Endocrinol Metab*. 2006;50:657-63.
269. Bilezikian JP. Primary hyperparathyroidism. When to observe and when to operate. *Endocrinol Metab Clin*. 2000;29:465-78.
270. Bilezikian JP, Khan AA, Potts JT Jr. Third International Workshop on the Management of Asymptomatic Primary Hyperthyroidism. Guidelines for the management of asymptomatic primary hyperparathyroidism: summary statement from the third international workshop. *J Clin Endocrinol Metab*. 2009;94:335-9.
271. Vilar L, Campos R, Carvalho MA, Bandeira F. Hiperparatiroidismo primário – diagnóstico e tratamento. *In*: Vilar L *et al.*, editores. *Endocrinologia Clínica* (4ª ed.). Rio de Janeiro: Guanabara Koogan; 2009. p. 875-92.
272. Rubin MR, Bilezikian JP, McMahon DJ *et al*. The natural history of primary hyperparathyroidism with or without parathyroid surgery after 15 years. *J Clin Endocrinol Metab*. 2008;93:3462-70.
273. Walgenbach S, Hommel G, Junginger T. Outcome after surgery for primary hyperparathyroidism: ten-year prospective follow-up study. *World J Surg*. 2000;24:564-9.
274. Dhillon KS, Cohan P, Darwin C *et al*. Elevated serum parathyroid hormone concentration in eucalcemic patients after parathyroidectomy for primary hyperparathyroidism and its relationship to vitamin D profile. *Metabolism*. 2004;53:1101-6.
275. Mechica JB. Raquitismo e osteomalácia. *In*: Vilar L *et al.*, editores. *Endocrinologia Clínica* (4ª ed.). Rio de Janeiro: Guanabara Koogan; 2009. p. 940-52.
276. Campos R, Leal E, Arahata C, Santos V. Manuseio do hipoparatiroidismo. *In*: Vilar L *et al.*, editores. *Endocrinologia Clínica* (4ª ed.). Rio de Janeiro: Guanabara Koogan; 2009. p. 893-904.
277. De Sanctis C, De Sanctis V, Radetti G *et al*. Hypoparathyroidism and pseudohypoparathyroidism. *Minerva Pediatr*. 2002;54:271-8.
278. Deftos LJ. Hypercalcemia in malignant and inflammatory diseases. *Endocrinol Metab Clin North Am*. 2002;31:141-58.
279. Farias ML. Hypercalcemia of malignancy: clinical features, diagnosis and treatment. *Arq Bras Endocrinol Metabol*. 2005;49:816-24.
280. Body JJ. Hypercalcemia of malignancy. *Semin Nephrol*. 2004;24:48-54.
281. Schwartz SR, Futran ND. Hypercalcemic hypocalciuria: a critical differential diagnosis for hyperparathyroidism. *Otolaryngol Clin North Am*. 2004;37:887-96.
282. Lima JGL, Nóbrega LHC, Nóbrega MLC, Griz L. Manuseio da osteoporose – uma visão geral. *In*: Vilar L *et al.*, editores. *Endocrinologia Clínica* (4ª ed.). Rio de Janeiro: Guanabara Koogan; 2009.p. 905-29.
283. Haney EM, Bliziotes MM. Male osteoporosis: new insights in an understudied disease. *Curr Opin Rheumatol*. 2008;20:423-8.
284. Khosla S, Amin S, Orwoll E. Osteoporosis in men. *Endocr Rev*. 2008;29:441-64.

Referências

285. Black DM, Delmas PD, Eastell R *et al.* Once-yearly zoledronic acid for treatment of postmenopausal osteoporosis. *N Engl J Med.* 2007;356:1809-22.

286. Lang B, Lo CY. Parathyroid cancer. *Surg Oncol Clin N Am.* 2006;15:573-84.

287. Fleischer J, Becker C, Hamele-Bena D *et al.* Oxyphil parathyroid adenoma: a malignant presentation of a benign disease. *J Clin Endocrinol Metab.* 2004;89:5948-51.

288. Holick MF. High prevalence of vitamin D inadequacy and implications for health. *Mayo Clin Proc.* 2006;81:353-73.

289. Dawson-Hughes B, Heaney RP, Holick MF *et al.* Estimates of optimal vitamin D status. *Osteoporos Int.* 2005;16:713-6.

290. IOM report on calcium and vitamin D. Washington, DC: Institute of Medicine, 2010. (http//www.iom.edu/vitamin D.)

291. Vitale MG, Matsumoto H, Kessler MW. Osteogenesis imperfecta: determining the demographics and the predictors of death from an inpatient population. *J Pediatr Orthop.* 2007;27:228-32.

292. Messa P, Alfieri C, Brezzi B. Cinacalcet: pharmacological and clinical aspects. *Expert Opin Drug Metab Toxicol.* 2008;4:1551-60.

293. Peacock M, Bilezikian JP, Klassen PS *et al.* Cinacalcet hydrochloride maintains long-term normocalcemia in patients with primary hyperparathyroidism. *J Clin Endocrinol Metab.* 2005;90:135-41.

294. Cornier MA, Dabelea D, Hernandez RC *et al.* The metabolic syndrome. *Endocr Rev.* 2008;29:777-822.

295. Montenegro RM Jr, Viana CFG, Fernandes VO, Lima JMC. Doença hepática gordurosa não-alcoólica. *In*: Vilar L *et al.*, editores. *Endocrinologia Clínica* (4ª ed.). Rio de Janeiro: Guanabara Koogan; 2009. p. 1010-7.

296. Sanyal AJ, Chalasani N, Kowdley KV *et al.* Pioglitazone, vitamin E, or placebo for nonalcoholic steatohepatitis. *N Engl J Med.* 2010;362:1675-85.

297. Yoneda M, Fujita K, Nozaki Y *et al.* Efficacy of ezetimibe for the treatment of non-alcoholic steatohepatitis: An open-label, pilot study. *Hepatol Res.* 2010;40:613-21.

298. Mizuno CS, Chittiboyina AG, Kurtz TW *et al.* Type 2 diabetes and oral antihyperglycemic drugs. *Curr Med Chem.* 2008;15:61-74.

299. Salles JEN, Rassi N. Insulinoterapia no diabetes tipo 1. *In*: Vilar L *et al.*, editores. *Endocrinologia Clínica* (4ª ed.). Rio de Janeiro: Guanabara Koogan; 2009. p. 654-67.

300. Redmond JB, Nuttal FQ. Autoimmune hypoglycemia. *Endocrinol Metab Clin North Am.* 1999;28:603-18.

301. Goldfine AB, Mun E, Patti ME. Hyperinsulinemic hypoglycemia following gastric bypass surgery for obesity. *Curr Opin Endocrinol Diabetes.* 2006;13:419-24.

302. Varma V, Tariciotti L, Coldham C *et al.* Preoperative localisation and surgical management of insulinoma: single centre experience. *Dig Surg.* 2011;28:63-73.

303. Guseva V, Phillips D, Mordes JP. Successful treatment of persistent hyperinsulinemic hypoglycemia with nifedipine in an adult patient. *Endocr Pract.* 2010;16:107-11.

304. Barnett AH. Insulin glargine in the treatment of type 1 and type 2 diabetes. *Vasc Health Risk Manag.* 2006;2:59-67.

305. Rosenstock J, Sugimoto D, Strange P *et al.* Triple therapy in type 2 diabetes: insulin glargine or rosiglitazone added to combination therapy of sulfonylurea plus metformin in insulin-naive patients. *Diabetes Care.* 2006;29:554-9.

306. Lankisch MR, Ferlinz KC, Leahy JL, Scherbaum WA; Orals Plus Apidra and LANTUS (OPAL) study group. Introducing a simplified approach to insulin therapy in type 2 diabetes: a comparison of two single-dose regimens of insulin glulisine plus insulin glargine and oral antidiabetic drugs. *Diabetes Obes Metab.* 2008;10:1178-85.

307. Natt N, Service FJ. The highway to insulinoma: road sign and hazards. *Endocrinologist.*1997;7:89-96.

308. Service FJ. Diagnostic approach to adults with hypoglycemic disorders. *Endocrinol Metab Clin North Am.* 2000;28:519-32.

309. Freitas MC, Moura e Silva L, Tenório J, Chaves H Jr. Tratamento da hipertensão em diabéticos. *In*: Vilar L *et al.*, editores. *Endocrinologia Clínica* (4ª ed.). Rio de Janeiro: Guanabara Koogan; 2009. p. 668-80.

310. Fravel MA, McDanel DL, Ross MB *et al.* Special considerations for treatment of type 2 diabetes mellitus in the elderly. *Am J Health Syst Pharm.* 2011;68:500-9.

311. Van Gaal LF, Gutkin SW, Nauck MA. Exploiting the antidiabetic properties of incretins to treat type 2 diabetes mellitus: glucagon-like peptide 1 receptor agonists or insulin for patients with inadequate glycemic control? *Eur J Endocrinol.* 2008;158:773-84.

312. Gallwitz B. Saxagliptin, a dipeptidyl peptidase IV inhibitor for the treatment of type 2 diabetes *Idrugs.* 2008;11:906-17.

313. Goykhman S, Drincic A, Desmangles JC, Rendell M. Insulin Glargine: a review 8 years after its introduction. *Expert Opin Pharmacother,* 2009;10:705-18.

314. Nourrisson C, Batisse M, Sapin V, Bouvier D. Pseudo-hypoglycemia and hyperleukocytosis: a case report. *Ann Biol Clin (Paris).* 2010;68:490-4.

315. Martoni L, Cacciari E. Considerations on a case of pseudo-hypoglycemia. *Clin Pediatr (Bologna).* 1967;49:167-79.

316. Boulton AJM, Pedrosa HC. Abordagem diagnóstica, terapêutica e preventiva da neuropatia diabética. *In*: Vilar L *et al.*, editores. *Endocrinologia Clínica* (4ª ed.). Rio de Janeiro: Guanabara Koogan; 2009. p. 720-38.

317. Siperstein M. Diabetic ketoacidosis and hyperosmolar coma. *Endocrinol Metab Clin North Am.* 1992;21:415-32.

318. Forti A, Gusmão A, Loureiro R *et al. Diabetes mellitus* – Classificação e diagnóstico. *In*: Vilar L *et al.*, editores. *Endocrinologia Clínica* (4ª ed.). Rio de Janeiro: Guanabara Koogan; 2009. p. 599-605.

319. Cryer PE, Axelrod L, Grossman AB *et al.* Evaluation and management of adult hypoglycemic disorders: An Endocrine Society clinical practice guideline. *J Clin Endocrinol Metab.* 2009; 94:709-28.

320. Rosario PW, Reis JS, Fagundes TA *et al.* Latent autoimmune diabetes in adults (LADA): usefulness of anti-GAD antibody titers and benefit of early insulinization. *Arq Bras Endocrinol Metabol.* 2007;51:52-8.

321. International Asssociation of Diabetes and Pregnancy Study Group Recommendations on diagnosis and classification of hyperglycemia in pregnancy. *Diabetes Care.* 2010;33:676-82.

322. Rowan JA, Hague WM, Gao W *et al.* Metformin vresus insulin for the treatment of gestational diabetes. *N Engl J Med.* 2008;358:2003-15.

323. Pridjian G, Benjamin TD. Update on gestational diabetes. *Obstet Gynecol Clin N Am.* 2010;37:255-67.

324. Pidjian G. Pregestational diabetes. *Obst Gynecol Clin N Am.* 2010;37:143-58.

325. Gagne M, Leff E, Jefferis S. The breast-feeding experience of women with type I diabetes. *Health Care Wom Int.* 1992;13:249-53.

326. Hale TW, Kristen JH, Kohan R *et al.* Transfer of metformin into human milk. *Diabetologia.* 2002;45:1509-14.

327. Garg A. Lipodystrophies: rare disorders causing metabolic syndrome. *Endocrinol Metab Clin North Am.* 2004;33:305-31.

328. Capeau J, Magré J, Caron-Debarle M *et al.* Human lipodystrophies: genetic and acquired diseases of adipose tissue. *Endocr Dev.* 2010;19:1-20.

329. Garg A, Agarwal AK. Lipodystrophies: disorders of adipose tissue biology. *Biochim Biophys Acta.* 2009;1791:507-13.

330. International Expert Committee. International Expert Committee report on the role of the A1C assay in the diagnosis of diabetes. *Diabetes Care.* 2009;32:1327-34.

331. DeSancho MT, Dorff T, Rand JH. Thrombophilia and the risk of thromboembolic events in women on oral contraceptives and hormone replacement therapy. *Blood Coagul Fibrinolysis.* 2010;21:534-8.

332. van Vliet HA, Winkel TA, Noort I *et al.* Prothrombotic changes in users of combined oral contraceptives containing drospirenone and cyproterone acetate. *J Thromb Haemost.* 2004;2:2060-2.

333. Katsiki N, Georgiadou E, Hatzitolios AI. The role of insulin-sensitizing agents in the treatment of polycystic ovary syndrome. *Drugs.* 2009;69:1417-31.

334. Wensel TM. Role of metformin in the treatment of gestational diabetes. *Ann Pharmacother.* 2009; 43:939-43.

335. Nicholson W, Bolen S, Witkop CT *et al.* Benefits and risks of oral diabetes agents compared with insulin in women with gestational diabetes: a systematic review. *Obstet Gynecol.* 2009;113:193-205.

336. Paglia MJ, Coustan DR. The use of oral antidiabetic medications in gestational diabetes mellitus. *Curr Diab Rep.* 2009;9:287-90.

337. Action to Control Cardiovascular Risk in Diabetes Study Group, Gerstein HC, Miller ME, Byington RP *et al*. Effects of intensive glucose lowering in type 2 diabetes. *N Engl J Med*. 2008;358:2545-59.
338. Cusi K, DeFronzo RA. Metformin: a review of its metabolics effects. *Diabetes Rev*. 1998;6:89-131.
339. Guía práctica en el manejo de la polineuropatía diabética – NeurALAD (Grupo del estudio sobre la polineuropatía diabétca). *Rev de ALAD*. 2010; XVIII (Supl 1):1-12.
340. Metzger BE, Buchanan TA, Coustan DR *et al*. Summary and recommendations of the Fifth International Workshop-Conference on Gestational Diabetes Mellitus. *Diabetes Care* 2007;30 (Suppl. 2):251-60.
341. Torlone E, Di Cianni G, Mannino D, Lapolla A. Insulin analogs and pregnancy: an update. *Acta Diabetol* 2009;46:163-72.
342. Jovanovic L, Pettitt DJ. Treatment with insulin and its analogs in pregnancies complicated by diabetes. *Diabetes Care* 2007;30 (Suppl. 2):220-4.
343. Hofmann T, Horstmann G, Stammberger I. Evaluation of the reproductive toxicity and embryotoxicity of insulin glargine (LANTUS) in rats and rabbits. *Int J Toxicol* 2002;21:181-9.
344. Sciacca L, Marotta V, Insalaco F *et al*. Use of insulin detemir during pregnancy. *Nutr Metab Cardiovasc Dis*. 2010 Mar 19. [Epub ahead of print].
345. Lapolla A, Di Cianni G, Bruttomesso D *et al*. Use of insulin detemir in pregnancy: a report on 10 Type 1 diabetic women. *Diabet Med* 2009;26:1181-2.
346. Alexander AS, Turner R, Uniate L, Pearcy RG. Xanthoma disseminatum: a case report and literature review. *Br J Radiol*. 2005;78:153-7.
347. Miranda PAC, Miranda SMC, Bittencourt FV *et al*. Histiocitose cutânea não-Langerhans como causa de diabetes insípido central. *Arq Bras Endocrinol Metab*. 2007;51:1018-22.
348. Caputo R, Veraldi S, Grimalt R *et al*. The various clinical patterns of xanthoma disseminatum: considerations on seven cases and review of the literature. *Dermatology*. 1995;190:19-24.
349. Gutenberg A, Hans V, Puchner MJ *et al*. Primary hypophysitis: clinical-pathological correlations. *Eur J Endocrinol*. 2006;155:101-7.
350. Kaltsas GA, Powles TB, Evanson J *et al*. Hypothalamo-pituitary abnormalites in adult patients with Langerhans cell histiocytosis: clinical, endocrinological and radiological features and response to treatment. *J Clin Endocrinol Metab*. 2000;85:1370-7.
351. Dabbagh A, as'adat N, Heidari Z. Etomidate infusion in the critical care setting for suppressing the acute phase of Cushing's syndrome. *Anesth Analg*. 2009;108:238-9.
352. Betterle C, Dal Pra C, Mantero F, Zanchetta R. Autoimmune adrenal insufficiency and autoimmune polyendocrine syndromes: autoantibodies, autoantigens, and their applicability in diagnosis and disease prediction [published correction appears in *Endocr Rev*. 2002;23:579]. *Endocr Rev*. 2002;23:327-64.
353. Powrie JK, Powell M, Ayers AB, *et al*. Lymphocytic adenohypophysitis: magnetic resonance imaging features of two new cases and a review of the literature. *Clin Endocrinol (Oxf)*. 1995;42:315-22.
354. Vuitch MF, Mendelsohn G. Relationship of ectopic ACTH production to tumor differentiation: a morphologic and immunohistochemical study of prostatic carcinoma with Cushing's syndrome. *Cancer*. 1981;47:296-9.
355. Haukaas SA, Halvorsen OJ, Nygaard SJ, Paus E. Cushing's syndrome in prostate cancer: an aggressive course of prostatic malignancy. *Urol Int*. 1999;63:126-9.
356. Têtu B, Ro JY, Ayala AG *et al*. Small cell carcinoma of the prostate, part I: a clinicopathologic study of 20 cases. *Cancer*. 1987;59:1803-9.
357. Alexakis N, Neoptolemos JP. Pancreatic neuroendocrine tumours. *Best Pract Res Clin Gastroenterol*. 2008;22:183-205.
358. Tonelli F, Fratini G, Falchetti A *et al*. Surgery for gastroenteropancreatic tumours in multiple endocrine neoplasia type 1: review and personal experience. *J Intern Med*. 2005;257:38-49.
359. Fendrich V, Langer P, Waldmann J *et al*. Management of sporadic and multiple endocrine neoplasia type 1 gastrinomas. *Br J Surg*. 2007;94:1331-41.
360. Casulari LA, Naves LA, Vilar L. Síndrome da secreção inapropriada do hormônio antidiurético. *In*: Vilar L *et al*., editores. *Endocrinologia Clínica* (4ª ed.). Rio de Janeiro: Guanabara Koogan; 2009. p. 158-68.

361. Ali F, Guglin M, Vaitkevicius P, Ghali JK. Therapeutic potential of vasopressin receptor antagonists. *Drugs* 2007;67:847-58.

362. Finley JJ 4th, Konstam MA, Udelson JE. Arginine vasopressin antagonists for the treatment of heart failure and hyponatremia. *Circulation* 2008;118:410-21.

363. Soupart A, Gross P, Legros JJ *et al*. Successful long-term treatment of hyponatremia in syndrome of inappropriate antidiuretic hormone secretion with satavaptan (SR121463B), an orally active nonpeptide vasopressin V2-receptor antagonist. *Clin J Am Soc Nephrol* 2006;1:1154-60.

364. Naves LA, Vilar L. Hipopituitarismo – Diagnóstico e tratamento. *In*: Vilar L *et al*., editores. *Endocrinologia Clínica* (3ª ed.) Rio de Janeiro: Guanabara Koogan; 2006. p. 15-24.

365. Abbiyesuku FM, Osotimehin BO. Anterior pituitary gland assessment in sickle cell anaemia patients with delayed menarche. *Afr J Med Med Sci*. 1999;28:65-9.

366. Wohllk N, Schweizer H, Erlic Z, *et al*. Multiple endocrine neoplasia type 2. *Best Pract Res Clin Endocrinol Metab*. 2010;24:371-87.

367. Unger J, Moriarty C. Preventing type 2 diabetes. *Prim Care*. 2008 Dec;35(4):645-62. Ratner RE, Sathasivam A. Treatment recommendations for prediabetes. *Med Clin North Am*. 2011;95:385-95.

368. DeFronzo RA, Tripathy D, Schwenke DC *et al*.; ACT NOW Study. Pioglitazone for diabetes prevention in impaired glucose tolerance. *N Engl J Med*. 2011;364:1104-15.

369. Knowler WC, Barrett-Connor E, Fowler SE *et al*.; Diabetes prevention research group. Reduction in the incidence of type 2 diabetes with life-style intervention or metformin. *N Engl J Med*. 2002; 346:393:403.

370. Santos RB, Romaldini JH, Ward LS. Propylthiouracil reduces the effectiveness of radioiodine treatment in hyperthyroid patients with Graves' disease. *Thyroid*. 2004;14:525-30.

371. Bonnema SJ, Bennedbæk FN, Veje A *et al*. Propylthiouracil before ^{131}I therapy of hyperthyroid diseases: effect on cure rate evaluated by a randomized clinical trial. *J Clin Endocrinol Metab*. 2004; 89:4439-44.

372. Ward LS. The difficult patient: drug interaction and the influence of concomitant diseases on the treatment of hypothyroidism. *Arq Bras Endocrinol Metabol*. 2010;54:435-42.

373. Lerma E, Arguelles R, Rigla M *et al*. Comparative findings of lymphocytic thyroiditis and thyroid lymphoma. *Acta Cytol*. 2003;47:575-80.

374. Watanabe N, Noh JY, Narimatsu H *et al*. Clinicopathological features of 171 cases of primary thyroid 553 patients with Hashimoto's lymphoma: a long-term study involving 24 disease. *Br J Haematol*. 2011 Mar 4. [Epub ahead of print]

375. Gianani R. The multiple endocrine neoplasia type-1 (MEN-1) syndrome and its effect on the pancreas. *J Clin Endocrinol Metab*. 2007;92:811-2.

376. Chanson P, Salenave S, Orcel P. McCune-Albright syndrome in adulthood. *Pediatr Endocrinol Rev*. 2007;4 Suppl 4:453-62.

377. Kaltsas GA, Besser GM, Grossman AB. The diagnosis and medical management of advanced neuroendocrine tumors. *Endocr Rev*. 2004;3:458-511.

378. Yao JC, Shah MH, Ito T *et al*. RAD001 in Advanced Neuroendocrine Tumors, Third Trial (RADIANT-3) Study Group. Everolimus for advanced pancreatic neuroendocrine tumors. *N Engl J Med*. 2011:364:514-23.

379. Raymond E, Dahan L, Raoul JL *et al*. Sunitinib malate for the treatment of pancreatic neuroendocrine tumors. *N Engl J Med*. 2011:364:501-13.

380. O'Malley T, Heuberger R. Vitamin D status and supplementation in pediatric gastrointestinal disease. *J Spec Pediatr Nurs*. 2011;16:140-50.

381. Levin AD, Wadhera V, Leach ST *et al*. Vitamin D deficiency in children with inflammatory bowel disease. *Dig Dis Sci*. 2011;56:830-6.

382. Pignone M, Earnshaw S, Tice JA, Pletcher MJ. Aspirin, statins, or both drugs for the primary prevention of coronary heart disease events in men: a cost-utility analysis. *Ann Intern Med*. 2006; 144:326-36.

Referências

383. Pignone M, Alberts MJ, Colwell JA *et al*. American Diabetes Association, American Heart Association, American College of Cardiology Foundation. Aspirin for primary prevention of cardiovascular events in people with diabetes: a position statement of the American Diabetes Association, a scientific statement of the American Heart Association, and an expert consensus document of the American College of Cardiology Foundation. *Diabetes Care*. 2010;33:1395-402.

384. Casulari LA, Costa KN, Albuquerque RCR, Naves LA, Suzuki K, Domingues L. Differential diagnosis and treatment of hyponatremia following pituitary surgery. and treatment of hyponatremia following pituitary surgery. *J Neurosurg Sci*. 2004;48:11-8.

385. Kar P, Price P, Sawers S, Reznek RH, Grossman AB. Insulinomas may present with normoglycemia after prolonged fasting but glucose-stimulated hypoglycemia. *J Clin Endocrinol Metab*. 2006;91:4733-6.

386. Kene G, Luthkoff LK, Albiseti M *et al*. Impact of thrombophilia in risk of arterial ischemic stroke or cerebral sinovenous thrombosis in neonates and children: A systematic review and meta-analysis of observational studies. *Circulation*. 2010;121:1838-47.

387. Soare AM, Popa C. Deficiencies of proteins C, Sand antithrombin and factor V Leiden and the risk of ischemic strokes. *J Med Life*. 2010;3:235-8.

388. Bondanelli M, Ambrosio MR, Zatelli MC *et al*. Prevalence of hypopituitarism in patients with cerebrovascular diseases. J Endocrinol Invest. 2008; 31(Suppl 9):16-20.

389. Maghnie M, Altobelli M, Di Iorgi N *et al*. Idiopathic central diabetes insipidus is associated with abnormal blood supply to the posterior pituitary gland caused by vascular impairment of the inferior hypophyseal artery system. *J Clin Endocrinol Metab*. 2004;89:1891-6.

390. Lindsay JR, Nieman LK. Differential diagnosis and imaging in Cushing's syndrome. *Endocrinol Metab Clin North Am*. 2005;34:403-22.

Índice Remissivo

A

Ablação de remanescentes tireoidianos, 52

Acetato de medroxiprogesterona, 157

Acetoacetato, 166

Acidente vascular cerebral, 177

Ácido(s)
- nicotínico de liberação estendida (ANLE), 178
- retinoico, 61

Acne, 104

Acromegalia, 16, 20

ACTH sintético, 84

Acuidade visual, diminuição da, 30

Adenoma
- adrenal, 79
- cintilografia, 214
- hipofisário, 18, 25
- produtor de aldosterona, 88

Adenomectomia transesfenoidal, 9

Adrenais, distúrbios das, 77-113

Adrenalectomia bilateral, 92, 108

Agonista(s)
- do GnRH, 165
- dopaminérgico, 11, 32

Agranulocitose, 62

AIDS, 89, 232

Aldosterona, 78

Alendronato, 213

Alergia a iodo, 63

Alta estatura, 148

Alteração na fisionomia, 23

Amenorreia
- aumento de peso e, 79, 85
- primária, 122, 126, 138
- secundária e infertilidade, 120

Amígdalas hipertrofiadas, 176

Amiodarona, 70

Amlodipino, 74, 194

Anemia falciforme, 262

Angiodisplasia gástrica e duodenal, 234

Angioplastia, 185

Anti-inflamatórios não hormonais, 55

Anticorpo(s)
- antiendomísio, 270
- antigliadina, 270
- antiovarianos, 118
- antitireoidianos, 58
- heterofílicos, 68

Antidiabéticos orais, 239

Apoplexia, 30

Arginina-vasopressina, comportamento durante o teste de privação hídrica, 284

Astenia, 84, 103

Ausência de menstruação, 118

Avaliação bioquímica, 283

B

Baixa
- estatura, 145, 162, 166
- - avaliação, 205
- - idiopática, 167
- - investigação, 153, 172
- - TSH normal, T_4 livre elevado e T_3 diminuído, 172
- implantação, 153

Balão intragástrico, 195

Betabloqueadores, 55

Bezafibrato, 197

Bifosfonatos, 209

Big prolactin, 15

Biópsia
- adrenal, 93
- aspirativa percutânea com agulha fina, 93

Bioquímicos, comportamento durante o teste de privação hídrica, 284

"Boca de peixe", 172

Bócio
- difuso, 55
- - taquicardia e, 68
- nodular, 55
- - tóxico, 50
- palpitações ocasionais e, 73, 74

Bromocriptina, 7, 27

C

Cabergolina, 18

Câimbras, 39
- parestesias e, 212

Cálcio sérico, níveis elevados de, 201

Calcitonina, 267

Calcitriol, 212

Cálculos renais, 9, 256

Câncer de tireoide, protocolo de seguimento, 44

Captação aumentada do traçador, cintilografia óssea mostrando, 199

Caracteres sexuais, progressão dos, 99

Carbegolina, 10

Carboidratos, intolerância aos, 103

Carcinoides brônquicos, 35

Carcinoma
- brônquico secretor de ACTH, 82
- cintilografia, 214
- diferenciado da tireoide, 45, 60
- folicular da tireoide, 60
- medular da tireoide, 72
- papilífero de tireoide, 45, 56, 61
- - há 16 anos, 65
- - tireoidectomia devido a, 51

Cárdia do estômago, tumoração da, 286

"Caroço" na região cervical há cerca de 1 mês, queixa, 72

Cateterismo bilateral das veias adrenais, 78

Cefaleia(s)
- de leve intensidade, 55
- generalizada acompanhada de

- - náuseas, vômitos e diminuição da acuidade visual, 11
- intratável, 32
- persistente, 106
- progressivas, 30

Célula(s)
- de Langerhans, 250
- de Sertoli, 122
- parafoliculares, 72

Cetoacidose diabética, 166, 224, 232

Cetoconazol, 9, 165

CETP (proteína transferidora do éster de colesterol), deficiência, 177

Ciprofloxacina, 11

Cirurgia transesfenoidal, 18, 20

Cistos adrenais, 93

Citalopram, 73

Citodiferenciação hipofisária, 262

Clitorimegalia, 122

Clortalidona, 104, 194

Codificador do *ATP binding transporter* A1, 177

Colesterolomia, 180

Colestiramina, 198

Colite ulcerativa, 25

Coma, 259

Confusão mental, 6

Consenso de Roterdã, 137

Controle glicêmico, 195

Cortisol, resistência ao, 89

Craniofaringioma, 18

Crescimento
- acelerado, maior da turma, 168
- excessivo e ereções frequentes, 165
- velocidade de, 168, 169

Crânio pagético, 199

Criptorquidismo, 153
- unilateral, 135

Crise(s)
- álgicas, 262
- convulsiva
- - generalizada, 11
- - tônico-clônica generalizada, 265
- de falcização, 262

Curetagem uterina, 59

Curva do National Center for Health Statistics, 145

Cutis
- *frontitis gyrata*, 25
- *verticis*, 25

Deficiência
- auditiva e nunca menstruou, 134
- congênita de TBG, 173
- de 17α-hidroxilase, 127
- de 21-hidroxilase, 99
- de LCAT, 177

Déficit de memória e atenção, 6

Deformidades de orelha, 153

Densidade mineral óssea, 208

Densitometria, 208

Depressão, 287

Derivação gastrintestinal em Y de Roux, 195, 223

Desenvolvimento mamário progressivo, 154

Desidratação, náuseas e vômitos, 215

Detemir, 247

DEXA (Densitrometria), 208

Diabetes
- gestacional, 237
- insípido, 2, 18, 33
- LDA (*latent autoimmune diabetes in adults*), 237
- melito estabelecido há 10 meses, 259
- tipo 1, 166, 222, 224, 231, 233, 246
- tipo 2, 175, 185, 194, 221, 225, 228, 236, 238
- - dislipidemia e, 239
- - hipertensão e, há vários anos, 252
- - paciente em uso de metformina e vildaglitina, 277

Diabético tipo 2, hipertenso, submeteu-se à angioplastia, 182

Diarreia, 89

Dieta e mudanças no estilo de vida, 192

Índice Remissivo

Disfagia, tosse, dispneia aos grandes esforços, 270
Disfunção erétil, 130, 131
Dislipidemia e obesidade, 175-198
Distúrbio(s)
- das adrenais, 77-113
- do sistema reprodutivo, 115-143
- endócrinos
- - em crianças e adolescentes, 145-174
- - metabólicos variados e, 249-289
- psiquiátricos, 6
Diuréticos tiazídicos, 201
DMO (Densidade mineral óssea), 208
Doença(s)
- celíaca, 276
- coronariana, 177
- - em não fumante e sem história familiar, 181
- - mulher não fumante e sem história familiar, 180
- - prevenção primária, 184
- da tireoide, 39-75
- de Addison, 110
- de Chagas, 218
- de Cushing por microadenomas, 92
- de Graves, 41, 62, 223, 268
- - associada à *miastenia gravis*, 39
- - paciente com 13 semanas de gestação e uso de metimazol, 53
- de Hand-Schüller-Christian, 250
- de Letterer-Siwe, 250
- de Paget óssea, 199, 211
- de Tangier, 177
- infecciosas, 18
- infiltrativas, 18
- osteometabólicas, 199-219
Dopamina, 17

Dor(es)
- abdominal, 25, 96
- - à direita, 150
- arqueamento na perna esquerda e, 210
- articulares, 25
- intensa à palpação da tireoide, 54
- lombar esquerda com irradiação para hipogástrico, 82
- lombar, 25
- musculares progressivas, 217
- precordial, 176
Dosagens hormonais, 283

E

Edema de membros inferiores, 70
Eixo hipotálamo-hipófise-gônada, 171
Emagrecimento, irritabilidade e insônia, 54
Enalapril, 73, 74, 194
Encurtamento do 4º e 5º quirodáctilos, 153
"Enteropatia" diabética, 231
Ereções, dificuldade em ter, 123
Escleróticas azuladas, 218
Espessamento da haste hipofisária, RM, 249
Estados hiperestrogênicos, 56
Estatina/fibrato, terapia combinada, 191
Estatura abaixo do percentil 3 e do padrão familiar, 163
Estrias
- purpúricas, 79
- violáceas, 80
- - no abdome e dorso, 81
Estrogenioterapia, 56
Estudo(s)
- ESTIMABL, 52
- Hilo, 52
Etomidato, 253
Excesso de peso
- hiperglicemia e, 271
- irregularidades menstruais e, 240
Exoftalmia discreta, 279

F

Face arredondada, pescoço curto e encurtamento do 4º e 5º metacarpianos, 205
Fácies
- cushingoide típica, 6
- em lua cheia, 6, 79
Falcização, crises de, 262
Falência ovariana precoce, 119
Falso diagnóstico, 155
Feocromocitoma
- com adenomas adrenais, 78
- investigação, 98
- sintomatologia típica, 83
- suspeita clínica de, 86
- tríade clássica do, 83
Filho de casal consanguíneo, com infertilidade, sem ginecomastia, 140
Fibromas nodulares, 266
Fitas reagentes, 225
Fludrocortisona, 110
Flushing, 178, 274
Fogachos, 142
Formação expansiva
- intrasselar, 24
- - RM, 30
- na adrenal direita, 83
Fraqueza
- anorexia, perda de peso, diarreia e hiperpigmentação cutânea, 89
- muscular
- - progressiva, 39
- - proximal, 6
Fratura da coluna lombar, 208
Frequência cardíaca, aumento da, e IMC de 28,2, 52
Função tireoidiana, 44

G

Galactorreia, 1, 7, 160, 249
- bilateral, 22
Ganho de peso, astenia e falta de força nos membros inferiores, 80
Gastrina à imuno-histoquímica, RNM, 257

Gastrinomas, 257
Gene(s)
- ABCA1, 177
- da proteína Gsα, 205
- da subunidade beta do LH, 121
- LKB1/STK11, 159
Genfibrozila, 186, 197
Genitália ambígua, 123
Germinoma, 18
Gestantes diabéticas, 238
Ginecomastia
- bilateral, 129
- - volumosa, 124
- - - bilateral, 158
- surgimento de, 125
Glargina, 226
Glibenclamida, 228
Glicemia
- alterada a testosterona baixa, 115
- de jejum, 230
- - alterada, 228
- - elevadas, 267
Gordura retrocervical, aumento da, 104
Granuloma eosinofílico, 250
Gravidez, 56
Grupamento sulfidril, medicamentos contendo, 223

H

HAART (terapia com antiretroviral altamente ativo), 193
Haloperidol, 21
Hamartomas hipotalâmicos, 155
Haste
- hipofisária, compressão da, 19
- infundibular, espessamento, 33
Hepatite, 56, 62
Hidrocortisona intravenosa, 12
Hidroxibutirato em acetoaceto, conversão de, 166
Hiperaldosteronismo primário, 39, 107
Hipercalcemia, 207, 213
- grave, 210
Hipercolesterolemia familiar, 190

Hipercortisolismo, 3, 7
- endógeno, 259
- persistente, 10
- recidivante, 10
Hiperglicemia, 97
- dislipidemia e, 243
- matinal, 222
Hiperlipidemia familiar combinada, 179
Hiperlipoproteinemia tipo III, 185
Hiperparatireoidismo primário, 9, 199, 203
- por adenoma de paratireoide, 218
Hiperpigmentação cutânea, 6
- generalizada, 89
Hiperplasia
- adrenal
- - bilateral, 254
- - congênita, 88, 111
- - "maciça", 108
- - primária, 88
- bilateral simples, 107
- de células tireotróficas, 8
- hipofisária puberal, 1
- multinodular, 107
- somatotrófica, 35
Hiperprolactinemia, 8, 20, 31, 130
- induzida por medicamentos, 22
Hipersinal da neuro-hipófise, 34
Hipertensão, 191
- arterial, 6, 94, 102
- coma e, 259
- há 3 anos, 87
- hipocalemia e, 77
Hipertireoidismo
- na gestação, 53
- primário, 8
- subclínico, tratamento, 73
Hipertrigliceridemia familiar, 175
Hipertrofia muscular, 239
Hipoacusia bilateral, 110
Hipocalemia, 6
Hipófise
- anterior, níveis dos hormônios, 12
- aumento difuso da, ressonância magnética, 7
- linfocítica, 13, 18

Hipofisite linfocítica, 2
Hipoglicemia, 173, 235
- autoimune, 223
- pancreatógena não insulinoma, 224
Hipogonadismo, 121
- masculino tardio, 116
Hipopituitarismo, 2, 32
Hipotireoidismo
- durante a gestação, 49
- na infância, 163
- primário, 49
- - não tratado, 59
- - resultante de tireoidite de Hashimoto, 64
- subclínico, 8, 48
Hipovitaminose D, 217
Hirsutismo, 88, 100, 127, 136
Homozigose no gene da subunidade beta do LH, mutação em, 121
Hormônio(s)
- do crescimento
- - comportamento durante o TOTG com 75 g de glicose anidra, 149
- - deficiência isolada de, 28
- - níveis suprimidos, 26
- tireoidiano, 68

I

Icterícia, 34
Idade óssea, 169
Incidentalomas, 32, 41
- adrenal, 91
Índice de massa corpórea, 52
Infantilismo sexual, 172
Infarto(s)
- agudo do miocárdio, 196
- hipofisários, 262
Infecções, 6
Infertilidade, 120
Infundíbulo-neuro-hipofisite linfocítica, 13, 34
Inibidores de protease, 232
Insônia, 59
– irritabilidade e, 48

Índice Remissivo

Insuficiência
- adrenal, 252
- gonadal, 172
- renal, 229
- vascular periférica, 177
Insulina, 195
- Glargina, 226
- NPH, 263
Insulinoma, 2236
Insulinoterapia, 240
Intolerância a carboidratos,
    astenia e aumento de peso, 103
Irregularidades menstruais, 1, 67
Irritabilidade e insônia, 48

L

L-tiroxina, 8, 45, 50, 65
- hidrocortisona e, reposição, 278
- reposição de, 161
- requerimentos de, situações que
    podem estar alterados, 65
Labilidade emocional, 6
Lesão(ões)
- arredondada, TC, 151
- com hipersinal em T2, RM, 77
- de testículo, 159
- xantomatosas na axila, 249
Leucocitose intensa, 231
Libido, redução e disfunção
    da, 117
Linfoma
- B primário, 271
- não Hodgkin, 69
Linfonodo em cadeia jugular,
    PET-CT *scan* com FDG, 43
Lipídios, valores ideais para
    diabéticos, 181
Lítio, terapia com, 260
Little prolactin, 15
Lobectomia, 34
Lorazepam, 21
Lúpus eritematoso sistêmico, 223

M

Macroadenoma hipofisário, 133
Macrolactinoma, 5, 16
Macroprolactinoma, 10, 27

Malignidade, risco aumentado de,
    características, 47
Mamas
- aparecimento de
- - aos 7 anos de idade, 170
- - menina de 7 anos e 5 meses de
    idade, 169
- bem-desenvolvidas em paciente
    com ausência de pelos
    axilares, 122
- Tanner III, 160
Mancha café com leite, 25
- aspecto das, 156
Massa(s)
- adrenal(is)
- - direita
- - - com áreas de necrose, 83
- - - com calcificações, 150
- - - hipossinal em T1 e hipersinal
    em T2, 97
- - parcialmente císticas
    bilaterais, 77
- em ambas as adrenais, 95
- hipofisária
- - decréscimo de,
    acompanhamento com RM
    mostrou, 15
- - imagens coronal e sagital em T1
    da RM, 12
- intrasselar, 24
- - ressonância magnética de sela
    túrcica
    revelou, 90
- muscular, 122
- - aumento progressivo da, 128
- prostática, volumosa, 254
- selar, ressonância magnética,
    19, 23
- sólida, 91, 92
- - heterogênea, 93
Medicamento(s)
- contendo o grupamento
    sulfidril, 223
- redutor da colesterolemia, 180
Melanoma, 34
Membros inferiores
- edema de, 70

- fraqueza muscular nos, 2
- ganho de peso, astenia e falta de
    força nos, 80
MEN-1 (neoplasia endócrina
    múltipla tipo 1), 9
Menstruação
- atrasos, 119
- ausência de, 118
Metanefrinas urinárias, 86
Metástases, 18
- a distância, 45
- hepáticas, 275
- - hipervasculares, 35
- linfonodais, 60
Metformina, 74, 225, 235, 243
Metimazol, 39, 41, 53 , 62
Método de Greulich-Pyle, 99
Metrorragia, 7
Miastenia gravis, 119
Microadenoma hipofisário,
    volumoso, 280
Microcefalia, 138
Musculatura hipotrófica, 6
Mutação(ões)
- em homozigose no gene da
    subunidade beta do LH, 121
- germinativas inativadoras do
    gene LKB1/STK11, 159
- no gene
- - ABCA1, 177
- - PROP-1, 153

N

N-myc, amplificação do, 152
Náuseas, 17
Nefrolitíase, 9
- recorrente, 200
Neoplasia endócrina
    múltipla tipo 1, 9
Nervosismo, palpitações, insônia,
    perda de peso, 67
Neuroendocrinologia, 1-37
- ganho de peso e intensa fraqueza
    muscular nos membros
    inferiores, 2
Neuromas mucosos, 266
Neuropatia diabética, 244

Nictúria, 17, 24
Nódulo(s)
- sólido, 63, 71
- tireoidianos, 46, 49
- - autônomo, 75

O

Obesidade, 187
Octreotida, 36
Osteíte fibrose cística, 202
Osteogênese imperfeita, 218
Osteomalacia, 204
Osteopenia, 6
Osteoporose, 208
Ovários policísticos, 239

P

PAAF, 47
Paciente amenorreica há
    2 anos, 263
Palpitações, 67
- insônia e irritabilidade, 59
Pan-hipopituitarismo, 12, 260
Pâncreas endócrino, 221-247
"Paquidermoperiostose", 27
Paralisia periódica, 40
- hipocalêmica tireotóxica, 40
Paratireoide intratímica, 216
Paratireoidectomia
    bem-sucedida, 203
Parestesias, 212
Pegvisomanto, 17
Peito escavado, 153
Pelos pubianos, aparecimento
    progressivo, 163
Peptídeo C, supressão do, 227
Perda de consciência, 281
Perfil lipídico, 182, 191
Peso, ganho de, 2
Pesquisa de corpo inteiro, 45, 51
- após dose terapêutica de ^{131}I,
    mostrando remanescentes
    tireoidianos, 57
Pioglitazona, 225
Polidipsia, 24, 249
- poliúria e, 283
Polimicrocistos ovarianos, 127

Poliúria, 17, 24, 249
- nictúria e polidipsia há
    2 meses, 264
- polidipsia e, 260
Pré-púbere com estatura abaixo
    do percentil, 152
Prednisolona, 110
Prednisona, 14
Prolactina, 4, 15
Prolactinoma, 4, 11, 21, 23, 31
PROP-1, deficiência de, 152
Propiltiouracila, 268
Prostração intensa, 287
Proteína ligadora dos
    hormônios(TBG), 56
Proto-oncogene RET, 72
Pseudo-hermafroditismo
    masculino, 109
Pseudo-hipoparatireoidismo, 162
Pseudofratura, 204
"Pseudoprolactinoma", 23
Puberdade precoce, 156
- central, 155
- verdadeira, 171
Pulsoterapia com
    metilprednisolona, 14

Q

Queimor e dor nas pernas, 244
Queixas respiratórias e ausculta
    pulmonar anormal, 66

R

Rabdomiólise, 186
Radioiodo, 63
Radioterapia
- convencional, 29
- estereotáxica, 29
Raloxifeno, 64
Raquitismo dependente de
    vitamina D, 162, 209
Rarefação óssea na coluna, 203
RAS-MAPK (*mitogen activated
    protein kinase*), 154
Remanescentes tireoidianos, 56
Repetição de "gastrite", 273
Resíduo tumoral intrasselar, 16

Retardo importante na idade
    óssea, 160
Retinopatia proliferativa, 244
Retocolite ulcerativa, 251
RhGH, tratamento com, 161
RhTSH, uso do, 52
Rinoliquorreia, 30
Rispirona, 2
Ritonavir, 194
Roseta de Homer Wright, 151
Rosuvastatina, 194
Rubor cutâneo, 178

S

Sangramento vaginal
    irregular, 160
Saxagliptina, 246
Secreção de ACTH ectópica, 254
Sepse, 6
Sertralina, 64
Síndrome(s)
- carcinoide, 275
- da secreção inapropriada de
    ADH, 261
- de Beckwith-Wiederman, 173
- de Cushing, 6, 104
- - ACTH-dependente, 81, 251
- - exógena, 80
- - investigação, 255
- de feminilização testicular, 123
- de Gilbert, 34
- de Kallmann, 121, 125
- de Klinefelter, 124
- de Mayer-Rokitansky-Kuster-
    Hauser, 134
- de McCune-Albright, 157
- de Morris, 123
- de Noonan, 154
- de Peutz-Jeghers, 159
- de resistência aos hormônios
    tireoidianos, 68
- de Sheehan, 59
- de Turner, 119, 161
- de van Wyk-Grumbach, 161
- do túnel do carpo, 25
- dos ovários policísticos, 4, 133, 241
- metabólica, 188

Índice Remissivo

- poliglandular autoimune, 252
- tipo II, 264

Sintomas
- compatíveis com hipoglicemia, 227, 286
- de efeito de massa, 2

Sinvastatina, 64

Sitagliptina, 246

Somatostatina, análsgo da, 17, 276

Stent coronariano, colocação de, 185

Sulpirida, 21

T

Terapia
- antirretroviral altamente ativo, 193
- com alendronato, 216
- com estradiol e progestágeno, 108
- com lítio, 260

Teste(s)
- da clonidina, 86, 167
- de estímulo, 146
- de postura, 87
- de restrição hídrica, 264
- de supressão com doses baixas de dexametasona, 2
- oral de tolerância à glicose, 223
- turbeculínico com PPD, 110

Testosterona baixa, 115

Testotoxicose familiar, 164

Tg, 45

The Smell Identification Test, 126

Tionamidas, 41

Tireoglobilina, níveis máximos de, 56

Tireoide
- câncer de, protocolo de seguimento, 44
- carcinoma
- - folicular da, 60
- - papilífero de, 45
- doenças da, 39-75
- dor intensa à palpação, 54

Tireoidectomia total, 60, 266
- devido à carcinoma papilífero, 51

Tireoidite, 223
- de Hashimoto, 49, 223
- granulomatosa subaguda, 55
- pós-parto, 59

Tireotoxicose, 40

Tireotropinomas, 56

Tolerância diminuída à glicose, 267

Tonturas, 17
- astenia e perda de peso, 84

Traços acromegálicos, 34

Triglicerídeos, níveis de, 197

Triptorelina, 171

Trombose venosa profunda, 141

TSH recombinante, 58

Tuberculose pulmonar, 261

Tumor(es)
- algo maldefinido com realce homogêneo, RM, 18
- carcinoide

- - brônquico secretor de ACTH, 105
- - pulmonar, 35
- de grandes células de Sertoli calcificadas, 160
- hipofisários, 29

Tumoração
- da cárdia do estômago, 286
- em íleo, 275
- suprasselar, RM, 154

U

Úlceras gastroduodenais, 256

V

Veias adrenais, cateterismo bilateral das, 78

Vidagliptina, 246

Volume
- cervical, aumento de, 56
- hipofisário, RM mostrando normalização, 8

Vômitos, 17

X

Xantelasma
- bilateral, 189
- em tendões da mão, 190
- no tendão de Aquiles, 190

Xantomas palmares, 184

Z

Zolendronato, 200, 211

Zona de Looser, 204